암의 스위치를 꺼라

두 가지 원인, 여섯 가지 경로에서 찾는 암 예방과 치유

암의 스위치를 꺼라

NEVER FEAR CANCER AGAIN

레이먼드 프랜시스 지음 | 전익주·전해령 옮김

레이먼드 프랜시스는 효과도 없고 위험하기까지 한 현재의 암 치료법뿐만 아니라 암이라는 미스터리에 대한 베일도 벗긴다. 그는 암의 진짜 원인을 밝혀냈다. 무엇보다도 가장 중요한 점은 그가 이해하기 쉬운 설명을 통해 독자들에게 이와 같은 재앙을 예방하고 치유할 수 있는 힘을 준다는 것이다.

— 롭 슈나이더(배우, 코미디언, 시나리오 작가, 감독)

《암의 스위치를 꺼라》는 위대한 업적이라고밖에 달리 설명할 길이 없다. 이 책은 암이 진행되는 과정과 암의 다양한 원인을 알려 주고 있다. 암 예방법은 물론 조기 암뿐만 아니라 이미 진행된 암까지도 치료할 수 있는 최고의 무기에 대해 명확하게 밝혀 준다. 모든 사람이 읽어야 하는 매우 중요한 책이다.

— 러셀 L. 블레이록(의학 박사, CCN 신경외과 의사, 벨헤이븐 대학 초빙 교수,
《암 환자를 위한 자연치료 전략Natural Strategies for Cancer Patients》 저자)

레이먼드 프랜시스는 나에게 생명을 건질 수 있는 기회를 주었다. 당시 나는 전이성 신장암 4기 병력이 4년 정도 된 의사로, 나의 암을 치료하기 위해 표준 치료 연구 계획서를 샅샅이 찾아보고 연구하던 중이었다. 양전자 방출 단층 촬영PET에서 암 진행을 본 종양 전문의는 나에게 호스피스 시설을 알아보라고 했다. 그때 우연히 내 이야기를 듣고 질병에 대한 자신의 이론을 알려 준 레이먼드 프랜시스를 만났고, 그로부터 암 치료를 위한 대체 요법 프로그램을 시작하라는 권유를 받았다. 나는 그의 책 《다시는 결코 아프지 말라Never Be Sick Again》를 읽고 건강을 회복하기 위한 길을 걷기 시작했다. 7개월 후 마지막 정밀 검사에서 종양 크기가 확연히 줄어든 것을 보게 되었다. 종양은 거의 사라졌으며 건강은 회복되었고 나는 다시 직장으로 돌아왔다. 《암의 스위치를 꺼라》를 읽으면 당신도 생명을 구할 수 있다!

— 로널드 L. 그린(의학 박사)

레이먼드 프랜시스가 암 치료에 관한 책을 쓴다는 말을 듣고 나는 매우 기뻤다. 그가 25년 이상 온갖 종류의 만성 질환 환자들을 치료하고 있다는 것을 알고 있었기 때문이다. 그는 이런 책을 쓸 만한 자격이 충분하다. 문명화된 이 세상에 산불처럼 번지고 있는 이 유행병의 상황을 이해하고 싶다면(왜 이런 유행병이 발생하며, 피하는 방법은 무엇인지, 어떻게 치료할 것인지), 이 책을 읽어야 한다. 미루지 마라. 그가 전하는 간결하고 명확한 정보를 읽고 암이라는 단어가 주는 두려움을 몰아내라. 당신이 사랑하는 사람들에게 이 정보를 전하라. 우리 모두에게 필요한 것이다.

— 빌 헨더슨(《암을 치료하라, 그러면 암은 사라질 것이다
Cure Your Cancer and Cancer-Free》 저자)

레이먼드 프랜시스는 명쾌하게 그리고 자비로운 마음으로 암의 원인을 설명한다. 건강한 사람들도 매일 암세포를 만들어 내지만 그것을 제거하고 있다는 사실을 과학적으로 증명해 주었다. 내재적인 항암 장치가 손상되어 있을 때만 암은 성장한다. 그는 신체 내부의 항암 장치를 강력하게 유지하는 방법에 대한 통찰력을 제공한다. 또한 항암 장치가 약해졌을 때 그것을 회복하거나 강화할 수 있는 지침도 제공한다. 《암의 스위치를 꺼라》는 암이 없는 삶을 추구하는 모든 사람을 위한 책이다.

— 러셀 자페(의학 박사, 건강 연구 협회 평의원)

레이먼드 프랜시스가 분명하게 언급했듯이 당신은 무기력한 희생자가 될 필요가 없다. 당신이 암의 스위치를 켰다면, 이제 암의 스위치를 끌 수도 있다. 이 책은 잘못된 정보가 범람하고 자기 잇속만 챙기는 이 세상에서 암의 예방과 치유를 가로막는 장벽을 이해하고 극복하도록 도와주는 생명줄과도 같다.

— 하일라 캐스(의학 박사, 《8주 만에 생기 넘치는 건강 되찾기8 Weeks to Vibrant Health》 저자)

《암의 스위치를 꺼라》는 암 환자들에게 희망의 빛을 밝힌다. 이 책은 암에 대한 당신의 생각을 변화시키고, 건강과 건강 관리에 대한 당신의 관점을 바꾸어 주며, 이 치명적인 질병에 대한 승리와 건강 회복을 위한 당신의 잠재력을 깨워 줄 것이다. 레이먼드 프랜시스는 특유의 간단한 방식으로 건강을 위한 전반적인 지침을 제공한다. 이 책은 당신의 목숨을 살릴 수 있는 귀중하고 결정적인 정보로 가득 차 있다.

— 슈프라바 자인(의학 박사, 마운틴 디아블로 복지 센터 병원장)

건강과 웰빙에 대해 박식하고 재능 있는 전문가가 알려 주는 현명하고 호기심을 불러일으키는 가르침.

— 에드거 미첼(박사, 아폴로 14호 우주 비행사, 의식 과학 연구소 설립자)

레이먼드 프랜시스는 모두가 이해할 수 있는 간단한 메시지를 전하는 선지자다. 어떤 의사보다도 당신이 자신을 위해 더 많은 일을 할 수 있다는 그의 메시지는 매우 중요한 업적이다.

— 프랭크 비벌(약리학 및 생물학 치료 위원회, 전 국립 보건원 원장,
'암을 이긴 사람들' 기구 설립자)

암에 걸리는 이유와 암을 제거할 수 있는 방법에 대한 레이먼드 프랜시스의 대담한 설명은 의심이 아주 많은 사람들조차도 눈뜨게 한다.《암의 스위치를 꺼라》에서 그는 명확하고 이해하기 쉬운 방식으로 주류 의학 연구의 충격적인 데이터에 문제를 제기한다. 이 획기적인 책은 모든 의사와 암 환자, 그리고 암 환자를 알고 있는 모든 사람이 꼭 읽어야 한다. 이 책은 엄청난 공헌이다!

— 렌 사푸토(의학 박사, 《치유로 돌아가기|A Return to Healing》 저자)

레이먼드 프랜시스는 건강학 분야에서 빛나는, 선진적인 사상가이자 치료가이다. 나는 통합 의학과 예방 의학 의사로서 40년간 진료를 해 오며 복잡한 문제들이 단순해졌을 때 감사했다. 레이먼드 프랜시스가 그의 저서를 통해 그렇게 해결해 주었다. 《암의 스위치를 꺼라》는 생명을 위협하는 질병으로부터 벗어날 수 있는 해결책을 제공한다. 건강을 유지하는 것이야말로 최선의 방어책이다.

— 엘슨 M. 하스(의학 박사, 마린 예방 의학 센터 통합 의학과 의사,
《영양으로 건강 유지하기|Staying Healthy with Nutrition》를 포함한 다수의 책 저자)

암을 낫게 하는 최선의 길은 무엇인가?

전홍준(의학 박사, 외과 전문의, 하나통합의원 원장, 한국통합의학포럼 대표)

지금 지구상에서 가장 강력한 영향력을 행사하는 암 치료법은 3대 요법(수술, 항암제, 방사선)이다. 주류 의학 의사 대부분은 3대 요법을 암을 고치는 유일한 치료법으로 신봉한다. 그래서 그들은 이 요법 말고는 다른 어떤 요법도 받아들이지 않는다.

이에 반해 이 책의 저자는 "수술, 항암제, 방사선 치료로는 암을 고치지 못하고 오히려 악화시킬 뿐이다. 암은 전기 스위치를 끄듯이 작동 스위치를 끄면 된다. 그 방법을 이 책에서 가르쳐 주겠다"고 주장한다.

주류 의료계 안에서도 이 저자와 유사한 관점을 가진 의사가 상당수 있다. 대표적인 예로 디팍 초프라(미국, 《완전한 건강》의 저자), 리사 랭킨(미국, 《치유 혁명》의 저자), 앤드류 와일(미국, 《자연치유》의 저자), 곤도 마코토(일본, 《암과 싸우지 마라》의 저자), 칼 사이먼튼(미국, 《마음의 의학》의 저자), 아보 도오루(일본, 《암을 이기는 면역요법》의 저자), 프란시스코 콘트레라스(멕시코, 《어떤 의사에게 몸을 맡길 것인가?》의 저자), 막스 거슨(독일, 《암을 고치는 막스 거슨 식사 요법의 비밀》의 저자), 고오다 미쓰오(일본, 《원조 생채식》의 저자) 등이 있다. 이 밖에도 많은 주류 의학 의사가 여러 가지 대체 의학의 암 치료법을 개발해 암 치료에 활용하고 있다.

3대 요법만 주장하는 의사들은 수술, 항암제, 방사선 치료가 암을 고치는 최선책임을 증명하기 위해 그 과학적 원리, 치료 성과 통계, 연구

9

문헌 등을 근거로 내세운다.

3대 요법을 반대하는 의사들 역시 자신들의 대체 요법이 암을 고치는 최선책이라는 것을 증명하기 위해 그 과학적 원리, 치료 사례와 통계, 연구 성과를 근거로 제시한다. 이 책의 내용도 최첨단 과학의 연구성과에 근거하고 있다.

그럼 어느 쪽 과학이 진실일까? 그리고 왜 같은 문제의 해법을 놓고 이처럼 서로 상반되는 논쟁이 일어날까?

수천 년 동안 의학의 역사에서 우리가 발견할 수 있는 하나의 진실은 건강과 질병을 규정하는 단일 이론은 영원히 존재할 수 없다는 것이다. 이를테면 암을 치료하는 데 있어 '이 치료법만이 효과가 있다, 이것만이 진실이다'와 같은 치료법은 영원히 존재할 수 없다는 것이다.

산 정상에 오르는 길이 여러 갈래가 있듯이 건강과 질병을 설명할 수 있는 길도 여러 가지가 있다. 산 정상에 오른 사람의 눈에는 정상에 오르는 길이 여러 개가 있다는 것이 보이지만, 산 중턱까지밖에 못 간 사람은 자기가 오르는 길 하나만 있다고 착각할 수 있다. 암을 치료하는 방법도 이와 같아서, 만일 어떤 전문가가 이것만이 암을 고칠 수 있는 유일한 방법이라고 주장한다면 그에게는 아직 더 올라가야 할 길이 남아 있는 것이다. 그렇다고 내가 지금 산 정상에 도달한 사람이라고 말하는 것은 아니다.

따라서 오늘날 많은 사람이 유일한 진실처럼 믿고 있는 암의 3대 치료법 또한 영구불변의 진리가 될 수가 없다. 나는 한때 위스콘신 대학 의학사 교실과 메이오 클리닉 의학사 박물관에서 방문 교수로 공부한 적이 있다. 그때 여러 가지 자료를 살펴보다 보니 지금으로부터 200여 년 전 외과학 초창기의 수술 방법이나 수술 기구들은 정말 말도 안 되는 엉터리 같은 것이 너무나 많았다. 그렇지만 그런 의술도 당시 인류들에게는 진실이고 정통 의술이었다.

지금 위력적인 진실로 통용되는 수술, 항암제, 방사선 요법은 몇 세기 후 우리 후손들 눈에는 어떻게 비칠까? 우리 후손들은 틀림없이 '우리 선조들은 암을 칼로 잘라 내고, 독약을 뿌리고, 불로 태우는 등 미개한 짓을 했다'고 비웃을 것이다.

많은 의사와 환자가 지금 진실이라 믿고 있는 과학적 의학이라는 것도 다음 시대에는 미신이 되지 말라는 보장이 없다. 과학적 근거와 객관적 재현성이라는 것도 잘 살펴보면 어떤 요인이 다른 요인보다 더 자주 반복됨을 예측할 수 있다는 확신 이상의 것이 아니다. 그러므로 과학적 근거가 뒷받침되고 있다는 현대 의학이라는 것도 다만 우리 시대 사람들이 믿고 따르는 하나의 집단적 신념 체계일 뿐이다. 과학과 진실은 동의어가 아니다. 모든 의학 이론이나 치료 체계는 하나같이 상대적 진실에 지나지 않는다. 따라서 무엇에 대해 옳다 그르다 말하기보다는 어떤 관점에서 볼 때만 그것이 옳다 그르다고 말해야 한다.

1982년 내가 외과 전문의 시험을 볼 때 '암에 대한 3대 치료법을 쓰시오'라는 문제가 출제되었다. 정답은 '수술, 항암제, 방사선 치료'였다. 나는 이런 교육을 받았기 때문에 과거에 만난 암 환자들에게는 의심할 바 없이 3대 요법만을 실행했다. 초창기 외과 의사 시절에는 '3대 요법만 잘 쓰면 어떤 암 환자도 고칠 수 있겠구나' 하는 자만심을 갖기도 했다. 의과 대학 교수와 종합 병원 외과 과장을 지내면서 많은 암 환자를 3대 요법으로 치료했다. 물론 좋은 결과들도 있었지만, 환자 상당수가 암이 재발되어 그들의 임종을 지켜보는 괴로움도 자주 겪어야 했다. 본인이 수술한 암 환자의 임종을 지켜보는 고통은 직접 경험해 보지 않은 사람은 이해하기 어려울 것이다.

이처럼 3대 요법에 대한 회의가 생길 무렵인 1986년, 하이델베르크 대학 자연 요법 클리닉에서 일본의 유명한 통합 의학 전문 의사 마나카 요시오(도쿄 기타사토 대학 통합 의학 연구소 주임 교수) 선생을 소개받았다. 마나카 교수 연구실을 방문한 날 그의 첫 질문을 지금도 잊을 수가 없다.

"당신이 외과 의사라고 들었는데, 암 환자들을 수술해서 얼마나 고쳤습니까?"

나는 별로 할 말이 없었다.

당시 80대 후반이던 마나카 선생은 50대 초반까지 외과 의사로 일하면서 암 수술을 많이 시행했다. 그러다 서양 의학의 한계를 느껴 동양 의학과 대체 의학으로 전환해 통합 의학을 추구하게 되었고, 통합 의학에 대한 연구 성과로 일본의 최고 의학상을 세 번이나 받았다.

마나카 선생은 훗날 나의 스승이 된 고오다 미쓰오(오사카 대학 미생물병 연구소) 교수와 와타나베 쇼(도쿄 자연 의학 연구소) 의사를 나에게 소개해 주었다.

1986년 가을, 나는 일본 나고야 의사 회관에서 열린 '제23회 국제 절식 요법 학회'에 참석했다. 그곳에서 유방암과 후두암을 3대 요법으로 치료 받은 후 전이 재발된 2명의 말기 암 환자가 고오다 교수의 생채식과 자연 요법으로 완치된 사례(두 환자의 증언과 경과보고)를 접하고 나는 크게 충격을 받았다. 당시 현대 서양 의학으로는 어쩔 수 없던 두 환자를 완치시킨 치료법은 이 책에서 저자가 소개하는 말기 암 환자 치료법과 아주 유사한 것들로, 해독 요법, 생채식, 영양 요법, 산소 요법, 운동 요법, 심신 의학 등이었다. 내가 이 책의 암 치료법의 많은 부분을 신뢰하게 된 이유는 이와 같은 나의 과거 경험과 관련이 있다.

1987년 봄, 나의 클리닉에서도 현대 의학이 포기한 2명의 중환자가 좋아지는 극적인 일이 일어났다. 한국에서 제일가는 대학 병원에서 치료 불가능이라는 진단을 받고 절망에 빠져 있던 60대 간암 환자와 40대 심장병 환자가 비슷한 시기에 찾아왔다. 이 두 환자는 내가 배운 서양 의학 의술로는 회복될 가능성이 거의 없는 상태였다. 일본의 두 의사로부터 배운 대체 자연 요법으로 치료했는데, 약 6개월 후 두 사람의 병증은 모두 사라져 버렸다. 놀라운 일이었다. 왜 좋아졌는지 나도 알 수 없었다.

죽음의 문턱까지 갔던 두 중환자가 회복되는 놀라운 치유가 계기가 되어 수많은 난치병 환자들, 특히 암 환자들이 나의 클리닉에 찾아왔다. 국내는 물론 일본, 오스트레일리아, 유럽, 미주 등 해외에서까지 암 환자들이 찾아와 마음에 부담이 되었다. 나는 병원 문을 닫고 일본과 미국의 자연 치료 의학 전문가들을 찾아가 1년여 동안 훈련을 받았다. 미국 하버드 보건 대학의 버나드 라운(심장병 전문의, 1986년 노벨상 수상) 교수로부터 증정 받은 《실용 자연 의학Practical Naturopathic Medicine》, 《자연 의학 백과사전Encyclopedia of Natural Medicine》 등 하버드 프레스센터의 출판물들은 그 후 환자 치료에 큰 도움이 되었다. 특히 버나드 라운은 그의 명저 《치유의 예술》의 제목이 가르쳐 주듯이 나에게 인체를 치료할 때는 기계를 수리하는 것과 같은 메마른 정서와 경직된 태도를 취하지 말고 부드러운 치유의 예술을 사용하라고 가르쳐 주었으며, 나의 의술에 예술적 영감을 불어넣어 주었다.

이때부터 나는 전혀 다른 모습의 의사가 되었다. 시계추가 반대쪽으로 가듯이 수술, 항암제, 방사선만을 고집하는 기계론적 외과 의사에서 생기론적 자연 치유 의사로 바뀐 것이다. 나에게는 '아! 이제 내가 제대로 된 의학을 만났구나!' 하며 또 다른 자만심이 생겼다. 그렇지만 그런 자만심 또한 오래지 않아 무너지기 시작했다. 비슷한 병증을 가진 암 환자를 똑같은 대체 자연 요법으로 치료했는데도 어떤 환자는 좋아지는데 어떤 환자는 치료가 안 되는 일이 늘 일어났다. 왜 이런 일이 일어날까 이해할 수 없었다. 하지만 나는 그 후 환자의 몸만 치료하고 마음을 제대로 치유하지 못하면 암과 같은 끈질긴 병을 고칠 수 없다는 것을 마음의 의학 전문가들로부터 배우게 되었다. 이 책의 '제6장 마음의 경로'에서도 '암을 고치고자 하면 음식 등 생활 방식을 바꿔야 하지만 반드시 마음을 바꿔야 한다'는 점을 마음의 의학 전문가들의 연구 성과를 토대로 강조하고 있다.

2000년 전 플라톤은 "환자를 치료할 때 의사들이 몸과 영혼을 분리해 생각하는데 이것은 무지의 소치다. 몸, 마음, 영혼의 힘을 하나로 연결해 치료한다면 못 고칠 병이 없다"고 설파했다. 조선 세조 때 간행된 《팔의론(八醫論)》에서도 약만 쓰기를 좋아하는 약의(藥醫)보다는 음식의 섭생으로 병을 고치는 식의(食醫)를, 그보다는 마음을 고쳐 병을 치유하는 심의(心醫)를 가장 높이 평가하고 있다.

암 환자의 몸, 마음, 영성 전체를 치료하는 일은 암만 치료하는 것이 아니라 암을 가진 인간 전체를 치료하는 개념이다. 이는 암세포를 공격하거나 파괴하는 전략이 아니라, 암을 생성하는 인체의 환경을 암이 생길 수 없는 환경으로 근본적으로 바꾸는 것이다. 이 일을 평생의 습관으로 실천하면 암이 다시는 생성되지 않는 환경이 될 것이다. 지금 치료 중인 암 환자가 재발과 전이를 예방할 수 있는 최선의 방법이 바로 이것이다. 암 환자의 가족이 암을 예방하는 최선의 방법 또한 이것이다. 암에 대한 최고의 치료법은 예방이다.

이런 방법이 어떻게 암을 낫게 하고 전이와 재발 방지 및 암 예방에 효능을 발휘하는가를 이해하려면 자연의 현상과 문명의 역사를 잘 살펴보아야 한다.

2017년 여름 항생제 계란 파동으로 온 세상이 시끄러웠다. 2017년 초 조류 독감 때문에 양계장 닭 3000만 마리를 폐사시켰고, 몇 년 전에는 구제역으로 축산 동물 수백만 마리를 땅에 파묻는 끔찍한 일이 벌어졌다. 이런 파동이 언제 또 일어날지 알 수 없는 것이 현실이다. 조류 독감 파동이 한창일 때도 산에 풀어놓고 자연 사육법으로 기른 닭들은 한 마리도 조류 독감에 걸리지 않았다. 이런 닭에게 조류 독감 바이러스를 일부러 감염시켜도 발병되지 않았다는 실험도 있다.

자연 속의 가축이나 야생 동물은 병에 강한데 우리에 갇혀 있는 가축들은 왜 병에 취약할까? 야생 동물들은 땅과 접촉하고 햇볕을 쪼이며 피부 호흡을 충분히 한다. 자연에서 먹이를 구하고 밤에는 충분히 휴식을 취하며 낮에는 자유롭게 활동하고 스트레스가 적다. 반면에 우리에 갇혀 있는 가축들은 땅과 햇볕으로부터 오는 생명력이 차단되고, 밀집된 공간에 살고 있어서 피부 호흡이 안 되며, 밤에도 불이 켜져 있어 숙면을 취하지 못하고, 사료를 먹는다. 특히 화학적 합성 사료를 먹고 콘크리트 공간에 갇혀 스트레스가 많다. 이런 사육 환경과 사육 방식이 가축들의 내장과 피를 오염시켜 면역 체계가 붕괴되고 병이 만연하는 배경이 된다. 반자연적이고 반생태적인 사육 환경과 사육 방식을 바꾸지 않는다면 구제역이나 조류 독감 등 집단적인 재앙은 계속될 수밖에 없다.

오늘날 많은 사람이 암과 같은 난치병에 시달리는 이유는 우리에 갇힌 동물처럼 살고 있기 때문이다. 병을 고치려면 숨 쉬고 먹고 잠자고 활동하고 마음 쓰는 일들을 자연의 질서에 맞게 하는 것이 무엇보다 중요하다. 그런데 이처럼 가장 기본이 되는 생활 환경과 생활 방식을 바꾸지 않은 채 수술과 약에만 의존하니 어떻게 병이 낫겠는가.

이 책에서도 특별히 강조하는 바와 같이 생활 환경과 생활 방식을 자연의 질서에 맞게 바꾸는 일 중에서도 가장 중요한 것은 좋은 식사 습관과 음식의 선택이다.

흙을 살리는 자연스러운 퇴비 대신 인공적인 화학 비료를 쓰면 땅이 굳어지고 산성화되며 미생물들이 죽어 지력이 떨어진다. 지력이 떨어지면 농작물에 병충해가 많아져 농약을 쓸 수밖에 없다. 곡물이나 채소, 과일 등에 수십 번씩 농약을 뿌린다는 것은 잘 알려져 있는 사실이다.

오늘날 사람들이 먹고 있는 대부분의 식품은 이런 구조 속에서 생산된 것들이다. 이는 천연 식품이 아니고 마치 공장에서 만들어 낸 식품과 같아서 화학 식품이라 할 수 있다. 실제로 오늘날 사람들이 먹고 있는 많은 음식물은 공장에서 식품 첨가물, 보존제, 향신료, 착색제 등 화학 물질과 함께 만들어진 화학 식품이다.

토양에 화학 비료를 쓰면 지력이 떨어지듯이 사람도 화학 식품을 섭취하면 면역력이 떨어진다. 체력과 면역력이 떨어지면 암과 같은 많은 난치병이 생긴다. 병이 나면 수술을 하거나 약을 쓰게 된다. 그러면 병이 나을까? 수술을 하고 약을 아무리 많이 써도 병이 근본적으로 낫지 않는 이유는 농약을 아무리 많이 뿌려도 농작물의 병충해가 근절되지 않는 이치와 같다. 반생태적이고 반자연적인 생활 환경과 생활 방식이 바뀌어야 하는 이유, 그리고 이런 생활 환경과 생활 방식을 강요하는 문명의 구조가 바뀌어야 하는 이유가 바로 여기에 있다. 곧 생명의 농업(축산업, 수산업), 생명의 의학이 되어야 하는 것이다.

개인들의 삶이 생태적이고 자연적인 생활 환경과 생활 방식으로 바뀌기 전에는 병이 낫기 어렵다는 구조를 잘 이해해야 한다.

우리에 갇힌 가축들을 야생 동물처럼 자연에 풀어놓으면 병에 쉽게 걸리지 않을 뿐만 아니라 병에 걸리더라도 쉽게 나을 것이다. 사람도 마찬가지다. 이 책 속에는 많은 절망적인 암 환자가 극적으로 회복된 모습을 보여 주는데, 그 이유는 자연의 삶으로 돌아갔기 때문이다.

암 진단을 받은 후 3대 요법 대신 생활 환경과 생활 방식을 바꿈으로써 암이 사라져 버리는 사람들을 나의 클리닉에서도 늘 보고 있는데, 이런 결과는 나의 의술이 좋아서가 아니고 환자 자신이 담대하게 생활 환경과 생활 방식을 자연의 질서에 맞도록 바꿨기 때문이다. 곧 암을 치료한 것이 아니라 암을 가진 인간 전체를 스스로 치료한 것이다.

2013~2015년, 3년 동안 한국에서는 매년 약 1300만 명이 국민 건강 검진을 받았는데, 약 35%가 병원에 다니는 병자들이고 완전히 건강한 사람은 25% 내외라는 통계가 나왔다. 나머지 40%는 미병 상태, 곧 건강에 이상은 있으나 아직 병원에는 다니지 않는 질병 예비군의 인구 집단이다. 국내에서도 야생 동물과 같은 라이프스타일을 추구하는 사람들의 집단이 있다. 이들은 햇볕 속에서 노동을 하고, 땅과 늘 접촉하며, 대기 속에서 좋은 호흡법으로 산소와 질소를 받아들이고, 밤에는 깊은 숙면을 취하는 등 스트레스가 거의 없는 삶을 살고 있다. 이들은 곡물과 채소 및 과일만 먹는, 곧 생채식을 하는 집단인데 94%가 건강하고 어떤 난치병도 갖고 있지 않다. 이들의 평균 헤모글로빈, 혈중 단백질, 칼슘 등 필수적인 영양 상태는 평균적인 도시인들보다 훨씬

좋다. 앞의 통계와 비교해 볼 때 놀랍지 않은가? 난치병에서 벗어날 수 있는 비밀이 바로 여기에 있다.

제2의 히포크라테스 또는 의학의 황제라고 일컬어지는 파라셀수스는 르네상스 시대의 위대한 의사이자 의학 사상가다. 그는 기존의 의학 사상과 지식 체계를 과감히 던져 버리고 혁신적인 의학 이론과 방법론을 제시함으로써 근대 의학의 시조가 되었다. 바젤 대학에서 첫 강의를 시작하기 전 파라셀수스는 1000년 동안이나 서양 의학을 지배해 온 갈레노스 의학의 교과서를 학생들 앞에서 불태우면서 "의사들이 보고 배울 유일한 교과서는 오직 환자뿐이다. 낡은 고정 관념과 전통의 굴레를 벗어던지고 사실과 진리에만 접근하라"고 가르쳤다.

그는 전통적인 지식들이 의학의 발전을 가로막는 가장 큰 장애라고 가르쳤으며, 오로지 '자연의 책'으로 돌아가야 한다고 설파했다. 파라셀수스는 자연이 가르치는 대로 따라야 한다는 원리 아래 다양한 관찰과 경험을 토대로 독창적인 의학 체계를 세웠는데, 21세기인 오늘날에도 그의 의학 사상을 높이 평가하고 따라 배우고자 하는 분위기가 있다.

파라셀수스의 많은 가르침 중에서도 특히 다음 이야기에는 환자나 의사가 함께 생각해 봐야 할 깊은 뜻이 있다.

"의술은 자연으로부터 나오는 것이지 의사로부터 나오는 것이 아니다. 그러므로 의사는 열린 마음으로 자연으로부터 시작해야 한다."

파라셀수스가 21세기인 오늘로 다시 돌아온다면 아마도 그는 많은 의사가《성서》처럼 믿고 있는 현대 의학의 교과서를 또 불태워 버릴지도 모르겠다.

얼마 전 〈뉴욕 타임스〉에 미국 펜실베이니아 의대 부학장인 에제키

엘 이매뉴얼 의사가 '명의가 오히려 당신의 건강을 악화시킨다'라는 제목의 칼럼을 쓴 일이 있다. 칼럼에는 심장병이나 암과 같은 난치병이 명의를 만나면 오히려 악화된다는 많은 연구 결과가 소개되어 있는데, 병원과 의사들이 난치병을 근본적으로 해결할 수 없다는 충격적인 내용이었다. 이는 암을 비롯한 많은 만성 질환이 병원 중심의 질병 치료 의학만으로는 해결될 수 없고 이런 질병을 대량 생산하는 사회적·경제적 시스템, 특히 문명 구조를 바꾸지 않으면 안 된다는 사실을 시사하고 있다.

산업화 사회로 접어든 이후, 출산부터 임종까지 생로병사의 많은 일이 병원 의료 업무가 되어 버린 이른바 의료화 시대에 우리는 살고 있다. 이처럼 병원과 의료가 삶의 많은 일에 깊이 개입되어 있지만, 정녕 사람들의 무병장수와 삶의 질 향상에는 의학이 별로 기여하지 못한다는 평가를 받고 있다. 오히려 부정적인 해악을 끼치고 있다는 평가도 많다. 앞의 이매뉴얼의 〈뉴욕 타임스〉 칼럼이 이를 대변하고 있다.

20세기 중반 이후 인류의 사망 원인 1위는 암이지만 19세기에는 결핵이었다. 19세기 초반에 만연하던 결핵은 19세기 중반(1850년 무렵)부터 환자 및 사망자 수가 급격히 감소하는 패턴을 보여 주었다. 그런데 코흐가 결핵균을 발견한 때는 1882년이고 결핵약 스트렙토마이신이 개발된 것은 20세기 중반인 1946년이었다. 19세기 인류 사망 원인 1위의 질병이 결핵이었다는 사실을 알게 된 것은 결핵 환자가 이미 많이 감소된 19세기 말이었고, 더구나 결핵 약은 결핵 환자가 줄기 시작한 1850년보다 100년이나 지난 1946년에 처음 개발되었다. 결핵 환자가 감소하게 된 것은 의학의 발전과는 아무 상관이 없고 문명의 발전 결과였던 것이다. 과학 기술 문명의 발전으로 잘 먹고 위생적인 환경에서 살게 된 것, 곧 의식주가 좋아진 결과로 결핵 환자가 감소한 것이다.

이에 비추어 본다면, 오늘날 사망 원인 1위인 암도 앞으로 언젠가 환자 수가 감소하기 시작할 때로부터 100년쯤 지나야 암의 비밀이 밝혀지고 효과적인 치료법도 개발되지 않을까 싶다. 19세기의 역병인 결핵을 감소시킨 결정적 공로가 문명의 진화였다면, 20~21세기의 역병인 암을 고치는 해법도 문명에서 찾아야 하지 않을까?

21세기 들어서면서 굶주림보다는 과식으로, 전염병보다는 만성 질환으로, 전쟁이나 재난보다는 자살로 인한 사망자 수가 더 많아진 문명사적 전환의 특징을 보여 주고 있다. 20세기 이전 결핵의 원인은 굶주림에 의한 영양 결핍이었다. 그런데 과학 기술 발전으로 영양 상태가 개선되면서 결핵이 급속도로 감소하게 된 것이다. 20세기 중반 이후 굶주림이 원인이 된 결핵은 줄고 암 환자가 급증하게 된 것은 거의 틀림없이 과식, 그것도 화학 물질로 오염된 음식의 과식과 환경 오염이 결정적 원인임을 쉽게 짐작할 수 있다.

이 책의 저자는 전기 스위치를 끄듯이 암 생성 스위치를 쉽게 끌 수 있다고 말한다. 이는 바로 암 발병이 아주 적던 20세기 초의 전통적인 식생활, 화학 물질 오염이 적던 전통적인 생활 환경과 생활 방식으로 돌아가면 암이 저절로 사라진다는 것을 뜻한다. 즉 암은 반자연적인 '문명병'이기에 환경과 삶의 방식을 고치면 쉽게 낫는다는 말이다.

저자는 3명 중 1명이 암에 걸리고 4명 중 1명이 암으로 사망하는, 지금 같은 '암 대란' 시대의 근본 원인이 어두운 문명에서 비롯된 반자연적인 생활 환경, 생활 방식, 생활 습관인데도 이것은 고치지 않고 3대 요법만을 고집하는 암 산업과 이에 편승하는 주류 의학을 격렬하게 비판하고 있다. 저자의 비판대로 암 산업과 주류 의학 자체가 우리 사회의 병이라면 그 병의 근본 원인과 배경은 무엇일까?

얼마 전 라스베이거스 총기 난사 사건이 터진 후 '총기 난사 사건이 미국에서 사라질 수 없는 이유'라는 제목의 스티브 이스라엘 전 하원 의원의 칼럼이 많은 사람에게 충격과 절망을 안겨 주었다. 칼럼 내용의 요지는 총기 산업을 주도하는 전미 총기 협회NRA의 권력과 자본의 힘을 어느 누구도 이겨 낼 수 없다는 것이었다. 지구상에 끊임없이 전쟁이 일어날 수밖에 없는 이유 중의 하나를 무기 산업과 관련짓는 주장도 많이 있다.

인류가 함께 살고 있는 이 지구의 모습을 조금 떨어져서 바라본다면, 전쟁, 테러, 범죄, 굶주림, 질병, 자살, 마약, 유해 식품, 환경 오염, 기후 변화, 자연재해 등 이 지구는 한마디로 '고통의 별'이라 아니할 수 없다. 이런 고통은 인간 사이의 갈등과 경쟁, 이기적 욕망, 돈과 권력에 대한 강박적인 추구, 생존에 대한 두려움과 분노 등 동물적 수준의 인류 집합 의식이 빚어낸 어두운 문명의 그림자라 할 수 있다. 저자가 '부패하고 타락한 집단'이라 비판하는 암 산업 또한 이런 어두운 인류 문명의 한 단면이기에 암 산업과 주류 의학만 따로 떼어 비판한다고 해서 어떤 효과가 나타나리라 기대할 수는 없다. 어두운 인류 문명을 밝은 문명으로 바꾸는 것 말고는 다른 길이 없다. '한 방울부터 시작하라!'는 말이 있다. 한 방울 한 방울이 모여 거대한 물결을 이루어 마침내 사회 구조와 문명을 변화시킬 수 있다는 뜻이다. 우선 나 자신부터 갈등을 넘어 조화로 경쟁을 넘어 협동으로 의식을 바꾸는 것, 세상 모든 일에 책임지기, 자비심의 실천, 타인에 대한 봉사의 길로 가는 것이 최선의 해결책 아닐까?

이 책을 읽고 난 독자들은 여러 가지 반응을 보일 것이다. '정말 좋은 책이다. 이 책대로 하면 암을 고칠 수 있겠구나' 하며 좋아하는 반응을 보이는 독자도 있고, '말도 안 되는 궤변이다. 일고의 가치도 없다'며 배척하는 반응을 보이는 독자도 있을 수 있다. 책 내용에 대한 평가는 독자 몫이지만, 될 수 있는 대로 판단을 내려놓고 한 발짝 뒤로 물러나 예술 작품을 감상하듯이 있는 그대로 이 책을 음미해 주면 좋겠다는 생각이다. 특히 암 치료 중인 사람들은 지금 어떤 치료를 받고 있다 하더라도 이 책의 내용을 참고해 생활 습관과 방식, 특히 식생활과 영양 요법을 배워 실천한다면 틀림없이 큰 도움을 받을 것이라고 나는 믿고 있다.

암 환자 중 '어떤 경우에도 나는 병원의 3대 치료만은 절대로 받지 않겠다'는 사람들이 있는데, 이런 사람들에게는 조금 탄력성 있게 생각하라고 권하고 싶다. 이 책의 저자가 비판하는 것처럼 현대 서양 의학은 맹점이 많다. 하지만 장점 또한 많다는 것을 간과하지 말아야 한다. 현대 의학은 병의 진단, 응급 의료, 마취와 외과 수술, 예방 의학과 공중 보건 등 죽을 수밖에 없는 환자를 극적으로 살려 낼 수 있는 뛰어난 장점도 많다. 서양 속담에 '신은 모든 계란을 하나의 바구니에 담지 않는다'라는 말이 있다. 이 자연계에는 '이것만이 유일한 진실이다'라는 것은 없다는 말이다. 암 환자가 추구해야 할 목표는 '고통을 줄이고 오래 사는 것'이라고 생각한다. 암과 싸우는 것이 목표가 아니라 오래 생존하는 것이 목표가 되어야 한다는 말이다. 관점이 다른 여러 가지 의학 체계 속에 들어 있는 장점들을 조화롭게 활용할 때 이런 통합 작업이 인체 내에서 협동적인 시너지 효과를 내서 '고통을 줄이고 오래 사는 목표'를 이루는 데 기여할 것이라고 나는 믿는다.

지난 30년 동안 많은 암 환자를 보살펴 온 경험에 비추어 볼 때 나는 이 책의 내용들을 다음과 같이 활용해 보도록 권하고 싶다.

　지금 암이 의심되어 검사 중인 사람이라면 진단 결과를 기다리는 동안이라도 이 책의 내용을 바로 실천해 보라고 권하고 싶다. 나는 암 진단을 받은 환자가 3대 요법을 계획하고 있더라도 잠깐 미루고 3~6개월 동안 이 책의 내용과 유사한 생활 요법을 먼저 실천해 보라고 권유하고 있다. 암은 급성 병이 아니라 만성 질환이고 국소 병이 아니라 전신 질환이기에 암을 생성하는 체내 환경을 바꿔 주는 일이 무엇보다도 시급하고 중요하기 때문이다. 이 3~6개월 동안 암이 사라져 버린 환자의 경우도 흔히 있었다. 암이 사라지지 않더라도 지침을 제대로 실천하기만 한다면 이 기간에 암이 더 악화되거나 진행되지 않을 뿐만 아니라 그 후 주류 의학의 3대 치료를 실행할 경우 그 치료 성과가 암 진단 직후 바로 3대 치료를 시행하는 경우보다 더 좋다는 것을 발견했다. 지금 병원에서 3대 치료를 받는 중이거나 이미 치료가 끝난 환자라 하더라도 이 책의 내용과 같은 생활 방식, 습관을 평생 실천하라고 권하고 싶다. 그렇게만 한다면 암의 전이나 재발 가능성이 현저히 줄어들 것이라고 나는 확신한다.

　이 책에서 제시하는 식사 방법, 영양 요법, 해독 요법은 참으로 효과적인 생활 요법이다. 여기에 대기 요법, 커피 관장, 간 청소, 신념 요법 등을 추가한다면 그 효과가 더 증강된다는 것을 그동안 나의 클리닉 환자들을 통해 발견했다. 나의 병원에서 시행하는 암 치료 방법과 치료 사례에 대한 구체적인 내용은 졸저《비우고 낮추면 반드시 낫는다》를 참고해 주기 바란다.

　인체의 저체온(춥고)과 저산소(배고픈) 환경에서는 정상 세포가 생존할 수 없기 때문에 이 춥고 배고픈 환경에서 세포가 살아남으려고 불가피하게 암세포로 변할 수밖에 없다는, 이른바 '암 성선설'을 주장하는 면역 학자도 많이 있다. 암 환자가 지금 어떤 치료를 받고 있더라도 몸을 따뜻하게 해 주고(물리적으로는 온열 요법, 마음으로는 암세포에 대한 두려움과 적대감을 내려놓고 따뜻하게 보살펴 주는 자비심), 몸의 세포들에게 좋은 먹이를 주는(물리적으로는 산소 공급, 마음으로는 사랑과 감사함을 전해 주는), 곧 갈등을 넘어 조화로, 적대적 대립을 넘어 용서와 자비심으로 암세포를 대할 때 기적 같은 치유가 일어날 것이라고 믿는다. 삶의 문명을 어두운 데서 밝은 쪽으로 바꾸면 암을 생성하던 환경 역시 변화하므로 건강한 세포는 더 건강해지고 암세포는 저절로 사라질 것이기 때문이다.

우리가 암이라 부르는 생물학적 과정을 이해할 수 있도록 많은 도움을 준 헌신적인 과학자들에게 깊은 감사를 표한다. 이 책의 성공적인 간행을 위해 애써 준 출판사 헬스커뮤니케이션의 전 직원에게도 감사드린다. 친구이자 길 안내자로서 격려해 주고, 나의 세 권의 책을 위해 너그러운 마음으로 도와준 편집자 앨리슨 얀스에게 특별히 감사하다.

많은 시간을 할애해 이 책을 읽고 비평해 줌으로써 일반 독자들로 하여금 더 읽기 쉽고 의미 있는 책이 되도록 도와준 친구들에게도 감사를 표한다. 특히 나의 친구 노먼 호커는 우정을 뛰어넘어 인내심을 가지고 편집하고 연구하며 더 좋은 책을 위한 제안을 하는 데 많은 시간을 할애해 주었다. 고맙다, 노먼! 린다 하워드 박사에게도 감사를 표하고 싶다. 하워드 박사가 원고를 잘라 내던 당시에는 고통스러웠지만 결국은 더 우수한 원고로 재탄생되었다. 데이비드 로브노 박사, 조앤 캐롤, 패멀라 스트롱, 스테이시 제트, 오스틴 제트에게도 감사를 보낸다. 고맙다. 이들의 기여는 의미 깊고 가치 있었다. 가장 중요한 것은 독자들의 사려 깊은 관심과 의견이었다. 독자 여러분의 도움 덕분에 더욱 훌륭한 성과를 얻을 수 있었다.

"당신은 암에 걸렸습니다."

이 말은 엄청난 충격과 함께 당신을 완전히 망연자실하게 하며 충격과 공포에 떨게 만들 것이다. 이 치명적인 질병은 우리의 통제권을 벗어난 것처럼 보이며, 무고한 희생자들을 뚜렷한 이유도 없이 공격하는 잔인한 게임처럼 보이기도 한다. 매우 공격적이고 무섭기까지 한 현재의 암 치료법들은 암 진단을 받은 환자들에게 커다란 고통과 불안을 안겨 주고 있음에도 불구하고, 그 치료법들이 가져다주는 치유 성과는 너무나도 빈약하다.

우리는 이제 그 길을 가지 않아도 된다.

레이먼드 프랜시스가 그 틀을 무너뜨렸다. 그는 왜 어떤 사람들에게는 암이 나타나고 어떤 사람들에게는 나타나지 않는지에 대한 진짜 원인을 지혜롭고 설득력 있게 밝혀냄으로써 그 틀을 깼다. 《암의 스위치를 꺼라》는 우리에게 암이 무엇인지를 정확하게 알려 준다. 암은 독을 가하거나(항암), 태우거나(방사선), 몸에서 잘라 내야(수술) 하는 것이 아니라, 생성 과정을 인식하고 그 과정을 중단하면 된다는 것이다. 암의 생성 과정은 그 과정을 지속하기 위한 특정 환경을 필요로 한다. 암을 예방하거나 퇴치하는 확실하고도 안전한 길은 암이 성장할 수 있는 환경을 만들지 않는 것이다.

《암의 스위치를 꺼라》는 암 발생 원인을 드러내고 암을 예방하고 치유하는 방법을 알려 줌으로써 암에 대한 수수께끼를 풀고 두려움을 떨쳐 버리게 해 준다. 저자 레이먼드 프랜시스는 독자들이 암과 상관 없는 건강한 삶을 살기 위해 필요한 것들을 제공한다. 그의 간단하지만 심오한 개념을 빌리자면, 세상에는 오직 한 가지 질병이 있으며 질병의 원인은 두 가지다. 프랜시스는 건강과 질병에 대해 재정립하고 그 문을 열어 완전히 새롭고 효과적인 치료의 길로 안내한다. 그는 복잡한 과학을 이해하기 쉬운 용어로 설명하며 독자들이 스스로를 도울 수 있게 해 준다. 이 혁명적인 책은 대부분의 의사보다 몇 십 년이나 앞서 있으며, 암에 관한 명성 높은 실용서들을 능가한다. 주류 의학이 최악의 암 치료 성공률을 보이는 것과 비교해 볼 때, 이 책은 암으로 고통받는 사람들과 암을 예방하고자 하는 모든 사람에게 새로운 소식 그리고 진정한 희망의 메시지를 전해 주고 있다.

사람들이 암을 두려워하는 이유는 비인간적이고 비효율적인 주류 의학의 암 치료법 때문이다. 이 주류 의학의 치료법들은 파괴적이어서 암과 싸우는 우리 몸의 자연 치유력을 망가뜨린다. 암에 대한 표준 접근법의 실패는 증상만 보고 원인은 무시하는 부적절하고 비효율적인 기존의 방식에서 비롯된다. 대부분의 사람은 암을 자신의 통제 밖에 있는 미스터리한 괴물처럼 생각한다. 그러나 전혀 그렇지 않다! 이렇게 널리 퍼져 있는 잘못된 고정 관념들은 이미 알고 있는 지식들로 바로잡을 수 있다. 실제로 대부분의 암은 식단과 생활 방식을 바꿈으로써 예방할 수 있다. 점점 늘어나는 과학적 증거들이 이를 분명히 보여 주고 있다. 이 혁신적인 책이 성공적으로 해낸 것처럼 우리도 이미 가지고 있는 지식을 잘 활용하면 된다.

암은 예방할 수 있고 치료할 수 있다.

매사추세츠 공과 대학MIT을 졸업한 레이먼드 프랜시스는 '건강과 질병을 획기적으로 이해하는 소수 과학자들 중 한 사람'으로 언급된다. 그는 과학과 공학이라는 두 분야를 바탕으로 과학의 엄정함과 공학의 실용성이라는 흔치 않은 조합을 활용했다. 《암의 스위치를 꺼라》에서 프랜시스가 보여 주는 통찰력 있고 혁신적인 사고는 그가 이런 명성을 얻기에 충분하다는 것을 말해 준다. 그는 복잡한 과학의 의미들을 모든 사람이 익혀 사용할 수 있도록 실용적인 개념으로 간단하게 변형한다. 모든 사람이 건강과 웰빙을 유지할 수 있도록 돕기 위해서다. 프랜시스는 수십 년 동안의 연구와 관찰을 통해 우리에게 통제 불능의 재앙을 끝내는 데 필요한 도구들을 제시해 준다.

앞에서 언급한 것처럼 널리 퍼져 있는 그 잘못된 생각들을 종식하기에 충분한 지식들이 이미 존재하고 있지만, 문제는 이 지식들이 우리가 바로 사용할 수 있도록 조립과 포장이 되어 있지 않다는 점이다. 프랜시스는 우리 눈이 뜨일 수 있도록 이 책을 통해 아주 거침없이 문제들을 해결해 준다. 이 점이 바로 이 책이 암 예방과 치유를 추구하는 사람들 필독서가 되어야 하는 이유다. 이 책은 방대한 참고 문헌과 함께 제대로 된 연구 내용들로 채워져 있으며, 이해하기도 쉽다. 프랜시스는 암 생존율에 대한 통계가 그동안 어떻게 조작되어 왔는지를 폭로하며 실제 암 생존율은 1950년대에 비해 전혀 나아지지 않았다고 주장한다. 그는 주류 의학의 암 치료법들이 왜 실패하는지, 그리고 그 치료법들이 실제로는 어떻게 암 발병 과정에 오히려 기여하고 있는지를 설명한다. 또한 치료를 전혀 받지 않을 때보다 치료를 받을 때 환자들의 죽음이 더 앞당겨진다는 사실도 명확히 지적한다.

《암의 스위치를 꺼라》는 암 예방과 회복을 위한 간단하면서도 포괄적인 프로그램을 제공해 준다. 프랜시스가 정립한 한 가지 질병, 두 가지 원인, 그리고 건강 또는 질병의 여섯 가지 경로라는 개념은 건강을 창조하고 암을 중단할 수 있는 로드맵을 제공한다. 그는 암을 다루는 것을 자동차 시동을 켜고 운전하는 것에 비유한다. 당신이 자동차 조종법을 익힐 수 있듯이 암 조종법도 익힐 수 있다는 것이다. 또한 암을 차고 안에 가두어 놓고(암이 퍼지지 않도록 하고), 그 암이 아무 데도 가지 못하게 하며(전이되지 못하게 하며), 다른 것들을 상하지 않게(건강을 해치지 않게) 할 수 있는 방법에 대해서도 알려 준다. 프랜시스는 왜 미국인들의 일반적인 식단이 실제로 암을 유발하는지에 대해서도 실례를 들어 입증한다. 환경 독소의 결정적인 역할에 대해서도 설명해 주며, 당신의 생각과 감정, 수면 부족, 운동 부족, 햇볕 부족, 고장 난 유전자는 물론 일반적인 의학적 치료법조차도 암을 일으킬 수 있다는 사실을 포괄적인 접근 방식으로 보여 준다.

이 책에 있는 지식으로 무장한 당신은 몸의 자연 치유력으로 암을 예방하고 암으로부터 회복되어 당신 삶을 통제할 수 있게 될 것이다. 당신은 이제 통제할 수 없는 위협에 휘둘리지 않고 담대하게 앞으로 나아갈 것이다. 당신 몸에 암이 자리 잡을 수 없도록 하는 모든 방법에 대해 알게 될 것이기 때문이다. 《암의 스위치를 꺼라》는 과학을 기반으로 했다. 주류 의학보다 몇 십 년이나 앞서 있으며, 이해하기 쉽고 제대로 쓰인 책이다. 무엇보다도 그 효과가 뛰어나다! 우리는 레이먼드 프랜시스처럼 대중들에게 건강에 대한 진리를 알리기 위해 전념하는 헌신적인 사람들이 있다는 사실에 감사해야 한다.

—하비 다이아몬드(《다이어트 불변의 법칙》저자, 영양학자)

모든 환자의 내면에는 자신만의 의사가 있다.

내면의 의사에게 일할 기회를 주면 우리 몸은 최고 상태가 된다.

—알베르트 슈바이처(의사, 노벨 평화상 수상자, 의료 선교사)

알베르트 슈바이처가 충고했듯이 내면의 의사에게 일할 기회를 주자. 이 책의 목적은 당신이 그렇게 할 수 있도록 돕는 것이다. 우리는 이미 어떻게 해야 암을 예방하고 건강을 회복할 수 있는지 알고 있다. 이에 대한 지식은 이미 존재한다. 당신이 할 일은 그 지식을 배워 그것을 삶에 적용하는 것이다. 문제는 오늘날 넘쳐 나는 정보(그중 다수가 모순되고 거짓된 정보다)로 인해 심지어 교육을 잘 받았다는 지식인들조차도 무엇을 생각할지, 무엇을 믿을지, 무엇을 해야 할지에 대한 확신이 없다는 것이다. 사람들은 어떻게 해야 할지 확신이 없고 혼란스러워하며 불만족스러운 상태다. 나의 목표는 이런 혼란을 없애고 그 정보를 실용적인 지식으로 바꾸어 사람들이 그것을 활용해 스스로 건강을 통제할 수 있도록 하는 것이다. 내가 해 온 것처럼 말이다.

1985년, 나는 죽음의 문턱에 서 있었다. 그 시작은 극심한 피로와 알레르기였는데, 담당 의사가 치명적인 오진과 실수를 되풀이하는 바람에 독이 되는 항생제를 복용하게 되었고, 그 결과 간 부전이 발병해 목숨을 잃을 상태에 이르렀다. 상태는 점점 악화되어 결국엔 뼈만 남을 정도가 되었다. 의사는 나에게 더 이상 해 줄 수 있는 것이 없다고 했다. 죽음을 목전에 둔 나는 살기 위한 방편으로 내가 아는 생화학적 지식을 활용하기로 마음먹었다. 당시에는 악몽 같던 것이 지나고 보니 나에게 일어난 최고의 일들 중 하나가 되었다. 건강에 대해 배우고 가르치는 긴 여정이 그때부터 시작되어 지금까지 계속되고 있기 때문이다.

나는 죽음의 문턱에 서 있던 48세 이후 2년 동안 건강을 회복하기 위해 끊임없이 노력하고 공부했다. 그러면서 죽음의 문턱에서 아주 건강한 상태로 회복하고 유지할 수 있는 놀라운 방법들을 발견했다. 현재 나는 에너지가 넘치고 정신은 맑으며 절대 병에 걸리지 않는다 (그동안 두 번 가볍게 감기를 앓은 적은 있다). 나는 내 동맥의 생물학적 나이를 20대 중반으로 되돌려 놓았다. 80대에도 동맥의 생물학적 나이를 10대처럼 만드는 것이 내 목표다. 전 세계 사람들에게 어떻게 하면 건강해지고 건강을 유지할 수 있는지를 알려 주는 것은 굉장히 즐거운 일이다. 그리고 지금 나는 이 지식을 당신과 함께 나누고자 한다. 특히 모두가 가장 무서워하는 암에 대해 말이다.

나는 매사추세츠 공과 대학MIT의 화학과를 졸업했다. 덕분에 내 질병의 수수께끼를 푸는 데 최첨단 과학을 이용할 수 있었다. 내 건강 문제를 세포 단위에서 이해할 수 있게 되면서 나는 나 자신 그리고 나와 비슷한 수많은 사람이 어떻게 건강에 문제를 일으키는지 알게 되었다. 지난 수십 년 동안 잘못된 선택들로 인해 본인도 모르게 건강을 해쳐 온 것이다. 내가 지닌 증상들로는 만성 피로, 극심한 화학 물질 과민증, 거의 모든 것에 대한 알레르기 반응, 루푸스, 하시모토병, 셰그렌 증후군, 섬유 근육통 증후근, 시력 장애, 소화 불량, 피부 발진, 두통, 브레인 포그Brain Fog(마치 안개가 낀 것처럼 머릿속이 흐릿하고 기억이나 사고 등 정신 활동이 원활하지 못한 상태), 현기증, 대발작 등이 있었다. 다행히 나는 식습관을 포함한 생활 방식을 바꾸었고, 덕분에 병의 진행을 멈추고 최적의 건강 상태를 유지하게 되었다.

우리 몸은 스스로 건강해지고 싶어 하며 어떻게 하면 건강해질 수 있는지 잘 알고 있다. 우리가 기회만 준다면 몸은 건강해질 것이다. 기회를 주기 위해 우리가 해야 할 일은 몸이 필요로 하는 것들을 해 주고 몸이 하는 일을 방해하지 않는 것이다. 유감스럽게도 의사들을 포함해 이런 방법에 대해 아는 사람은 거의 없다. 내가 아팠을 때 나를 치료해 주길 기대한 의사들은 치료 대신 나를 거의 죽음에 이르게 했다. 그들은 아는 것이 그것밖에 없었던 것이다! 이 고등 교육을 받은 전문가들은 의도는 좋았지만 절망적일 만큼 구식이며 비과학적인 의학 체계 교육을 받아 왔다. 우리의 의사들은 약물과 수술이 질병 치료의 정답이라고 배운다. 진짜 질병 치료의 정답은 신체 세포들에게 그것들이 해야 할 일을 하도록 해 주고 독성 부담을 줄여 주는 것이다. 그러나 의사들은 '질병 치유' 모델이 병을 예방하거나 고칠 수 없다고 배웠다.

주류 의학은 병을 예방하려 하지 않는다. 병의 증세가 나타난 후 치료를 하려고 한다. 뿐만 아니라 병의 원인이 아닌 증상만 다루기 때문에 병을 고치지 않고 사람들을 계속 아프게 하며, 엄청난 개인적·사회적 비용을 불러일으킨다. 사실 우리에게는 건강 관리 산업은 없고 '질병 산업'만 있다. 이 산업은 전적으로 수백만 명을 아프게 하고 질병 상태에 계속 머물게 함으로써 유지된다. 불행하게도 우리 사회의 건강 관리 산업은 효과도 없고, 비싸고, 위험하기까지 한 방법을 표준화해 버렸다. 사람들을 계속 아프게 두는 것보다 더 심각한 점은 의학적 치료 자체가 질병을 일으키는 주된 원인이 된다는 사실이다. 이런 의학적 치료가 미국에서는 가장 큰 사망 원인 중 하나가 되어 막대한 피해를 입히고 있다.

내가 소속된 후원 단체들에 내가 회복된 이야기가 퍼지면서 조언을 구하기 위해 사람들이 나를 찾기 시작했다. 나는 과학에 근거를 둔 건강과 질병에 대한 새로운 지식을 활용해 다양한 건강 문제를 가진 사람들의 질병을 낫게 해 주고 그들의 회복을 도와주었다. 내가 깨닫게 된 것은 건강의 문제가 무엇인지는 중요하지 않으며 오직 한 가지 선택만이 있다는 점이다. 바로 낫는 것이다! 낫는 방법이란 바로 내면의 의사에게 일할 기회를 주는 것이다.

나는 심각한 질병을 가진 수많은 환자가 나의 도움을 받고 좋아지는 것을 목격한 후 나의 새로운 지식을 남은 생 동안 다른 사람들과 나누며 살기로 결심했다. 나는《다시는 결코 아프지 말라Never Be Sick Again》,《다시는 결코 살찌지 말라Never Be Fat Again》,《다시는 결코 늙었다고 생각하지 말라Never Feel Old Again》,《위대한 미국의 건강에 대한 거짓말The Great American Health Hoax》 등을 썼고, 사람들의 질병 치유와 건강 유지를 돕기 위해 전 세계를 돌아다니며 워크숍과 세미나를 연다. 또한 나는 '병을 끝내기 위한 프로젝트TPED : The Project to End Disease'의 설립자다. TPED는 전 세계 사람들에게 병을 낫게 하고 건강하게 살 수 있는 방법을 알려 주어 만성 질환의 유행을 끝내는 것을 목표로 하고 있다. 나의 접근 방식은 다양한 단계에서 수백 가지 사례의 '치료 불가능한' 암을 치유하는 데 성공했다. 르로이라는 환자의 예를 들어 보겠다.

2005년 르로이는 비호지킨 림프종을 진단 받고 8개월 동안 항암 요법을 받았다. 차도를 보이긴 했지만 불행히도 항암 요법을 받던 도중 암이 재발했다. 2009년 12월, 그는 메이오클리닉으로 옮겨 그곳에서 열두 번의 조직 검사와 세 번의 양전자 방출 단층 촬영PET을 하게 되었다. 검사 결과 목과 가슴, 그리고 복부에 림프종이 재발한 것으로 나타났다. 복부에는 아주 큰 덩어리가 생겼다. 의사는 더 많은 항암 요법을 하도록 권했다.

사태의 심각성을 깨달은 르로이는 여러 부위에 전이가 된 상황을 고려할 때 주류 의학으로는 치료가 불가능하다고 판단했다. 그는 대안을 찾아 나서기 시작했다. 2010년 1월, 르로이는《다시는 결코 아프지 말라》라는 책을 구입했다. 그리고 식습관을 근본적으로 바꾸고 영양 보충 프로그램을 따르기로 했다. 그는 마흔 가지의 영양 보충제를 매일 복용하기 시작했다. 3월이 되자 르로이는 이전보다 나아진 느낌이 들고 몸 안에서 좋은 일이 벌어지고 있다는 것을 알게 되었다. 7월에 다시 양전자 방출 단층 촬영을 했는데 담당 의사는 그 결과를 보고도 믿지 못했다. 결과는 다음과 같았다.

- 목에 있던 병변이 굉장히 작아졌다.
- 가슴에 있던 병변이 사라졌다.
- 복부에 있던 가장 큰 병변이 사라졌다.

그 후 르로이는 계속 건강을 다져 나갔다. 과거에 마라톤을 했던 그는 이제 다시 달리기를 하고 헬스도 하게 되었다. 2005년 암 치료를 시작한 이후 할 수 없던 운동을 다시 하게 된 것이다. 르로이는 다음과 같이 말했다.

"영양 보충제를 복용하기 시작할 때 저는 많은 의심을 했습니다. 그렇지만 더 이상은 항암 요법을 하고 싶지가 않았어요. 항암 요법을 시작할 때 담당 의사는 제가 치료될 것이라 생각하지 않는다고 말했죠. 하지만 제가 지금 여기 있는 것을 보세요. 암은 치유될 수 있다는 프랜시스 박사의 말이 맞았습니다. 제가 살아 있는 증인입니다."

암은 미국에서 치료비가 가장 많이 드는 질병이고 이제 곧 사망의 주요 원인이 될 것이다. 죽음으로 가는 통행료는 오르고 있다. 암은 갑자기 급속도로 발생한다. 그리고 치료 방법은 암보다 더 해롭다. 미국인들의 절반 가까이가 그들의 일생 동안 진단 가능한 암 판정을 받을 것이고, 주류 의학은 이 유행병을 막지 못할 것이다.

하지만 당신에게 좋은 소식이 있다. 당신은 이제 희생자가 되지 않아도 된다!

우리 의견에 반대하는 사람들의 공식적인 발표들도 있다. 그렇지만 우리에게는 이미 암을 예방하고 치료할 수 있는 충분한 지식이 있고, 우리가 해야 할 일은 이 지식을 사용하는 것뿐이다. 이 혁명적인 책이 당신에게 건강 회복을 위해 알아야 할 것들을 가르쳐 줄 것이다. 당신은 건강과 질병에 대한 당신의 생각을 근본적으로 바꾸게 하는 새로운 사고방식을 배우게 될 것이다. 만약 당신이 이 정보를 받아들이고 우리 몸이 스스로를 지켜 내는 데 얼마나 탁월한지를 깨닫게 된다면, 당신은 암을 예방하고 치료할 수 있을 것이다.

암은 하나의 과정이기 때문에 수술로 잘라 내거나 항암 요법으로 독을 가하거나 방사선 요법으로 태우는 치료는 쓸모가 없다. 암이 거의 재발하는 이유는 암을 생성하는 과정이 여전히 작동 중이기 때문이다. 암을 이기려면 당신은 그 작동 스위치를 꺼야 한다. 이것이 바로 진단을 받을 당시 이미 전이된 암 환자들의 4분의 3이 일반적인 암 치료법을 통해 치유될 확률이 1% 미만인 이유다. 사실 당신은 암 산업에 대해 몰랐을 것이다. 실제로 그것은 성공적으로 은폐되어 왔다.

《암의 스위치를 꺼라》는 세포 단위에서 원인을 다루어 어떻게 하면 암의 전원 스위치를 끄고 건강해질 수 있는지를 알려 준다. 세포의 생물학적 균형을 회복하는 방법을 배우면 당신은 암을 사라지게 할 수 있다.

만약 모든 세포가 정상적으로 작동한다면 당신은 아플 수가 없다. 세포가 비정상적으로 작동하는 데에는 두 가지 이유가 있다. 그것은 바로 결핍과 독성이다. 세포가 제대로 기능하기 위해 필요한 것들을 공급 받지 못하거나 세포의 작동을 방해하는 것이 너무 많이 들어오면 오작동이 일어난다.

세포가 제대로 작동하지 않을 때 수천 가지 증상이 나타날 수 있다. 증상들은 당신의 개인적인 결핍과 독성의 결합, 그리고 고유의 유전자 구성에 달려 있다. 의사들은 이 증상들을 수천 가지의 다른 질병으로 오해한다. 사실은 결핍과 독성으로 인한 세포의 기능 장애 때문에 나타나는 다른 증상들일 뿐이다. 우리가 암이라고 부르는 것(가슴, 폐, 간 등 신체 여러 부위의 세포들이 계속 자라나고 그 성장이 멈추지 않는 상태)은 그저 이런 증상들 중 하나일 뿐이다. 건강을 회복하고 유지하기 위해서는 결핍과 독성을 제거하고 세포 기능을 정상적으로 복구해야 한다. 당신이 독성과 결핍을 처리하고 세포 기능을 정상적으로 복구하기만 하면 질병은 더 이상 살아남을 수 없다. 암 역시 마찬가지다.

대부분의 사람은 암을 터무니없는 고통, 아픔, 죽음과 관련된 막강하고 기이한 질병이라 생각한다. 신문과 잡지의 글들을 보면 모든 것이 암을 유발하고 치료가 어렵다는 인상을 받게 된다. 당신은 자신이 이 질병을 통제할 수 없다는 느낌을 받고는 의사에게 통제권을 넘겨 준다. 사람들이 가장 두려워하는 진단 결과가 암인데, 그 이유는 주류 의학의 암 치료법으로는 치유가 안 되기 때문이다.

당신 건강은 당신 책임이다. 당신은 스스로 생각하는 것 이상으로 자신의 건강을 잘 통제할 수 있다. 당신 내면의 의사는 굉장히 강력하다! 왜냐하면 건강은 자연에 존재하며 자연의 섭리를 따르기 때문이다. 우리 모두 자연의 섭리에 복종하면 된다. 그 섭리에 복종하고 우리 스스로 건강한 상태를 유지하는 것은 의무이자 개인적 책임이다. 건강을 위한 책임을 기꺼이 받아들이면 기적이 일어난다. 건강과 질병에 대해 다른 방향으로 생각하는 방법을 배울 수 있는 과정에 당신을 초대한다. 암은 예방할 수 있고 치유할 수 있다! 내가 그 방법을 알려 주겠다.

제 1 장

우리가 암을 두려워해야 하는 진짜 이유

암은 인류의 생명을 위협하는 질병 가운데
어쩌면 예방과 치유 가능성이 가장 높을 것이다.

—존 R. 세프린(전 미국 암 학회 대표)

미국에 있는 대다수 암 환자는 항암 요법으로 사망한다.
항암 요법은 유방암, 대장암, 폐암을 제거할 수 없다.
의사들은 아직도 항암 요법을 사용하고 있지만,
유방암에 걸린 여성들은 항암 요법을 하지 않을 때보다
항암 요법을 할 때 더 빨리 사망할 가능성이 있다.

—앨런 레빈(임상 생태학 의사)

◆

"당신은 암에 걸렸습니다."

당신이 들을 수 있는 말들 중 가장 무서운 말일 것이다. 이 말은 당신의 삶을 순식간에 바꾸어 놓을 것이다. 공식적으로 암은 미국에서 두 번째로 높은 사망 원인이고 곧 첫 번째로 올라설 것이다. 하지만 두려움 속에서 살 필요는 없다. 대부분의 암은 불필요하게 발생하며, 전등 스위치처럼 꺼 버릴 수 있다.

사람들이 암을 두려워하는 것은 어린아이들이 어둠을 두려워하는 것과 같은 이유 때문이다. 어둠 그 자체가 두려움을 주는 것이 아니라, 어두운 곳에 무엇이 있는지를 확실히 모르는 것, 그리고 무엇인가 있을 것 같다는 생각이 두려움을 주는 것이다. 암은 무섭다. 특히 처음 암 진단을 받는 순간은 더욱 그러하다. 당신이 얼마나 더 살 것인지, 당신의 가족들과 직업에 어떤 영향을 줄 것인지 등등 여러 가지 불확실성을 야기한다. 이 책은 암이란 무엇인지, 암의 원인은 무엇인지, 어떻게 회복될 수 있는지에 대한 지식의 빛으로 어둠을 몰아낼 것이다. 무지의 어둠을 없애라. 그리고 다시는 결코 암을 두려워하지 마라.

암을 예방하는 최선의 선택
──────────────── 진실은 우리 몸 안에서 암세포들이 항상

생성되고 있다는 것이다. 암 생성은 계속 진행 중이다. 일부 연구자들에 따르면 우리 몸 안에서는 하루에 수백 개에서 수천 개의 암세포가 생성되고 있다. 역사적으로 이것들은 문제가 되지 않았다. 왜냐하면 우리 면역 체계는 이런 세포들을 찾아내 파괴하도록 만들어져 있기 때문이다. 그러나 20세기 중반부터 우리는 극적으로 많은 양의 암세포를 생성하게 되었다. 무엇이 이런 폭발적인 증가를 이끌었을까? 우리가 먹는 정크 푸드(건강에 좋지 못한 것으로 여겨지는 인스턴트 음식이나 패스트푸드), 인간이 만들어 낸 독소와 전자기장 홍수 속의 삶, 스트레스 가득한 생활 방식, 운동 부족, 인공조명에의 노출, 그리고 건강을 훼손하는 의학적 치료. 이 모든 것이 우리 면역 체계를 상하게 한다. 그리고 이제 우리 몸 안에서는 면역 체계가 과로에 시달리다 결국 망가져 버린다. 면역 체계가 암세포를 파괴하는 것보다 더 많은 암세포가 생성되는 것이다. 그 결과 우리 몸은 암이 잘 자랄 수 있는 환경으로 바뀌었다. 이것이 대부분의 사람, 특히 50대 이상 사람들의 신체 곳곳에 작은 무리의 암세포들이 생겨나는 이유다. 만약 당신 나이가 50대 이상이라면 이미 암에 걸렸을 가능성이 충분하다! 다행히도 이 암세포들이 당신을 괴롭히지 않을 뿐이다. 당신이 이 암세포들의 스위치를 켜서 암세포들이 더 성장해 가도록 이끌지만 않는다면 말이다. 당신은 이 상황을 통제할 수 있다. 또 무기력한 희생자가 될 필요도 없다. 당신이 암의 스위치를 켤 수 있다면, 이제 스위치를 끌 수도 있다.

암은 역사적으로 희귀한 질병이었다는 점을 상기할 필요가 있다. 암은 20세기부터, 특히 산업화가 된 나라들을 중심으로 20세기 중반부터 폭발적으로 늘어났다. 왜 이렇게 되었을까? 우리가 바꾼 것은 무엇일까?

우리는 먹는 음식과 생활 방식을 바꾸었다. 우리가 '현대 문명'이라고 부르는 것이 근본적으로 우리의 식습관, 환경, 생활 방식에 큰 변화를 주었다. 이 변화는 우리 세포들에게 공급 가능한 필수 영양소 양을 줄이고, 그 대신 독을 채워 넣었다. 또한 우리를 방사선에 노출시키고, 생체 리듬에 큰 혼란을 불러일으켰으며, 몸 안의 내부 통신을 망가뜨렸다. 가장 큰 변화는 자가 치유 능력을 손상한 것이다.

농업, 식품 유통과 가공, 그리고 가축 관리 방법의 변화는 식품 속에 함유된 영양소를 줄였고, 중요한 영양소 비율에 변화를 주었으며, 식단의 지방과 오일의 화학 성분조차 바꾸어 버렸다. 그리고 수천 가지 인공 화학 물질과 엄청난 양의 정제 설탕, 표백 밀가루, 가공된 기름 등이 우리 식단 속으로 들어오게 되었다. 실제로 오늘날의 식품에 들어 있는 절반 이상의 칼로리는 우리 유전자가 진화해 오는 동안에는 존재하지도 않은 것들이다. 우리는 현재 생명 유지를 위한 필수 영양소가 너무나도 부족한, 매우 저급한 식품들을 섭취함과 동시에 독소들을 몸속에 잔뜩 집어넣고 있다.

우리는 보이지 않는 독성 화학 물질 홍수 속에서 살고 있고, 우리 몸은 이 화학 물질들을 스펀지처럼 빨아들이고 있다. 이 독성 화학 물질들은 제2차 세계 대전 이전에는 존재하지도 않던 것들이다. 이 중 수백 가지는 우리 몸속의 세포들과 조직들 내에 축적되고 면역 체계 기능을 심각한 수준으로 떨어뜨린다. 따라서 당연히 우리를 병들게 한다. 우리는 아플 때 독성 화학 물질들로 합성된 약들을 써서 나아 보려고 한다. 그 약들이 우리 몸에 더 많은 독을 쌓고 결국 더 병들게 하는데도 말이다.

우리는 방사선에의 노출, 주로 앉아서 지내는 생활, 깨진 수면 패턴,

햇볕을 충분히 쪼이지 못하는 상황, 만성 스트레스 등에 시달리고 있다. 이런 부분을 생각해 보면 신체 기능이 작동하는 것 자체가 너무도 놀라운 일이다. 물론 현재 미국인은 4명 중 3명꼴로 최소 한 가지 이상의 진단 가능한 만성 질환에 시달리고 있다.

우리의 삶 곳곳에 퍼져 있는 전례 없는 만성 질환과 퇴행성 질환을 이해하기 위해서는 우리가 비교적 짧은 기간 내에 인간 존재에 필요한 요소들(식단, 환경, 생활 방식)에 근본적인 변화를 주었다는 사실을 알아야 한다. 이 변화들이 건강 유지 능력에 비극적인 영향을 끼쳤다. 실상은 이러하다. 우리는 현재 암을 유발하는 음식을 먹고, 암을 유발하는 환경에서 활동하고 있으며, 암을 유발하는 생활 방식대로 살고 있다. 암은 오늘날 우리 삶에 흔한 질병이 되어 버렸다. 다행인 것은 우리가 이런 암 유발 조건들을 원점에서 제거해 버릴 수 있다는 사실이다.

원인을 다루면 문제는 해결된다. 당신이 암을 끝장내 버리고 싶다면 암을 유발하는 조건들을 다 뒤집어 버리면 된다. 신체 내부 환경을 암을 유발하는 환경에서 건강에 도움이 되는 환경으로 바꾸고, 세포들이 필요로 하는 영양소들을 어떻게 공급하는지 배우며, 어떻게 독소 유입을 줄이는지, 어떻게 건강에 보탬이 되는 생활 방식으로 살아갈 것인지에 대해 배우면 된다.

그 누구도 암에 대한 모든 것을 알지는 못하며 필시 우리가 알고 있다고 생각하는 것들도 많은 부분이 틀린 것이다. 그러나 암을 예방하거나 암에서 회복되기 위한 모든 것을 알 필요는 없다. 이미 우리는 과학적으로 무엇이 암을 만들고 전이시키는지에 대한 자세한 정보를 얻어 왔으므로 매일 삶 속에서 암이 커지고 전이되는 것을 예방하기 위한 선택을 하면 된다. 암 치료법을 찾기 위해 10억 달러(1조 원)씩이나 더 쓸 필요가 없다.

당신의 올바른 선택을 돕기 위해 '건강 모델 너머Beyond Health Model' 라는 간단한 모형을 만들었다. 이 모형은 한 가지 질병, 두 가지 원인, 여섯 가지 경로라는 개념으로 이루어져 있다. 간단한 비유를 하자면, 암의 조종은 자동차 조종과 같다. 액셀러레이터에서 발을 떼고 브레이크를 밟고 점화 스위치를 끄면, 자동차가 멈춘다. 이와 똑같은 방법으로 당신은 암을 멈출 수 있다.

[전이된 암에서 벗어난 마사]

2006년, 마사는 자신의 목 안에서 안면 신경에 영향을 주는 악성 종양이 자라고 있다는 진단을 받았다. 의사들은 종양을 잘라 낸 후 수술이 성공적이라고 말했다. 그러나 주류 의학이 보통 그러하듯이 병은 치료되지 않았다. 1년 정도 지난 후 마사는 폐에서 다섯 가지의 병변을, 그리고 한쪽 어깨에서도 한 가지 병변을 진단 받았다. 암이 전이된 것이다. 그녀는 자신이 얼마나 심각한 상황에 빠졌는지 알게 되었다. 마사는 주류 의학의 암 치료법을 계속 고집한다면 자신은 결국 살아남지 못할 것이라는 사실을 알고 있었다. 그녀는 스스로를 위해 낫는 방법을 선택하기로 했다. 그리고 자신의 건강 상태에 대한 책임을 스스로 지기로 했고, 어떻게 암의 스위치를 끄고 암의 진행을 멈추는지에 대해 공부했다.

마사는 나의 또 다른 책《다시는 결코 아프지 말라》를 읽고 최고의 식단과 영양 프로그램을 얻기 위해 나에게 도움을 요청해 왔다. 그녀는 식단에서 설탕, 곡물, 가공된 기름, 유제품, 동물성 단백질 등을 제거하고, 신선한 유기농 과일과 아주 많은 양의 채소즙을 추가했다. 또 고품질의 항암성 영양제 프로그램을 시작했다. 몇 주 후 마사는 예정 대로 폐 절제 수술을 받으러 갔다. 그러나 의사들은 그녀의 폐에서 어떤 종양도 발견할 수 없었다. 병원에서는 검사 장비에 문제가 생긴 것으로 추정하고 암이 사라졌다는 사실을 믿지 않은 채 그녀를 집으로 돌려보냈다. 그녀의 어깨에 있던 또 다른 암세포의 절제 수술을 담당하기로 했던 의사는 어깨에 있는 암을 잘라 내자고 권유했다. 자기 입으로 종양이 발견되지 않는다고 말했는데도 말이다.

마사만 이런 경험을 한 것은 아니다. 그녀가 나은 것은 기적도 아니고 아무 이유 없이 그냥 일어난 일도 아니다. 마사의 경험은 주류 의학의 독성 치료법보다는 몸의 자가 치유 능력에 더 많은 신뢰를 보내는 수많은 사람에 의해 공유되어 오고 있다. 암은 근본적인 원인에 대처해야만 예방할 수 있고 치유할 수 있다. 마사는 암 치유를 이끌어 낸 자신의 변화를 처음부터 시작했다면 애당초 수술할 필요도 없었다는 것을 이제는 알고 있다. 현재 그녀는 암이 재발하지 않도록 식단과 생활 방식을 근본적으로 바꾸었다. 질병 대신 건강을 선택한 것이다.

예방하는 것이 회복하는 것보다 훨씬 낫다는 것은 누구나 아는 사실이다. 예방은 암에 대한 근본적인 대응이다. 암을 예방하는 것이 암에 걸린 후 치료를 하는 것보다 훨씬 쉽다. 미국 국립 암 연구소 소장이던 새뮤얼 브로더 박사는 "암 치료를 위해 찾아온 사람들은 예방에 실패했다고 할 수 있다"고 말한 적이 있다. 암을 통제하는 데 가장 전도유망한 접근법은 예방에 전념하는 것이고, 예방은 누구든 할 수 있는 일이다.

암은 치료보다 예방이 더 쉽다. 고립된 암세포들은 다루기가 쉽다.

하지만 이 세포들이 자라기 시작하면 자신들을 위한 지원 체제를 형성한다. 이 지원 체제는 암 덩어리의 성장 자양분인 엄청난 양의 피를 공급할 수 있게 해 준다. 효과적인 예방 프로그램은 실질적으로 암을 제거한다. 암에 걸릴 위험을 현저히 낮춰 주는, 누구나 할 수 있는 아주 간단한 선택이 있다. 이 간단한 선택으로 암을 치료할 수 있다. 당신은 암이 없는 상태로 살아가는 방법도 배울 수 있다. 당신은 암의 스위치를 켤 수도, 끌 수도 있다. 선택은 당신 몫이다.

암에 대한 현대 의학의 오해

———————— 주류 의학은 암이 하나의 고정된 실체가 아니라는 것을 제대로 이해하는 데 실패했다. 암은 과정이다. 당신이 암에 걸렸다면 문제는 암이 몸속 어느 한 부분에 국한되는 것이 아니라 몸 전체에 있다는 말이다. 암은 전신의 병이고 몸 전체의 문제다. 비정상적 신진대사는 몸 전체에 암을 유발한다. 의사들이 각기 다른 이름과 유형으로 암을 분류할 뿐이다. 의사들은 당신의 가슴, 전립샘 혹은 폐에 있는 암 덩어리를 잘라 내거나 죽이려고 하는데, 이런 방식은 마치 우리가 감기 몸살에 걸렸을 때 근육통만 치료하려는 것과 같다. 감기 몸살은 단순히 근육만이 아니라 우리 몸 전체에 영향을 미친다. 따라서 종양의 위치에 초점을 맞추는 것은 말이 안 되며, 이런 방식이 실패한 전략임은 이미 입증되었다. 암은 잘라 내거나(수술), 독을 가하거나(항암), 혹은 태워 버릴 수 있는 것이(방사선) 아니라, 전신에 영향을 미치는 생물학적 과정이다.

암에 걸리려면 당신의 생물학적 스위치 전원을 켜고 그 과정을 촉진해 나가면 된다. 암이 나타나는 위치가 중요한 것이 아니다. 신체 어느 부위와 관련되어 있든 암은 암일 뿐이다. 세상에는 오직 한 가지 암만 이 있다. 실제로는 '세포의 기능 장애'라는 한 가지 질병만 있다는 것 이 맞는 말이다. 수술로 신체 부위를 떼어 내는 방법이나 독성 화학 물 질로 몸에 독을 가하는 방법, 또는 방사선으로 조직을 파괴하는 방법 으로는 문제가 해결되지 않는다. 암이라는 과정이 아직도 작동 중이 라면 암은 다시 나타날 수밖에 없다. 암을 없애고 싶으면 그 과정의 전 원을 꺼야 한다.

암의 간략한 역사

—— —— —— 많은 사람이 우리가 볼 수 있는 암 환자 숫자가 통 상적인 것이라고 생각한다. 그러나 이것은 전혀 통상적인 것이 아니 다. 요즘에야 만연해 있지만 암은 원래 희귀한 질병이었다. 1800년대 에는 1000명 중 1명꼴로 암에 걸렸고, 1900년대 초반에만 해도 1000 명 중 30명꼴로 암에 걸렸다. 현재는 그 숫자가 급속도로 늘어나고 있 고, 미국인 1000명 중 500여 명이 살아가는 동안 암 진단을 받을 것이 다. 1940년대부터는 산업화한 모든 나라에서 암 발병이 순식간에 늘 어났고, 그 추세는 1975년부터 더욱 가속화했다. 미국 내 암 통계는 1950년부터 2001년까지 모든 종류의 암 발병률이 85% 증가했다는 것을 보여 준다. 제2차 세계 대전, 한국 전쟁, 그리고 베트남 전쟁에서 목숨을 잃은 군인들 숫자보다 현재 미국에서 암으로 사망하는 사람이 더 많다. 그만큼 암은 급격히 증가하고 있다.

우리는 암이 노화의 병이라는 미신을 믿어 왔지만 그것은 사실이 아니다. 노인들은 노화로 인해 암에 걸리지 않는다. 파키스탄의 훈자 마을과 같은 전통 사회에서는 암을 모른다. 100년 전 훈자 마을 사람들의 평균 수명은 120세였고, 미국인의 평균 수명은 78세였다. 그들은 미국인들보다 훨씬 오래 살았는데도 암에 걸리지 않았다. 만약에 암이 노화의 병이라면 훈자 마을 노인들에게 암이 없다는 사실을 어떻게 설명할 것인가? 미국의 젊은이들에게서 암 발병이 증가하고 있는 점에 대해서는 어떻게 설명할 것인가? 실제로 암 발병률은 어린이들에게서 가장 빠르게 증가하고 있다. 암은 교통사고 다음으로 어린이들과 젊은이들의 주요 사망 원인이 될 것이다. 뼈암, 자궁경부암, 갑상샘암을 포함한 여덟 가지 암에서 사망자 절반 가까이가 34세 이하였다. 암은 확실히 노화의 병이 아니다.

암은 유전적인 영향이 크다고 흔히들 생각한다. 이것도 사실이 아니다. 가끔 우리는 암이 집안 내력으로 나타나는 것을 볼 때도 있다. 그런데 우리는 평소 식습관과 생활 방식 역시 집안 내력이라는 것을 인식하지 못하고 있다. 물려받은 유전자만으로는 지난 반세기 동안 폭발적으로 늘어난 암에 대해 설명하기 어렵다. 우리 유전자는 수천 년 동안 조금씩 변화해 왔다. 한번 생각해 보자. 미국인들보다 아시아인들의 암 발생률이 더 낮다. 하지만 미국으로 건너와 미국인들의 식습관과 생활 방식을 받아들인 아시아인들의 암 발생률은 금세 미국인들의 그것과 같아지는 것을 알 수 있다. 당신이 만약 암에 걸리기를 원한다면 미국으로 오라!

1971년 닉슨 대통령이 '국가 암 퇴치법' 제정을 통해 '암과의 전쟁'을 선포하면서 미국에서는 수천 억 달러(수백 조 원)가 암 연구에, 그리고 1조 달러(1000조 원) 이상이 암 치료를 위해 투입되었다. 1971년, 미국은 5년 안에, 즉 미국 건국 200주년이 되는 1976년까지 암 치료법을 찾아낼 수 있다고 발표했다. 말할 필요도 없지만, 이 모든 연구에도 불구하고 주류 의학은 암에 대한 치료법을 찾아내지 못했다. 30초마다 1명 이상이 암 진단을 받고, 1분마다 1명 이상이 암으로 사망한다. 한편, 암 산업 쪽에서는 암과의 전쟁에서 이기고 있다고 주장한다. 이 모든 시간과 비용을 지불하고도, 암 산업계의 허위 선전에도 불구하고 암 사망률은 지속적으로 상승하고 있다는 증거가 압도적이다.

암 연구에 쓰인 거의 대부분의 돈은 낭비였다. 그들은 암의 원인이나 자연적 치유법을 찾기보다는 암 치료로 새로운 돈벌이를 찾는 데 대부분의 비용을 할애했다. 오직 3%의 돈만이 암의 원인을 발견하는 연구비로 할당되었다. 97%의 돈은 이미 존재하는 암을 진단하는 새로운 방법을 개발하고, 치료가 되지도 않는 방법으로 암을 다루는 새로운 방법들을 개발하는 데 쓰였다. 이 낭비된 비용을 정당화하기 위해 새로운 암 치료법들을 개발하고, 널리 알리고, 시험했다. 그러나 어느 것도 효과는 없었다. 이는 수십 년간 반복되어 온 일이다. 마치 실패한 후에도 돈을 계속 써 대면서 '큰 돌파구'가 생기길 바라고 있는 것과 같다. 암 연구자들은 엉뚱한 질문을 하고, 엉뚱한 곳을 바라보며, 실패한 접근법을 되풀이하면서 다른 결과들을 기대하고 있다. 알베르트 아인슈타인은 "정신 이상에 대한 정의는 똑같은 일을 계속 반복하면서 다른 결과를 기대하는 것이다"라고 말했다. 암으로 사망하는 사람들의 경우 90%는 전이가 그 원인이다. 2010년 《유럽 암 연구 저널 European Journal of Cancer Research》 사설에 따르면 유럽에서는 5% 정도의 암 연구 기금이 암 전이에 대한 조사에 사용되었다. 미국에서는 약 0.5%의 기금만이 암 전이 연구에 쓰였다.

암 연구는 무제한 계속되는 거대한 돈벌이 산업이 되어 버렸다. 연구 및 출판 자체를 목적으로 한다면 약간의 진전은 있다 할 수 있겠다. 모든 연구는 '추가적으로 더 많은 연구가 필요하다'라는 문장으로 마무리된다. 마치 정부의 일자리 프로그램과 같다. 암 치료법을 찾는 데 큰 진전을 보일 것 같지 않는 방향에 초점을 두고도 연구실들은 매년 유지가 되고 있다. 한편, 연구비를 할당하는 사람들은 실패한 접근법을 계속 승인한다. 대단히 비생산적이며 낭비가 아닐 수 없다. 연구자들은 돈을 벌고 자신들의 돈벌이를 대표해 줄 기관들을 만들지만, 당신은 아주 작은 결과만을 얻을 수 있다.

사실 더 이상의 연구는 불필요하다. 암 확산을 끝내기 위해서는 우리가 이미 알고 있는 것들로도 충분하다.

너무 많은 돈이 쓰였고 아주 작은 결과물만 남았다. 이유는 암을 예방하고 치유하는 것으로는 많은 돈을 벌 수 없기 때문이다. 그러나 암을 진단하고 항암 치료를 하는 곳에는 돈이 따라온다. 돈벌이가 되는 곳이 바로 연구비가 투입되는 곳이다. 《암 연구, 초대형 사기?Cancer Research, A Super Fraud?》의 저자 로버트 라이언은 화학자이자 노벨상 수상자인 라이너스 폴링의 발언을 인용했다.

"모든 사람은 대부분의 암 연구가 대체로 사기라는 것을 알아야 한다. 주요 암 연구 단체들은 그 단체를 지원하는 사람들에 대한 스스로의 의무를 저버렸다."

주류 의학 치료법의 실패
———— ———— ———— 주류 의학의 암 치료법은 당신의 건강을 상

하게 하고, 새로운 암 발병의 원인이 되며, 당신 삶의 질을 떨어뜨리고, 생존율을 낮춘다. 아주 비효율적이며 위험한 치료법이다. 오늘날 암으로 사망하는 대부분의 사람은 사실 암으로 죽는 것이 아니다. 대다수의 암 환자들은 치료 방법으로 인해 사망한다.

대다수의 암 전문의는 통계 자료를 통해 그들의 치료법이 통하지 않는다는 것을 알고 있다. 다음 세기의 의료 역사학자들은 자르고, 태우고, 독을 가하는 이 비인간적이고 미개한 치료법들을 되돌아보면서 우리를 미쳤다고 생각할 것이다. 상당수의 암 전문의는 항암 요법을 자기가 사랑하는 사람들이나 자신에게는 직접 사용하지 않을 것이라는 연구 발표도 있다. 그 이유는 그들이 항암 요법을 비효율적이고 위험하다고 여기기 때문이라는 것이다. 절반 이상의 암 전문의가 정서적으로 완전히 지쳐 있고 아주 낮은 성취감을 갖는다고 말하는 것은 우연의 일치가 아니다. 당신이 학교에서 배운 몸에 대한 지식이 틀렸다는 것을 알았을 때, 당신이 배운 기술들이 통하지 않을 때, 당신이 치명적인 치료법으로 당신의 환자들을 죽일 때, 더 나은 해결책을 찾는 것이 허락되지 않을 때, 당신이 어떻게 성취감을 가질 수 있겠는가.

만약 주류 의학 치료법들이 쓸모없고 위험한 반면 과학적인 연구가 덜 해롭고 더 효과적인 치유를 돕는 것이라면, 왜 그 좋은 지식들을 사용하지 않을까? 그것은 우리가 암 치료 방법을 바꾸려 할 때 이를 방해하는 여러 요인이 있기 때문이다. 그중 한 가지는 암 산업계에서 모든 효과적인 해결책을 공격하고 격렬하게 억압하는 것이다. 암 환자들 스스로도 이런 문제들에 기여하고 있다. 암 환자들은 만약 암을 치료하는 방법이 있다면 당연히 자신의 의사들이 그 방법을 알 것이라고 생각한 나머지 더 효과적인 치료법은 존재하지 않는다고 추측한다. 암 환자들과 그들의 의료진 모두 건강을 회복하는 방법에 너무나 무지하며 새로운 방법을 시도하는 것에 두려움을 가지고 있다.

2011년 4월 9일, 나의 형 버나드는 80세의 나이로 세상을 떠났다. 형은 미국인 남성들의 평균 수명보다 5년을 더 살았다. 형의 죽음에 관한 더 중요한 사실은 형이 20년 전에 수술 불가능한 말기 전립샘암 진단을 받았다는 것이다. 병원에서는 암이 몸 전체에 전이되었기 때문에 형에게 더 이상 해 줄 게 없다고 말했다. 사실상 사형 선고를 받은 것이나 다름없었다. 예상 수명은 6개월에서 운이 좋을 경우 3년까지라고 했다. 잃을 것이 없던 형은 나의 안내에 따라 대체 요법을 시도해 보기로 했다. 매일 명상하기, 식습관 전체를 바꾸기, 그리고 많은 양의 건강 보조 식품 섭취하기. 형이 따라야 할 것들이었다. 형은 암을 완화하는 데 성공했다. 형을 진찰한 의사들은 크게 놀라며 기적적인 환자라고 말했다. 형은 암 판정을 받은 후 20년 동안이나 매우 양질의 삶을 살았다. 전 세계를 여행했고, 비행기 조종 연습을 해서 파일럿 자격증을 땄으며, 공학 컨설팅 업무도 계속했다.

형 버나드가 암 진단을 받은 후 몇 년 동안 형의 가장 친한 친구인 댄을 포함한 5명의 친구가 전립샘암으로 세상을 떠났다. 암에 대한 대체 요법의 광고 그 자체라 할 수 있는 형은 암에 걸린 친구들을 일일이 찾아가 자신이 택한 방법을 시도해 보라고 설득했다. 하지만 형 친구들의 주치의들은 주류 의학적 치료법에서 벗어나는 그 어떤 것도 시도하지 못하도록 적극적으로 막았다. 두려움과 무지로 인해 의사들과 환자들 모두 기존의 치료 방법을 따랐다. 하루는 형이 입원해 있는 친구 댄을 만나러 병원으로 갔다. 댄은 형의 손을 잡고 눈을 바라보며 말했다.

"이봐, 자네 방법은 통했고 내 방법은 아닐세."

댄은 며칠 후 세상을 떠났다. 암에 걸린 형의 친구 5명 모두 주류 의학의 치료법을 추구했다. 그들은 단지 주치의들의 조언을 믿었다고 말했다. 5명 모두 암 진단을 받은 지 3년 안에 세상을 떠났다.

친구들을 잃은 후 형은 전립샘암에 걸린 동네 이웃에 대해 알게 되었다. 형은 그 이웃을 생각하는 마음으로 그 집을 찾아가 문을 두드렸다. 그리고 2시간 동안 그 이웃과 이야기를 나눴다. 형의 경험담을 들려주고 암에 대한 대체적인 해결책을 알려 주었다. 그 이웃은 관심을 보였고 더 많은 정보를 얻고 싶다고 했다. 형은 흔쾌히 자신이 가진 정보들을 서류 꾸러미째 가져다주겠다고 했다.

다음 날 아침, 전화벨이 울렸다. 그 이웃의 아내였다. 그녀는 형 버나드가 도움을 주려고 한 부분에 대해서는 감사의 말을 전하면서도, 자기들은 대체 요법을 시도하고 싶은 생각이 전혀 없으며 의사들을 믿는다고 했다. 그 부인은 형에게 다시는 그런 일로 자기 남편을 찾아오지 말아 달라고 했다. 당연히 그 부인은 자신이 남편을 어떤 돌팔이 의사로부터 보호하고 있다고 생각했을 것이다. 그러나 사실 그 부인은 자기 남편을 치료할 수 있는 길을 막아 버린 것이다.

두려움과 무지 그 너머에는 암 환자들이 치유되는 것을 방해하는 법률적인 요인들이 있다. 비록 수술, 항암 요법, 방사선 요법과 같은 주류 의학의 치료법들이 위험하고 거의 효과가 없다 해도, 미국 내 절반에 달하는 주에서는 이 주류 의학의 치료 방법들이 법으로 지정되어 있다. 예를 들면 캘리포니아 주에서는 의사들이 암 환자들에게 수술, 항암 요법, 방사선 요법 외의 그 어떤 치료법도 사용할 수 없게 되어 있다. 이를 어길 시 중범죄에 해당된다. 더 효과적이고 안전한 치료법을 사용하기를 원하는 의사들의 의욕을 강하게 꺾어 버리는 것이다. 이런 주에 살고 있는 의사들이 다른 치료법을 사용하면 의사 자격증을 잃을 수도 있고 교도소에 갈 수도 있다. 그리고 보험 규정은 암 전문의들이 암 환자들에게 대체 요법을 추천하는 것을 금지하고 있다. 이런 법률적인 제약들로 인해 암 치료의 발전은 어려움을 겪고 있을 뿐만 아니라 불가능하기까지 하다.

나아가 암 치료법이 발전하게 되면 경제적 장애로 이어질 수 있다. 미국인들 중 절반 정도는 사는 동안 암에 걸릴 것이라고 예상된다. 암 산업은 연간 수천 억 달러(수백 조 원)에 달하는 엄청난 성장을 해 왔다. 너무 많은 사람의 밥벌이가 이 산업에 달려 있다. 암 예방법, 그리고 단순하면서도 저렴한 치료법이 채택된다면 암 산업은 파괴될 것이다. 미국 암 학회는 암 예방에 가장 냉담한 반응을 보임과 동시에 가장 큰 적대감을 보인다. 그들은 암 산업의 표준 진단법과 암 치료법에만 초점을 두고 있을 뿐 암 예방과 회복에는 관심이 없다. 만약 암이 사라져 버린다면 엄청나게 많은 사람이 직장을 잃게 된다. 미국 암 학회, 미국 국립 암 연구소, 그리고 암에 관련된 모든 단체가 필요 없어진다. 미국의 소설가이자 저널리스트인 업턴 싱클레어는 "자신이 그 사실을 몰라야만 월급을 잘 받을 수 있는 사람들에게 사실을 알게 해 주는 것만큼 힘든 일도 없다"라고 말했다.

당신을 도와줘야 하는 암 분야 전문가들의 양손이 뒤로 묶여 있다는 것은 고통스러울 만큼 아이러니한 일이다. 그러나 당신의 양손은 묶여 있지 않다. 당신은 이 책의 원리에 따라 당신 몸의 자연 치유력을 극대화해 모든 종류의 암에 맞서 싸울 수 있다. 당신의 선택은 위험하지도 않고 불법도 아니다. 그리고 이 책에서 권하는 그 어떤 방법들도 혹시 당신이 받을 수도 있는 주류 의학적 치료의 기반을 훼손하지 않는다.

주류 의학이 통하지 않는 이유

──── ──── ──── ──── ──── 주류 의학의 암 치료법은 우리에게 실패를 안겨 주었다. 2000년《미국 의학 협회 저널Journal of the American Medical Association》에 실린 글에서는 암 진단 후 암 환자들의 5년간 생존율이 1950년이나 1995년이나 다를 바 없다고 결론지었다. 또 다른 실패의 예를 들어 보겠다. 2002년《뉴잉글랜드 의학 저널New England Journal of Medicine》에 발표된 연구들에 따르면, 말기 폐암 환자들을 상대로 항암 치료를 하는 20년간의 임상 실험 결과 항암 치료로는 불과 2개월의 수명 연장을 이끌어 낸 것으로 나타났다. 도대체 왜 그럴까? 암은 생물학적 과정이기 때문이다. 우리가 암이라 부르는 것은 보통 종양을 말하고, 그것은 그저 증상에 불과하다. 생물학적 과정의 생성물일 뿐이다. 모든 관심이 그저 증상에만 향해 있다. 당신이 원하면 그 모든 증상을 잘라 내고, 독을 가하고, 태울 수도 있다. 그러나 당신이 암의 생물학적 과정의 스위치를 꺼 버리지 않는 한 당신은 여전히 암을 가지고 있으며 암은 결국 다시 모습을 드러낼 것이다. 암의 재발은 주류 의학에서 통상 일어나는 일이다.

사실 주류 의학의 암 치료법들은 상황을 더 악화시킨다. 대부분의 경우, 암 재발 판정을 받기 전에 이미 암은 전이가 되어 있다. 일단 재발하면 주류 의학의 치료법으로 완치될 확률은 1%도 채 되지 않는다. 어떤 연구자들은 실제로 치료될 성공률이 0%라고도 주장한다. 이런 이유로 주류 의학의 치료법은 별 도움이 안 될뿐더러 심지어 죽음을 앞당길 수도 있다. 1991년 울리히 아벨 박사의 분석을 실은 영국 의학 학술지《랜싯Lancet》을 포함한 세계 3대 의학 학술지는 차라리 아무것도 하지 않는 환자가 주류 의학 치료법을 선택하는 사람들보다 더 오래, 그리고 더 양질의 삶을 산다고 결론지었다.

"실제로 당신이 아무것도 하지 않는다면 더 오래 더 나은 삶을 살 수 있다."

'아무것도 하지 않으면' 적어도 이미 아픈 당신의 세포들을 더 이상 상처 입히지 않을 수 있으니까.

주류 의학의 암 치료법으로 종양을 잘라 내거나 크기를 줄일 수는 있다. 그러나 문제가 있다. 그런 방법들로는 원인을 해결하는 그 어떤 것도 할 수 없을뿐더러, 더 심각한 것은 암을 퍼뜨릴 수도 있고 새로운 종양들을 생성해 낼 수도 있다는 것이다. 수술이 꼭 필요한 시기는 따로 있다. 예를 들면, 큰 종양이 다른 장기들을 침범하거나 목숨을 위협할 때다. 만약 이런 상황이 아니라면, 당신이 가진 선택권에 대해 두 번 생각하길 바란다. 수술은 '종양 유출'이라는 과정을 통해 몸 전체에 암이 퍼지도록 조장한다고 알려져 있다. 심지어 조직 검사 자체가 혈류나 림프 시스템에 암세포를 유출하고 몸 전체에 활성화된 암세포를 확산할 수도 있다. 또 다른 문제를 일으키기도 한다. 종양을 제거하면 몸속 항암 물질의 자연적인 생성이 줄어든다. 종양은 항암 화학 물질의 생성을 활발하게 하는데, 종양을 제거하면 항암 물질 생성이 중지된다. 이는 부작용을 가져올 수 있다. 멀리 떨어져 있던 비활성 암세포 무리들의 성장이 더 이상 억제되지 않고 모든 새로운 암을 성장하게 만들 수 있다.

항암 요법과 방사선 요법은 특히 더 위험하다. 이 요법들은 건강한 세포들을 파괴하고 중요한 조직들에 피해를 줄 뿐 아니라 간, 콩팥, 심장, 신경, 그리고 면역 체계에 장기적인 손상을 가하기 때문이다. 게다가 항암 요법의 약물과 방사선은 그 자체가 발암 물질로 몇 년 후에는 완전히 새로운 암을 일으킨다. 항암 요법 약물은 가장 강력한 발암 물질로 알려져 있다. 1997년 9월 9일자 연방 의회 의사록에 기록된 새뮤얼 엡스타인 박사 말에 의하면, 항암 요법과 방사선 요법은 암 재발 위험성을 백 배 정도까지 높인다고 한다. 수술, 항암 요법, 방사선 요법 모두 면역 체계를 억압한다. 몸속의 자연적인 면역 방어 기능이 쇠약해지면 암은 성장하고 전이된다. 이 위험하고 비효과적인 치료법 사용을 반대하는 데는 면역력 억제라는 이유 하나만으로도 매우 설득력 있는 논거가 된다. 암 생존자가 면역력에 전적으로 의존한다는 것은 잘 알려져 있는 사실이다. 면역 체계가 완전하게 정상 가동되는 것은 암 예방과 회복에 매우 중요하다.

인체는 자체적으로 가지고 있는 자연적인 기능에 맡겨 둘 때 자가 치유가 되도록 만들어져 있다. 항암 요법은 사실상 면역 체계를 억제하며, 이는 우리 몸이 암을 극복하는 데 면역력을 사용할 수 있는 가능성을 제거하는 것이다. 뿐만 아니라 감염으로 인한 사망 위험성을 높인다. 게다가 항암 요법에 대해 당신이 알아야 할 또 다른 것이 있다. 항암 요법은 약물에 민감한 암세포만을 죽인다. 그러면 암은 줄어들고 의사는 성공적이라고 알려 준다. 그러나 약물에 저항력이 있는 암세포들은 죽지 않는다. 암세포들은 계속 번식하고 재발한다. 그러므로 두 번째, 세 번째로 갈수록 종양을 줄이는 것은 훨씬 더 어렵고, 약물에 내성이 생긴 암세포 때문에 축소조차 불가능해진다. 사실 주류 의학의 치료법들은 거의 모든 경우에 상황을 더욱 악화시키고 장기적인 회복에도 역효과를 낸다. 주류 의학은 암 환자에게 비싼 비용, 고통, 그리고 어쩌면 추가적인 몇 주간의 비참한 삶을 제외하고는 제공하는 것이 거의 없다. 물론 의사들은 효과적이라고 말한다.

그들이 말하는 효과적이라는 것은 무엇을 의미하는가? 모든 종류의 새로운 항암 요법 약물들을 승인한 미국 FDAFood and Drug Administration 는 28일 동안 종양 크기를 50% 이상 축소할 수 있으면 '효과적'이라고 규정했다. 이것이 '효과적'이라고 생각되는가? 2004년 12월《임상 종양학 저널Journal of Clinical Oncology》에 실린 한 연구에 따르면, 항암 요법을 통해 평균 5년간 생존할 확률이 2% 정도 된다고 한다. 대체 요법이 이보다는 나을 것이다. 그러나 이 작은 성공률이 항암 요법을 계속 사용하게 하는 연료로 쓰인다. 항암 요법은 말기 폐암에 일상적으로 처방되지만 성공 확률은 1% 미만이다.

사혈(민간요법이나 한방에서 하는 사혈과는 다른 것으로 마치 헌혈하듯이 혈관에서 직접 피를 흘려보내는 일종의 정맥 절개술—옮긴이)을 떠올려 보자. 사혈은 실제로 쓸모도 없고 매우 위험한 것이었지만 2000년 이상이나 표준적인 의료 행위로 사용되었다. 몇 세기 동안 미국 초대 대통령 조지 워싱턴을 포함해 많은 사람이 의사들에 의해 피를 흘리다가 죽었다. 사혈은 의사들이 질병의 원인을 이해하지 못했기 때문에 통용될 수 있었다. 오늘날 주류 의학의 암 치료법들도 나중에는 사혈과 같이 터무니없는 것으로 여겨지리라 믿는다.

1991년 의학 학술지《랜싯》에 실린 글에서 뉴욕 주립 대학의 종양학과 교수이자 의학 박사인 앨버트 브레이버먼은 항암 요법에 대해 다음과 같이 말했다.

"수많은 암 전문의는 거의 변함없는 실패 속에서도 좌절하지 않고 희망을 걸고 항암 요법을 추천한다. 그러나 대부분의 암 환자가 항암 요법으로 사망한다. 항암 요법은 유방암, 대장암, 폐암을 제거하지 못한다. 이런 사실은 10년 넘게 입증되어 왔지만, 의사들은 아직도 항암 요법을 사용하고 있다."

1991년에 쓴 글이다. 그런데 아직도 그들은 항암 요법을 사용하고 있다! 항암 요법이 듣지 않는다는 사실을 수십 년에 걸쳐 알아 왔음에도 불구하고 의사들이나 환자들 그 어느 쪽에서도 포기할 기미가 보이지 않는다.

암 통계에 대해 우리가 알아야 할 것들

━ ━ ━ ━ ━ ━ ━ 몇 년 전 뉴스에서 "1930년 이후 처음으로 미국의 암 사망자 수가 감소했다"고 크게 보도했다. 하지만 감소라고 해 봤자 연간 50만 명 이상의 사망자 중 2003년 사망자 수가 2002년 사망자 수보다 369명 줄어든 것뿐이었다. 미국 암 학회는 앞으로도 이런 추세를 예상한다는 성명서를 발표했다. 2006년에 만들어진 계획서에서는 새로운 암 환자의 실제적인 수는 늘어나겠지만 조기 발견과 더 나은 치료법 덕분에 사망률이 계속 줄어들 것으로 전망했다.

주류 의학의 암 치료법들은 엄청난 실패를 겪어 왔다. 전례 없이 더 많은 사람이 암으로, 그리고 치료를 받다가 사망하고 있다. 이런 사정 때문에 암 산업은 새빨간 거짓말을 늘어놓을 수밖에 없었다. 그들이 내놓은 치료법들을 당신이 믿도록 하기 위해 거짓말을 꾸며 대고 있으며, 그들이 암 연구로 수조 달러(수천 조 원)를 낭비한 것을 정당화해 왔다. 암 산업은 전례 없이 더 많은 사람이 오랜 기간 생존하고 있다고 당신에게 말할 것이다. 그러나 사람들은 평균적으로 겨우 몇 개월 정도 더 살고 있으며, 당신이 알게 되겠지만, 그 몇 개월조차도 그들이 지어낸 말이다. 말기 암 환자들의 장기적인 생존율에는 가끔씩 조금의 변화가 있기는 하지만 실제로는 그들의 치료법 때문에 많은 사람이 죽고 있으므로 전체적인 생존율은 그 어느 때보다도 최악인 상황이다. 하지만 사망자 수는 기록되고 있지 않다. 실상이 너무나도 충격적이기 때문에 암 사망자 통계는 사실 의미가 없다고 할 정도로 조작되고 있다. 만약 사람들이 진실을 알았다면 몇몇 사람만이 주류 의학 치료법을 택했을 것이다. 만약 당신의 암이 전이되었다면 당신에게 주류 의학 치료법은 도움이 되지 않는다는 사실을 알아야 한다.

혹시라도 당신이 허위 선전 대신 진짜 통계를 알게 된다면, 그들이 왜 암 생존율을 허위로 선전하고 있는지 쉽게 알 수 있을 것이다. 한번 생각해 보자. 당신은 암이 초기에 발견되면 쉽게 치료가 가능하다는 말을 듣거나 읽은 적이 있을 것이다. 그리고 40~50%라는 치료율이 자주 인용된다. 이게 사실일까? 당신 주위를 한번 둘러보고 냉정하게 판단해 보라. 정말로 암 환자 중 40~50%가 치유되었는가? 얼마나 많은 사람이 죽고 있는지 보라. 40~50%의 암 환자가 치유된 것으로 보이는가? 전혀 그렇지 않다! 통계가 얼마나 거짓으로 조작되어 왔는지를 보여 주는 몇 가지 예를 제시하겠다.

폐암은 미국에서 암으로 인한 사망 원인 중 1위를 차지하고 있다. 실제로 폐암으로 사망한 사람 수가 대장암, 유방암, 전립샘암으로 사망한 사람을 모두 합친 숫자보다 많다. 이제 당신은 폐암 환자들 중에서 생존한 사람들의 통계 부분이 궁금할 것이다. 그러나 폐암으로 사망한 사람들은 통계에서 제외되어 있다. 이렇게 암 사망의 주요 원인을 제외하면 당연히 생존율은 많이 나아져 보인다. 미국에서는 유색 인종들 암 생존율이 백인들 암 생존율보다 낮다. 그래서 어떤 일이 일어났을까? 유색 인종들이 통계에서 제외되었다. 암 생존율은 더 나아보이게 되었다. 간단한 피부암은 생명을 위협하지 않지만 통계에는 포함했다. 통계가 더 좋아졌다. 생명을 위협하지 않는 유방 관상피내암과 같은 전암 증상도 생존 통계에 포함했다. 그들은 이런 식으로 해서 암 사망자 수가 줄어들고 있고 암 환자 중 40~50%는 치유가 되었다고 주장하는 것이다.

그들이 말하는 '생존'이라는 것에도 문제가 있다. 암을 다루는 의학의 거대한 실패를 숨기기 위해 미국 암 학회, 국립 암 협회, 그리고 암에 대한 통계를 기록하고 발행하는 일에 관련된 다른 주류 의학 단체들은 '치유'라는 단어의 정의를 새롭게 창조해 냈다. 암 환자들이 암 판정을 받고 5년 정도 사는 것으로 정의해 버린 것이다. 이 의미를 살펴보자. 당신이 암 판정을 받고 5년 하고 하루를 더 살면 당신은 치유가 되었다는 뜻이다. 5년 동안 생존한 것을 치유라고 말할 수는 없다. 만약에 치유가 되었다면 왜 치유가 된 거의 모든 사람이 결국은 암으로 사망하는가? 이 가짜 정의는 의도적으로 우리를 기만한 것이다. 이런 것들로 암 생존 통계치를 더 나아 보이게 하고, 주류 의학의 암 치료법이 도움이 된다고 생각하도록 많은 사람을 속인 것이다. 이런 것들이 보여 주는 실상은 주류 의학이 암을 어떻게 치료하는지를 모른다는 점을 인정하고 있다는 것이다.

조기 진단이라는 것도 가짜 암 생존율 통계에 기여한다. 최근에는 진단 기술 발전으로 암을 평균적으로 6개월 일찍 진단할 수 있게 되었다. 치유라는 것이 암 판정을 받고 난 후 5년간의 생존이라고 정의가 내려진 지금, 암을 6개월 먼저 진단하는 것은 더 많은 사람을 '암 진단 후 5년간 생존'이라는 범주 안에 넣을 수 있다는 의미다. 이런 식으로 암 환자들이 더 오래 사는 것처럼 보이게 하려는 것이다. 실제로는 아니지만 말이다. 실제 사망률은 전혀 나아지지 않았다. 《미국 의학 협회 저널》의 2000년대 연구 보고서는 "암 환자들이 오래 사는 것처럼 보이는 이유는 오직 조기 진단 덕분이다"라고 결론지었다. 이 연구에 따르면 5년간의 생존율이 1950년이나 1995년이나 다를 바가 없다고 한다. 암 산업에 의해 크게 선전되어 온 생존율 증가는 의학의 발전과는 아무 상관이 없다. 오늘날의 암 환자들은 1950년의 암 환자들에 비해 더 나을 것이 없다. 사실 오늘날의 암 환자들 사정은 더 나빠졌다. 앞에서 언급했듯이 암 치료가 원인이 되어 사망하고 있기 때문이다. 암 치료가 원인이 되어 사망해도 그것은 통계 기록에 반영되지 않는다.

대부분의 암 환자가 주류 의학의 치료법 때문에 죽는다는 사실은 역설적이게도 생존 통계치를 높이는 데 기여한다. 주류 의학의 암 치료법들, 특히 방사선 요법과 항암 요법은 면역력을 떨어뜨린다. 이 사실을 알고 당신이 해야 할 질문은 이것이다.

"대체 어떤 사람이 암을 예방하고 제거할 수 있는 몸 안의 면역 시스템을 파괴하고 싶겠어?"

면역 체계가 무너진 결과 암 환자들은 폐렴과 같은 병에 감염되기 쉽고, 실제로 많은 암 환자가 이런 감염 때문에 사망한다. 이렇게 되면 기록되는 사망 원인이 달라진다. 사망의 진짜 원인인 암이나 면역력을 떨어뜨리는 항암 요법의 독성으로 죽은 것이 아니라, 폐렴 혹은 다른 감염 때문에 사망한 것으로 기록된다. 암이 아니라 감염으로 인해 사망했다고 기록하는 것은 암 생존율을 크게 나아 보이게 하는 데 엄청난 도움이 된다.

한편, 유방암 사망률은 실제로 감소해 왔고 암 산업이 그 공을 차지하고 있다. 하지만 이것이 정말 현대 의학의 업적인가? 진실은 다음과 같다. 2006년 미국 온라인 매체 〈사이언스 데일리Science Daily〉에 발표된 자료에 따르면, 유방암 사망률 감소는 의사들의 호르몬 대체 요법 처방이 줄어듦으로써 얻은 직접적인 결과라는 것이다. 수백만 명의 여성에게 기계적으로 처방된 이 흔한 폐경기 치료법이 알츠하이머병, 뇌졸중, 심장 마비, 폐암, 그리고 유방암의 원인으로 밝혀졌다. 유방암 사망률 감소는 필연이었다. 왜냐하면 이제 소수의 의사들만이 환자들에게 호르몬 대체 요법을 처방하기 때문이다!

실패를 은폐하기 위해 암 산업이 행하고 있는 속임수 정도는 매우 심각하다. 암에 대한 임상 연구조차 조작해 거짓 결과를 내놓을 정도다. 예를 들어 새로운 항암 요법 약물에 대한 임상 실험을 90일 동안 한다고 하자. 항암 요법 그룹에 속한 사람들 중 90일이 되기 전 사망한 사람은 연구에서 빼 버리고 사망한 사실도 기록하지 않는다. 그 사람들은 암 혹은 항암 요법 약물 부작용으로 죽었을 것이다. 다른 한편, 대조군에 속한 사람이 90일 내에 사망하면 그 사실은 기록에 올린다. 이 기만적인 수법은 위험한 항암제의 승인을 얻어 내는 데 도움이 된다.

이제 당신은 상황 파악이 되었으리라 생각한다. 발표된 암 통계치는 허구이며 암 사망률은 내려가지 않을 것이다. 당신의 암이 전이되었다면 주류 의학은 당신을 살리지 못할 것이다. 당신은 회복을 위해 당신 자신이 주도권을 잡아야 한다.

—— —— —— —— —— —— 만약 당신의 암이 전이되었다면, 항암 요법, 방사선 요법, 수술 대신 당신을 쇠약하게 만들지 않을 훨씬 안전한 대안들이 있다. 이 방법들은 원인을 다루기 때문에 더욱 효과적이다.

의학적 치료 없이 암이 사라지는 현상을 '자연 완화'라고 부른다. 이것은 설명할 수 없는, 그리고 암에 대한 모든 징후나 증상이 갑자기 사라진 것을 표현하는 의학적 용어다. 자연 완화에 대한 많은 사례가 주류 의학 문헌에 기록되어 왔지만 결국은 거의 모든 자료가 삭제되어 버렸다. 자연 완화가 가능한 이유들에 대한 증명과 문서화가 간혹 시도되기도 했지만 의사들은 이런 치유들에 대해 당혹스러워했다. 그러나 이런 것들이 정말 불가사의한 일일까?

1988년 《국제 생물 사회학 연구 저널International Journal of Biosocial Research》에 실린 해럴드 포스터 박사의 연구를 살펴보자. 포스터 박사는 200여 종류의 자연 완화에 관한 사례를 연구했다. 그가 발견한 것은 모든 '불가사의한' 자연 완화에는 근거 있는 설명이 뒷받침되어 있다는 점이었다. 연구 대상자 200명 중 90%는 그들의 식단에 커다란 변화가 있었다. 나머지 사람들은 해독 요법이나 영양 요법을 시행했다. 실제로 200명 모두 자신들의 세포에 큰 변화를 주었고 암의 전원 스위치를 꺼 버렸다. 이는 전혀 불가사의한 일이 아니다. 좋은 영양소와 해독 요법을 통해 유전자를 재가동함으로써 암세포의 소멸 능력을 복구한 결과 암세포들이 죽고 암은 사라졌다. 이 환자들은 그들의 담당 의사들이 할 수 없는 일, 다시 말해 암을 치유하는 일을 해냈다. 당신도 똑같이 할 수 있다. 실제로 대부분의 사람 몸 안에 암세포가 존재하고 있지만 모든 사람이 암에 걸리지는 않는다. 수백만 명이 자연 완화에 대해 전혀 감지하지 못하는 상태에서 자연 완화를 일상적으로 경험하고 있는 것이다.

이처럼 설명할 수 없는 갑작스러운 치유로 인해 대부분의 의사는 당혹스러워한다. 그들은 환자에게 오진을 내렸다든지 혹은 이제야 주류 의학 암 치료법들의 효과가 나타났다든지 하는 식으로 설명을 하려 든다. 그렇지만 진실은 우리가 자연 완화라는 방법을 우리 모두를 위해 작동할 수 있다는 것을 충분히 알게 되었다는 사실이다.

몸은 스스로 건강하기를 원하고, 건강할 수 있는 방법을 알고 있으며, 건강해질 수 있다. 몸과 마음이 필요로 하는 것들을 채워 준다면 말이다. 암이나 다른 질병들을 제거하는 비결은 몸이 정상적인 기능을 하도록 하고 자연 조절 장치를 방해하는 것들로부터 몸을 보호해 건강을 창조하는 것이다. 이렇게 간단한 것이다.

[암 스위치를 꺼 버린 폴]

운동선수였던 폴은 40대 중반의 성공한 기업 CEO였다. 그는 일반적인 미국식 식사를 했고 스스로 건강하다고 생각했다. 그런데 어느 날 폴의 삶에 충격적인 일이 일어났다.

폴은 아프기 시작했다. 병원을 찾아가 오랜 검사 끝에 신장암 진단을 받았다. 신장 한쪽을 수술로 떼어 내고 항암 치료를 받았다. 그의 몸은 이런 치료로 인해 완전히 파괴되어 버렸다. 그리고 정말 나쁜 소식을 듣게 되었다. 암이 온몸에 퍼졌다는 것이다. 병원에서는 더 이상 의학적으로 해 줄 수 있는 것이 없다는 말과 함께 그를 퇴원시켰다. 죽을 날만 남았다.

다행히도 폴은 매우 활기차고 그냥 물러서는 법이 없는 사람이었다. 그는 사형 선고를 받아들이는 대신 대체 의학 정보를 찾아 나섰고 나의 저서《다시는 결코 아프지 말라》를 구입했다. 그리고 자신의 식습관과 생활 방식을 완전히 재정비했다. 몇 달 후 그의 몸에서는 암이 사라졌다.

폴은 그 후 8년 동안 원기 왕성하게 살고 있다. 말기 암으로 몇 달 안에 죽었어야 할 사람치고는 나쁘지 않은 결과 아닌가. 그는 암을 죽이려 하기보다는 원인을 해결해 암의 전원 스위치를 껐고, 낫기 위해 자신의 몸이 필요로 하는 것들을 제공해 주었다. 폴은 암의 스위치를 꺼 버림으로써 더 안전하고, 덜 비싸며, 심신을 약화시키지 않는 방법으로 자신의 문제를 해결한 것이다. 그는 의학적으로 확실시되던 죽음으로부터 스스로의 목숨을 건져 냈다. 누구든지 할 수 있는 일이다. 인체는 자가 치유를 어떻게 하는지 알고 있고 그렇게 할 것이다. 당신이 해야 할 일은 치유 과정을 방해하지 않고 그 과정에 도움을 주는 것이다. 그렇게 하면 몸의 기적적인 능력을 보게 될 것이다.

암이란 독이나 절제 수술로 죽일 수 있는 것이 아니다. 전등처럼 전원 스위치를 켜거나 끌 수 있는 것이라는 점을 이해하면 새로운 기회의 문이 열릴 것이다. 우리가 이미 알고 있는 이 과정은 거의 모든 암을 예방하고 치유하는 데 충분히 효과적이다. 암의 전원 스위치에 대해 배우기만 하면 당신은 암의 전원 스위치를 끌 수 있다. 당신이 책임자다.

제 2 장

질병은 세포의 기능 장애

단순한 것이 가장 정교한 것이다.

—레오나르도 다빈치

여러 특이한 질병이 있다는 이론은 유약하고 무지하며
불안정한 마음의 커다란 도피처일 뿐이다.
여러 가지 특이한 질병이란 없다.

—플로런스 나이팅게일

꘏

질병에 대해 당신이 알아야 할 것이 있다. 과학은 존재하며 그 진실에는 반론의 여지가 없다. 세포와 분자 단위에서 일어나는 일들을 정확하게 알게 되면 사실상 모든 질병을 예방하고 치유할 수 있다. 제2장의 목적은 질병을 예방하고 치유하는 기본적인 이해를 당신에게 제공하기 위해 유용한 과학을 활용하는 것이다. 아마도 당신의 담당 의사는 모르고 있을 가능성이 크다.

질병, 단순화하면 이해하기 쉽다

──────── ──── 이번 장은 당신에게 건강에 대한 혁명적 내용, 건강에 대한 심오하고 새로운 이해를 제시할 것이다. 당신은 자신의 삶을 건강하게 만들 수 있는 능력을 이미 가지고 있기 때문에 암을 포함한 모든 질병을 처리할 수 있다. 당신이 과학을 잘 알아야 할 필요도 없으며, 당신의 지식이 건강을 유지하기에 충분하다면 모든 것을 알 필요도 없다.

아는 것이 힘이다. 그러므로 당신이 질병의 원인을 알기만 하면 질병을 끝장낼 힘을 갖게 된다. 보통 사람들에게 질병이란 이해하기 힘든, 두려운 대상이다. 우리는 왜 질병이 생기는지 모른다. 왜 감기에 걸리게 되나? 왜 암에 걸리지? 왜 나의 남편에게 심장 마비가 왔을까?

왜 엄마가 알츠하이머병에 걸렸지? 심지어 의사들도 무엇이 세포 단위에서 질병을 일으키는지 또는 어떻게 해야 치유가 되는지를 모른다. 그래서 의사들은 독성 약물과 외과적인 수술에 의지할 수밖에 없다. 질병을 치유하지 않고 단지 증상만 억제하는 방법을 사용하는 것이다.

사실 그 누구도 질병을 완벽하게 이해하지 못한다. 인간 생물학은 한없이 복잡하기 때문이다. 그러나 이유 없이는 어떤 일도 일어나지 않는다. 기존 지식을 응용한다면 질병에 대한 우리의 이해가 불완전하더라도 만성 질환과 암의 유행을 충분히 종식시킬 수 있다.

오늘날 미국에는 엄청나게 많은 질병이 존재한다. 산업화한 다른 나라들과 비교해 보면 미국의 전반적인 건강과 수명에 대한 순위는 거의 바닥을 헤매고 있다. 다른 어떤 나라들보다 두 배 이상의 비용을 쓰고 있음에도 세계 보건 기구WHO에서 평가한 미국의 전반적인 건강 수준은 겨우 37위에 머물러 있다. WHO는 미국인의 4분의 3 이상이 진단 가능한 만성 질환을 앓고 있으며 어린이의 2분의 1 이상이 만성 질환을 경험할 것이라고 전망한다. 또한 미국인의 3분의 2 이상이 비만이며 1% 미만만이 건강하다고 평가한다. 그런데 해마다 상황은 점점 더 악화되어 간다. 젊은이들의 건강이 매우 나쁘기 때문에 의학 학술지들은 미국의 기대 수명이 2세기가 지나면 하향될 것으로 예상하고 있다. 의료비로 지출되는 돈을 감안하고 보면 미국은 전 세계에서 가장 나쁜 성과를 내는 의료 시스템을 가지고 있는 셈이다. 이처럼 건강 관리 시스템이 제대로 가동되고 있지 않기 때문에 우리는 스스로 건강을 관리할 수밖에 없다. 이것이 바로 우리가 질병을 단순화해야 하는 이유다.

───── ───── ───── ───── 질병을 얼마나 단순화할 수 있을까? 세상에는 단 하나의 질병만이 있다. 그러나 주류 의학계 의사들은 수천 가지의 질병이 있다고 믿으며, 계속 새로운 질병들을 만들어 내고 있다. 그 누구도 수천 가지에 달하는 질병에 대항할 수 없기 때문에 우리는 건강에 대한 자신의 책임을 포기하고 전문가들이 우리를 치료해 줄 것이라는 믿음을 갖게 된다. 게다가 전문가들도 수천 가지 질병에 모두 대응할 수 없기에 점점 더 많은 의학 전문의로 나뉜다. 하지만 당신이 하나의 질병만이 있다는 것을 이해하면 질병의 복잡성은 사라지고 대부분의 전문의도 쓸모없게 된다. 질병은 하나라는 이 단순한 개념은 질병을 이길 수 있는 힘을 당신 손에 쥐여 준다.

그렇다면 이 하나의 질병이란 무엇인가? 바로 세포의 기능 장애다! 우리는 각자 자신의 어머니 몸속에서 하나의 세포로서 삶을 시작한다. 그 하나의 세포는 서로 소통하고 협력하는 수십 조 개의 세포 군집으로 성장한다. 모든 조직과 장기는 세포로 만들어졌다. 모든 신체 기능은 세포들에 의해 수행되고, 이 세포들은 각자가 수행하는 기능에 따라 특화된다.

질병은 세포 내부에서 시작된다. 당신 세포들이 각자 정상적인 기능을 하면 당신의 모든 세포는 서로 소통하게 된다. 그러면 당신의 몸은 스스로 조절하고, 치료하며, 균형을 이룰 것이다.

당신의 몸이 균형을 이루고 있다면 당신은 건강하고 병에 걸릴 수 없다. 이렇게 균형 잡힌 상태를 '항상성'이라 부른다. 당신이 항상성 상태일 때 당신 몸은 외부 조건과는 상관없이 스스로 내부 환경을 조절할 것이다. 항상성의 간단한 예로 외부와의 큰 온도 차이에도 불구하고 내부 온도를 좁은 범위 내로 유지하는 신체적 능력을 들 수 있다. 당신 몸이 균형을 이루고 있다면 당신은 건강한 것이다. 세포의 기능 장애와 더불어 신체의 소통 능력, 자가 조절력, 그리고 자가 치료 능력이 손상될 때 당신은 아프게 된다. 우리는 날마다 우리 몸에 많은 손상을 입히고 있다. 만약 당신 몸이 매일같이 자가 치료를 충분히 하지 않는다면 당신 몸은 회복 결핍에 시달리게 될 것이다. 그러면 곧 당신 몸이 그 사실을 알려 줄 것이다. 어떤 질병이든 질병은 몸이 다 마치지 못한 회복이 필요하다는 신호다. 당신 자동차에 수리가 부족하면 자동차는 노화되고 망가져서 결국은 폐차장으로 가게 된다. 몸도 이와 다르지 않다. 회복의 결핍은 노화, 질병, 장애로 나타나므로 사람들은 병들고 쇠약해져 결국에는 요양원에 갇혀 스스로를 돌볼 수 없는 상태에 처하게 된다. 이 환자들은 회복이 결핍되어 무너져 버린 것이다. 실제로 모든 만성 질환은 회복력 결핍과 관련되어 있고 이것이 바로 퇴행성 질환으로 이어지는 이유다. 의사가 당신에게 붙여 준 병명이 무엇이든 상관없다. 병명이 알레르기, 관절염, 당뇨, 암, 알츠하이머병, 골다공증 등 그 무엇이든 이 모든 병의 원인은 회복력 결핍을 일으키는 세포의 기능 장애다.

건강해지려면 몸의 회복력을 정상적으로 되돌려 놓아야 한다. 회복력이 좋아지려면 좋은 식습관을 가져야 하고 고품질의 영양 보충제도 복용해야 한다. 이렇듯 당신은 세포들이 회복해 각자 할 일을 할 수 있도록 필요한 재료들을 제공해야 한다. 그리고 세포들의 소통을 방해하고 회복력을 망가뜨리는 독성을 제거해야 한다. 당신 내면의 의사에게 일할 기회를 주면 당신의 몸은 또다시 소통, 자가 조절, 자가 치유를 하게 된다. 그러면 당신은 생물학적으로 젊어지고, 행복해지며,

정신이 맑아지고, 건강해지며, 질병으로부터 자유로워질 것이다.

　세포의 기능 장애와 한 가지 질병이라는 개념을 이해하면 당신은 암을 포함한 다른 수천 가지의 소위 '질병'이라 불리는 것들이 존재하지 않는다는 사실을 알게 될 것이다. 여러 가지 질병이 존재하지 않는다면 왜 당뇨는 알츠하이머병과 다르게 보이며, 왜 심장병은 암과 다르게 보이는 것인가? 이른바 질병이라 불리는 것들은 각기 다른 조직들에 있는 세포들이 각기 다른 방식, 다른 이유로 기능 장애를 일으킬 때 나타나는 그저 각기 다른 증상들이기 때문이다. 이것들은 모두 세포의 기능 장애일 뿐이다.

　세포들의 기능 장애만 없다면 질병은 생기지 않는다. 알츠하이머병은 뇌에서 기억을 담당하는 세포들이, 파킨슨병은 뇌에서 운동 신경을 담당하는 세포들이, 황반변성(시력 장애 질환)은 눈의 세포들이, 유방암은 유방의 세포들이 기능 장애를 일으킨 것이다. 이렇듯 몸의 각기 다른 부위에서 세포들이 기능 장애를 일으킨 것이다. 이 모든 것을 각각의 질병으로 여기는 것은 문제를 더 골치 아프게 만드는 형국이 될 뿐만 아니라, 질병의 진짜 원인에 대한 이해가 부족하다는 점을 나타낸다. 모든 질병을 예방하고 치료할 수 있는 능력을 갖기 위해서는 각 질병들 간의 다른 점이 아닌 공통점에 초점을 맞춰야 한다.

　세포의 기능 장애는 소위 질병이라고 불리는 모든 것의 근본 원인이다. 세포가 기능 장애를 일으키지 않는다면 질병은 생길 수 없다. 질병이란 세포의 기능 장애이기 때문이다. 당신의 세포들이 정상적으로 기능하거나 하지 않거나 둘 중 하나다. 질병이란 이렇게 단순한 것이다. 세포들이 제 기능을 하지 않으면 당신에게 수천 가지 증상이 나타날 수 있다. 의사들은 그 증상들을 수천 가지에 달하는 질병으로 각기

부르지만, 세포들에게 기능 장애가 생기지 않는다면 증상도 없다. 증상이 무엇이든 세포가 정상적인 기능을 하도록 회복시키면 그 증상들은 사라진다.

우리가 '암'이라고 부르는 것은 세포의 정상적인 소통과 성장 조절 장치를 방해하는 식으로 세포들에게 기능 장애가 발생한 것이다. 그래서 세포들은 걷잡을 수 없이 성장한다. 암 역시 여타 다른 질병들과 마찬가지로 세포의 기능 장애일 뿐이다. 세포가 기능 장애를 일으킬 때 당신이 지닌 특유의 유전적 구성을 포함한 수많은 요인으로 인해 다른 증상들이 나타난다. 다른 증상들에게 다른 이름들을 붙여 주는 것이 논의의 목적이라면 유용할 수도 있겠지만 치료가 목적이라면 역효과를 낳는다. 당신의 병명은 중요하지 않다. 왜냐하면 하나의 질병과 하나의 치료 방법만이 존재하기 때문이다.

세포의 기능 장애는 모든 증상을 일으키는 하나의 질병이다. 이에 대한 단 하나의 치료법은 세포 기능을 정상으로 회복하는 것이다. 이것이 모든 증상을 제거한다.

당신이 원한다면 특정 증상들을 암이라 부를 수 있지만, 그렇다고 해서 그것이 당신에게 무슨 도움이 되겠는가. 그것이 암에 어떻게 걸리게 되었는지 말해 주는가? 그것이 어떻게 해야 암을 예방하는지 혹은 어떻게 해야 암을 치료할 수 있는지 말해 주는가? 병명 때문에 혼란스러워하지 마라. 암이란 세포의 기능 장애로 인한 것이라는 점을 알게 되면 치료는 쉬워진다.

암을 치료하기 위해 당신이 해야 할 일은 암이 생성되기에 유익한 상태를 건강에 유익한 상태로 바꾸는 것뿐이다. 당신의 세포를 건강하게 만들어라. 그러면 암은 사라진다. 우리는 이미 방법을 알고 있다.

암을 이해하기 힘들고 생명을 위협하는 괴물로 여기는 것은 이제 그만두자.

당신이 질병을 치료하기 위해 해야 할 일은 고장 난 세포들을 정상으로 바꾸는 것이다. 세포의 기능 장애를 예방하는 것이 질병을 예방하는 것이다. 이는 당신의 병명이 무엇인지와는 상관없다.

질병의 원인은 두 가지

──── ── ─ ──── 방금 살펴본 것처럼 오직 한 가지 질병만이 존재한다. 그것은 세포의 기능 장애다. 세포의 기능 장애에는 두 가지 원인만이 있다. 바로 결핍과 독성이다. 그러므로 질병의 원인은 두 가지뿐인 것이다. 세포에게 필요한 것이 너무 적어지거나 필요하지 않은 것이 너무 많아지거나. 모든 세포 기능 장애의 공통분모는 결핍과 독성이다. 암이 사람을 병들게 하는 것이 아니라 결핍과 독성이 사람을 병들게 한다. 우리가 암이라고 부르는 것은 세포의 결핍과 독성에 의해 만들어지는 일련의 증상일 뿐이다. 암의 과정을 정지하려면 세포 기능 장애의 두 가지 원인을 제거하는 데 집중해야 한다. 이것이 암의 치료법이다.

혹시 이 간단한 것을 받아들이는 것이 어려운가? 당신은 스트레스가 질병을 일으키는지 궁금할 수도 있다. 스트레스가 질병을 야기하는 것은 물론 사실이지만, 결핍과 독성이라는 이 두 가지 원인을 통해 스트레스가 질병을 일으키는 것이다. 스트레스를 만드는 화학 물질은 중요한 영양분을 고갈시켜 결핍을 일으킨다. 만성 스트레스는 몸에 스트레스 화학 물질을 더 쌓이게 하고 과잉된 스트레스 화학 물질은 신체에 유독한 영향을 끼친다. 심지어 전염병과 유전병조차도 결핍과 독성 때문에 발병한다. 유전자에 기능 장애가 생기면 유전자가 생성해야 하는 것들을 생성하지 못하거나 생성하지 말아야 하는 것들을 과도하게 생성하게 되는데, 그것이 바로 결핍과 독성이다. 모든 경우를 고려해 봐도 항상 결핍과 독성으로 정리된다. 이 두 가지 원인이 모든 질병의 공통점이다.

혹시 기적에 대해 이야기하고 싶은가? 당신 몸속의 각 세포들을 수만 가지의 생명 유지 화학 물질을 매일같이 만들어 내는 수천 개의 공장이 있는 어마어마한 산업 단지라고 생각해 보자. 이 화학 물질 가운데 일부는 당신의 신체를 조절하는 호르몬이고, 당신이 배우고 생각하고 기억할 수 있게 해 주는 신경 전달 물질이며, 감염으로부터 당신을 지켜 주는 항체다. 각 세포들은 '생명 에너지'를 만드는 미토콘드리아라 불리는 공장을 가지고 있다. 그곳에는 창고, 중앙 컴퓨터, 교통 관리관, 통신 설비, 원자재 운송 수단, 폐기물 처리 장치, 보안 장치 등 많은 것이 있다. 이 모든 물질대사 장치는 스스로 완벽하게 작동하는 방법을 알고 있다. 단, 올바른 원자재 사용이 가능하고 독성 물질이 정상적인 작동을 방해하지 않는다면 말이다.

만일 원자재(영양소)가 단 하나라도 만성적으로 결핍된다면 당신 신체는 올바른 화학 물질을 충분히 만들어 내지 못할 것이다. 모든 필수 영양소와 물질대사 장치가 원활하게 작동하지 않고 정확한 작동 지침이 주어지지 않는다면, 당신 신체는 회복 기능을 유지할 수 없으며, 신체 균형을 유지하는 데 필요한 호르몬, 뇌 기능에 매우 중요한 신경 전달 물질, 면역 체계를 강하게 유지하는 항체 등을 만들어 낼 수 없다. 각 세포 속에서는 수십 억 종류의 개별 활동과 함께 대략 10만 종류의 화학 반응이 일어나고 있다. 우리가 할 일은 이 활동들을 돕는 것이다. 돕지 않으면 우리는 질병에 걸린다.

심지어 단 한 가지 영양소의 만성 결핍만으로도 우리를 병들게 할 것이다. 평균 미국인들은 최소 몇 가지의 필수 영양소가 만성적으로 결핍된 상태다. 우리는 단 하나의 독소만으로도 주요 대사 장치를 망가뜨리거나 대사 장치에 잘못된 지시를 내려 세포와 몸에 혼돈을 줄 수 있음을 알고 있다. 평균 미국인들은 조직 내에 수백 가지의 독성 물질이 축적되어 있는 독성 과부하 상태다. 독소들이 서로 결합해 활동하면 그 어떤 단일 독소의 활동보다 수천 배나 더 많은 손상을 주는 것을 많은 연구가 증명한다. 때로는 믿을 수 없을 정도로 많은 손상을 입히기도 한다. 우리 몸의 결핍과 독성 상태를 감안할 때, 암이 통제할 수 없을 만큼 유행하고 있다는 것은 놀라운 사실이 아니다.

당신이 천식, 관절염, 우울증 이 세 가지 질환을 가지고 의사를 찾아갔다고 가정해 보자. 의사는 당신을 검사하고 고혈압과 골다공증이 있다는 진단을 내린다. 주류 의학에서 질병을 바라보는 관점에 따르면 당신은 이제 다섯 가지의 진단 가능한 질병을 가지고 있는 셈이다. 이제 당신은 다른 전문의들을 만나게 될 것이다. 천식 치료를 위해 폐 전문의를 만날 것이고, 우울증 치료를 위해 정신과 의사를 만날 것이며, 골다공증 치료를 위해 뼈 전문의를 만날 것이다. 그리고 당신은 분명히 많은 약을 복용하게 될 것이다. 아마도 천식에는 기관지 확장제와 코르티코스테로이드를, 관절염에는 아세트아미노펜을, 고혈압에는 몇 가지의 고혈압 약을, 골다공증에는 포사맥스를, 그리고 우울증에는 졸로프트를 쓸 것이다. 하지만 이 중 어느 약도 당신을 치료하지 못할 것이다! 오히려 이 약들이 결합하면서 엄청난 독성을 만들어 낼 것이며 당신은 사실상 완전히 새로운 질병에 걸리게 될 것이다. 당신이 처음 아팠을 때보다 지금 더 아픈 것으로 인해 당신이 불안해하지 않도록 하려고 의사들은 이 새로운 문제들을 '질병'이라 부르지 않는다. 그들은 이를 '부작용'이라고 불러 현실을 애매모호하게 만든다. 새로 생긴 문제의 증상들을 억누르기 위해 추가적인 약들이 처방될 수 있다. 하지만 약에는 독성이 있고 이 독성이 병을 만들어 내기 때문에 더 많은 약을 복용할수록 더 많이 아프게 될 것이다.

　오직 하나의 질병만이 있는데도 주류 의학을 공부한 의사들은 당신에게 다섯 가지의 질병이 있다고 말할 것이다. 그래서 당신이 정확한 치료를 받지 못하고 더 많은 질병이 생기게 되는 것은 사실상 확실하다. 실제로 당신에게는 단 한 가지 질병만이 있다. 당신에게는 수많은 다른 증상을 일으키는 기능 장애를 가진 세포들이 있을 뿐이다. 이 경우에는 세포들이 너무 많은 수은에 중독되어 있기 때문에 세포들에게 기능 장애가 일어난 것이다. 수은은 독성 중금속이기에 극히 적은 양이라도 앞에서 언급한 소위 질병이라고 불리는 모든 것을 동시에 한 사람에게 일어나게 할 수 있다. 게다가 수은의 독성은 많은 결핍을 야기한다. 다시 말하지만, 항상 결핍과 독성, 그리고 하나의 질병으로 정리된다(다섯 가지가 아니라 한 가지 질병이다). 당신이 수은 과잉이라는 진짜 원인을 처리하면 다섯 가지의 증상은 모두 사라지게 된다. 수은의 출처는 치과 아말감 충전재, 예방 접종, 해산물 등이다.

　어떻게 수은 독성이 결핍을 일으키는지 궁금할 것이기에 지금 설명하려 한다. 효소는 당신의 몸이 필요로 하는 호르몬과 신경 전달 물질 같은 필수 분자의 생성을 촉진하는 특별한 단백질 분자다. 또한 효소는 소화 과정에서 분자를 분해하는 역할을 한다. 몸속의 많은 효소는 각각 특정 작업을 수행하도록 만들어졌으며 신진대사에 필수적이다. 수은은 효소와 함께 반응하는데 효소에 장애를 일으키고 그 기능을 방해한다. 이런 현상은 극히 낮은 농도만으로도 가능하다. 대부분의 사람들 식단에는 필수 미네랄이 결핍되어 있다. 이로 인해 수은의 유독성은 더욱 커질 것이다. 장애가 있는 효소는 더 이상 호르몬, 신경 전달 물질, 그리고 다른 필수 분자들을 형성할 수 없게 되고 소화 과정에서 분자를 분해할 수도 없게 된다. 이런 혼란은 중요한 신체 화학 물질들의 결핍을 야기해 중요한 장기와 조직의 기능적 활동을 심각하게 망가뜨린다. 이것이 주류 의학에서 소위 '질병'으로 분류한 수많은 다른 증상으로 나타난다.

생물학적 활동을 하는 효소가 결핍되면 어떤 효소가 장애를 일으키는지에 따라 여러 증상이 생길 수 있다. 혈압을 높이는 화학 물질을 분해하는 효소에 장애가 생기면 혈압이 상승한다. 두뇌 속 효소가 장애를 일으키면 중요한 신경 전달 물질(신경 자극을 전달하는 화학 물질) 공급이 줄어들어 우울증이나 학습 장애, 기타 다른 정신적인 문제들이 생긴다. 수은은 미토콘드리아에 있는 에너지 생성 효소에 장애를 일으켜 피로를 유발한다(미토콘드리아는 때때로 '세포의 발전소'라고 묘사되기도 하는데, 미토콘드리아 기본 목적이 에너지의 원천으로 사용되는 아데노신삼인산의 생성이기 때문이다). 소화 효소에 장애가 생기면 소화 불량을 유발한다. 갑상샘 효소에 장애가 생기면 갑상샘 저하증 및 갑상샘 관련 문제들이 나타난다. 이처럼 수은의 독성과 수은에 의한 결핍의 조합은 암을 포함한 수많은 질병을 일으킨다.

앞의 '질병'들을 치료하려면 당신은 먼저 세포의 기능 장애라는 오직 하나의 질병만이 존재한다는 사실을 이해해야 한다. 그런 다음 기능 장애를 일으키는 것을 처리해야 한다. 이 경우에는 수은의 독성을 알아차리고 수은을 제거하면 된다. 당신이 이 방법을 따르면 모든 질병이 사라질 것이다. 이 방법을 선택하는 것은 당신을 아프게 하는 것도 모자라 더욱 아프게 만드는 독성 약물을 복용하는 것보다 훨씬 나은 것이다.

우리는 방금 한 가지 독성이 일으킬 수 있는 소위 질병이라 불리는 것들의 목록을 부분적으로 살펴보았다. 뿐만 아니라 단 한 가지 영양소만 결핍되어도 유사한 질병들이 발생할 수 있다. 미국인들은 적어도 몇 가지 필수 영양소가 만성적으로 결핍된 상태이며 수백 가지 독성을 몸에 축적하고 있다. 그 결과 수천 가지 '질병'에 걸릴 수 있고 수천 가지 독성 약물을 처방 받을 것이다. 그로 인해 더 많은 독성과 더 많은 질병이 생기게 된다. 전립샘은 아연이 풍부한 조직이기에 아연 결핍은 전립샘 문제를 유발한다. 갑상샘은 요오드가 풍부한 조직이기에 요오드 결핍은 갑상샘 문제를 유발한다. 자궁경부는 비타민 C와 엽산이 풍부한 조직이어서 비타민 C 섭취가 부족한 여성은 자궁경부암 위험이 상당히 높다. 이른바 질병이라 불리는 수천 가지 것은 결핍 때문에 일어나는 것이다. 당신은 주류 의학이 거의 모든 질병을 부정확하게 다루고 있음을 확신해도 좋다. 의사들은 '오직 하나의 질병만이 존재하고 그 원인은 두 가지, 결핍과 독성뿐'이라는 점을 이해할 만한 교육을 받지 못했기 때문이다.

건강에 대한 약속
———— ——— '불치병'을 치료하는 것은 가능하다. 건강해지고

건강을 유지하고 다시는 아프지 않는 것도 가능하다. 당신의 생물학적 나이를 낮추고 신체적으로 더 젊어지는 것도 가능하다. 이 모든 것이 가능하다. 사람의 몸은 참으로 훌륭한 자가 조절, 자가 회복, 그리고 자가 치유를 하는 기계와 같기 때문이다. 우리는 단지 내면의 의사를 돕고 이미 방법을 알고 있는 몸이 스스로 일하도록 두기만 하면 된다. 세포들이 필요로 하는 모든 영양소를 공급해 주고 세포가 적절하게 기능하는 것을 방해하는 독성들을 멀리함으로써 내면의 의사를 도울 수 있다.

신체는 초당 수천만 개의 새로운 세포를, 그리고 매일 거의 1조 개의 새로운 세포를 만들어 낸다. 몸에 있는 대부분의 세포는 1년 안에 새것으로 대체된다.

다음은 당신 스스로에게 물어봐야 할 질문들이다.

- 내가 지금 만드는 수조 개의 대체 세포는 기존 세포보다 더 나은 것들인가?
- 나는 새로운 세포를 만들기 위해 고품질의 재료들을 공급해 주고 있는가?
- 나는 세포들이 정상적으로 작동하는 데 필요한 영양소들을 공급해 주고 있는가?
- 나는 세포들을 중독시키는 독성들로부터 나의 세포들을 자유롭게 해 주고 있는가?

당신이 늙고 병든 세포들을 새롭고 건강한 세포들로 대체하는 것은 당신 신체를 회복력이 강한 상태로 바꾸는 것이다. 이것이 건강을 만드는 방법이다. 이 방법을 택하면 당신은 회복되고 생물학적으로 젊어질 것이다. 만약 모든 새로운 세포가 이전 세포들보다 더 낫다면 당신은 새로운 당신을 창조하는 것과 같다. 당신은 점점 더 젊어지고 건강해진다!

그러나 문제는 우리의 새로운 세포들이 이전 세포들보다 더 나은 점이 없을 뿐만 아니라 자꾸만 더 악화된다는 사실이다. 새로운 세포들은 당신이 음식을 통해 공급해 주는 재료들로 만들어진다. 당신을 아프게 만든, 영양적으로 결핍되고 유독한 정크 푸드를 계속 먹으면서는 건강이 절대로 좋아질 수 없다. 이런 식습관은 새로운 세포들이 만들어질 때 건강한 기능을 위해 요구되는 필수 영양소를 결핍되게 하고, 독성을 쌓이게 하며, 그 기능들을 방해할 것이다. 그로 인해 당신의 새로운 세포들은 부적절하게 형성된 세포막, 손상된 에너지 생성 장치들, 물질대사 장치의 장애, 그리고 회복되지 않은 DNA의 손상과 함께 만들어질 것이다. 그 결과 세포들은 정상적으로 기능을 하지 않을 것이고 하지도 못할 것이다. 당신이 고품질의 영양소들을 꾸준히 공급해 주지 않는다면 당연히 당신은 병에 걸릴 것이고 계속 병든 상태로 살게 될 것이다.

당신이 회복력이 좋은 몸 상태를 유지하는 방법을 배운다면 건강해질 수 있고, 건강을 유지할 수 있으며, 심지어 노화 과정을 억제할 수도 있다. 그 방법은 당신이 만드는 모든 새로운 세포를 이전 세포들보다 더 낫게 만드는 것이다. 만약 당신이 뭔가를 고치려 한다면 고장이 난 부분을 고쳐야 한다. 영양소 결핍(심지어 한 가지의 영양소일지라도), 독성(심지어 한 가지의 독성일지라도), 만성 스트레스, 부정적인 생각, 운동 부족, 햇볕을 충분히 쬐지 않는 것, 유전적 돌연변이, 그리고 전자기 방사선에의 노출 등은 세포 기능 장애와 질병을 유발할 것이다. 이런 각 요인들은 다른 방식으로 작동할 것이다. 어떤 사람은 더 많은 영양 섭취가 필요할 것이고, 어떤 사람은 더 많은 해독이 필요할 것이며, 또 어떤 사람은 자신의 삶에 대한 사랑이 더 필요할 수도 있다. 질병에 대한 포괄적인 접근 방식을 취해야만 모든 잠재적인 원인을 해결할 수 있다.

건강 또는 질병에 이르는 여섯 가지 경로

─── ─── ─── ─── ─── ─── 건강 또는 질병으로 가는 여섯 가지 경로가 있다. 이를 통해 우리는 결핍되고 독성을 쌓거나 반대로 결핍과 독성을 피할 수도 있다. 이렇게 생각해 보자. 건강과 질병이라는 두 주요 도시가 있다. 이 두 도시에 연결된 고속 도로가 6개 있다. 만약 당신이 건강이라는 도시로 향하는 고속 도로를 달리고 있다면 결국 어디로 갈 것인가? 바로 건강이라는 도시다. 반면 질병이라는 도시로 향하는 고속 도로를 달리고 있다면 당신은 질병이라는 도시에 도착하게 될 것이다.

대부분의 미국인은 질병이라는 도시로 향하고 있다. 더 나은 길을 알지 못하기 때문이다. 하지만 그렇다고 해서 당신이 그런 사람이 될 필요는 없다. 우리 모두 도로, 방향, 속도를 매일 선택할 수 있다. 건강과 질병, 암에 걸리는 삶과 암에 걸리지 않는 삶에 대한 선택은 당신 몫이다. 여섯 가지의 경로를 통해 건강을 향해 걸어가 보라. 그러면 당신은 당신의 건강을 좌우하는 모든 문제를 해결하는 승리 전략을 갖게 될 것이다.

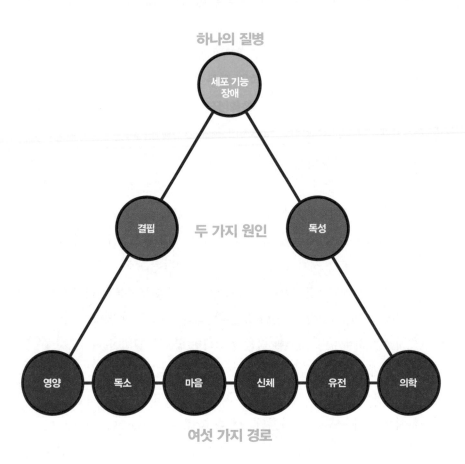

하나의 질병

세포 기능
장애

결핍　　두 가지 원인　　독성

영양　　독소　　마음　　신체　　유전　　의학

여섯 가지 경로

[영양의 경로]

세포의 정교하고 복잡한 물질대사 장치가 적절한 기능을 하기 위해서는 필요한 영양소들을 제공 받아야 한다. 영양의 경로는 매일 세포들이 필요로 하는 것을 어떻게 제공할지 그 방법을 배우는 것이다. 다시 말해, 대체로 당신이 먹는 음식의 변화를 말한다. 영양소와 관련된 수많은 혼동이 있다. 그것은 대중 매체를 통해 전달되는 대부분의 영양학적 조언이 잘못되었기 때문이다. 여기서는 우리가 어떻게 음식을 선택하고 준비하고 조합해야 하는지, 식당에서 무엇을 주문해야 하는지, 그리고 어떤 영양 보충제를 섭취해야 건강을 증진할 수 있는지를 말하고자 한다. '제4장 영양의 경로'에서는 건강 증진과 질병 예방을 위한 영양 선택 방법에 대해 배울 것이다. 이 선택은 암의 과정을 멈추게 함으로써 암을 예방하고 치유하도록 도와줄 것이다. 만약 정크 푸드를 먹는다면 당신은 쓰레기를 세포들에게 전달하는 것이고 그 결과 세포는 기능 장애를 일으킬 것이다. 만약 당신이 건강한 음식을 섭취한다면 종양은 줄어들어 죽게 될 것이다.

[독소의 경로]

독성은 모든 질병을 일으키는 두 가지 원인 가운데 하나다. 건강을 회복하고 유지하기 위해서는 독성을 줄여야 한다. 이를 위해서는 독소에 대한 노출을 극적으로 줄이는 방법, 몸의 해독 체계를 활성화하는 방법, 그리고 이전에 쌓인 독성을 제거하는 방법을 배우면 된다. '제5장 독소의 경로'에서는 독성이 어떻게 암을 유발하고 촉진하는지, 그리고 암을 예방하고 치유하기 위해 당신이 할 일은 무엇인지에 대해 배울 것이다.

[마음의 경로]

매일 당신의 몸에 무엇을 집어넣는지보다 마음에 무엇을 집어넣는지가 훨씬 더 중요하다. 당신의 생각에는 모두 생물학적 결과가 따른다. 깨어 있는 시간 내내 당신이 하는 마음속의 생각이 당신 삶의 가장 중요한 활동 가운데 하나다.

생각은 좋은 쪽이든 나쁜 쪽이든 당신의 신체적 화학 작용을 순식간에 바꿀 수 있다. 그리고 모든 생각은 신체적 효과를 불러일으킨다. 실제로 생각이 신체에 아무런 영향을 끼치지 않는다는 것은 불가능하다. 생각은 우리의 유전자, 면역계, 호르몬, 소화력, 그리고 그 밖의 다른 신체 체계에 영향을 미친다. 당신은 암에 걸릴 만한 생각을 할 수도 있고 암에서 벗어날 만한 생각을 할 수도 있다. 모든 생각이 원인이 된다. 그리고 당신이 신체적 효과를 바꾸고 싶다면 원인을 바꿔야 한다. 바로 당신의 생각을 바꿔야 한다. '제6장 마음의 경로'에서는 암을 예방하고 치유할 수 있는 놀라운 힘을 사용하는 방법에 대해 배울 것이다.

[신체의 경로]

건강해지려면 세포들이 필요로 하는 모든 영양소를 공급해 주어야 하고 세포들을 파괴하는 독소로부터 자유롭게 해 주어야 한다. 세포들이 최적의 기능을 하도록 하려면 또 다른 필요한 것들도 해 주어야 한다. 움직이고 스트레칭을 하는 것이다. 몸을 움직이면 세포에의 영양소 전달과 세포 속의 독성 폐기물 제거에 도움이 된다. 몸의 움직임은 건강한 삶을 위해 필수적이다. 방법만 알면 누구나 쉽게 자신에게 필요한 운동을 할 수 있지 않겠는가. 세포는 신체적 손상으로부터 보호되어야 한다. 이 말에는 암을 유발하는 의학용 엑스레이의 피해로부터 보호되는 것도 포함된다. 또한 몸의 적절한 기능을 위해 우리 몸은 햇볕에 충분히 노출될 필요가 있다. 이런 내용을 포함해 수면과 소음의 영향 등을 '제7장 신체의 경로'에서 알아보도록 하자.

[유전의 경로]

대부분의 사람은 유전자가 우리 생명을 지배한다고 생각한다. 그것은 사실이다! 유전자가 우리의 생명을 지배한다. 그러나 우리가 유전자를 지배한다는 것도 알고 있는가? 암은 유전자 기능의 변화에 따른 결과로, 세포의 행동 방식을 바꾼다. 유전자가 암의 원인이 되지는 않지만 암 과정에 중요한 역할을 한다. 우리가 할 일은 유전자들이 손상되는 것을 막고, 앞서 일어난 손상을 서둘러 회복하며, 유전자들에게 적절한 지시를 내리는 것이다. 그렇게 하면 유전자들은 우리에게 큰 도움이 되는 일을 할 것이다. '제8장 유전의 경로'를 참고하라.

[의학의 경로]

만약 당신이 심장 마비나 외상 같은 심각한 의학적 긴급 상황에 놓인다면 주류 의학은 당신에게 최상의 치료를 제공할 것이다. 그러나 만약 당신에게 암과 같은 만성적 질병이 있다면 주류 의학은 거의 도움이 되지 않을 것이다. 아마도 당신을 더 병들게 하고 어쩌면 죽음에 이르게 할지도 모른다. 이른바 '현대' 의학은 지난 20세기 동안 임상 실험에서 과학적으로 커다란 진보를 이루는 데 실패했다. 결과적으로 대부분의 주류 의학 치료 방법들은 (현대판 사혈 치료와 같은) 비과학적이며 절망적일 만큼 구식 방법들이다. '제9장 의학의 경로'에서는 어떻게 약의 혜택을 취하고 어떻게 약의 폐해(특히 암과 관련된)를 피할 것인지, 그 방법에 대해 배울 것이다.

요약
———

▸ 만성 질환이 전염병처럼 번지고 있다. 사람들은 점점 더 병들어 가고 치료비는 걷잡을 수 없이 상승하고 있다. 우리가 쓰는 돈에 비해 얻는 것을 생각해 보면, 우리는 최악의 성과를 내는 건강 관리 체계를 가지고 있는 셈이다. 주류 의학은 우리에게 도움이 되지 않는다.

▸ 단순화할 필요가 있다. 질병이 발생하려면 세포 단위에서 잘못된 점이 있어야 한다. 최첨단 과학을 사용하면 우리는 거의 모든 질병을 예방하고 치료하기 위해 효과적으로 개입할 수 있는 위치에 서게 된다.

▸ 질병은 하나뿐이고 질병에는 두 가지 원인이 있다. 건강 또는 질병으로 가는 여섯 가지 경로가 있으며, 당신이 책임자다.

▸ 수천 가지 다른 질병이 나타나긴 하지만 이 '질병들'은 단지 세포 기능 장애로 인한 증상일 뿐이다. 이것은 당신 특유의 결핍과 독성의 세트다. 모든 활동은 의사들이 '질병'이라고 부르는 그 증상들을 만드는 특유의 유전자 세트를 통해 일어난다.

▸ 근본적 원인들을 처리해야만 질병들을 예방하고 치료할 수 있다. 그러나 특효약이란 없다. 모든 사람이 각기 다르기 때문이다. 그래서 우리는 모든 문제를 확실히 처리하기 위해 여섯 가지 경로를 따를 필요가 있다.

▶ 신체는 거의 무한한 치유 능력을 가지고 있다. 세포에 필요한 영양소들을 공급해 주고 쌓인 독성을 제거해 주면 세포는 정상적으로 기능할 수 있다. 누구나 할 수 있는 이 방법을 택하면, 의료비나 약, 수술 없이도 무한정의 에너지를 가지고 질병 없는 삶을 살 수 있다. 자기 내면의 의사에게 일할 기회를 주기 바란다.

당신이 그동안 잘못된 음식을 먹고 독소에 노출되었을지라도 대부분의 손상은 치유할 수 있다. 이 책의 페이지를 넘길수록 이 지식들을 어떻게 사용할 수 있는지 알게 될 것이다. 그러면 당신은 암을 예방하고 암에서 벗어날 수 있게 된다.

제 3 장

암의 원인과 경로 이해하기

전 인류가 결정해야 할 날이 얼마 남지 않았다.
우리 모두 암으로 죽든지, 아니면 우리의 생활과 영양 상태를
근본적으로 바꿀 지혜와 용기, 의지를 갖든지
우리 모두 결정해야 할 것이다.

—막스 거슨(거슨 암 요법 개발자, 의학 박사)

나는 데이터 분석 훈련을 받은 화학자로서,
의사들이 이로운 점보다는 해로운 점이 훨씬 더 많은
항암 요법의 명백한 증거들을 보고도
이를 무시하는 것을 도저히 이해할 수 없다.

—앨런 닉슨(전 미국 화학 학회 회장, 의학 박사)

제2장에서 당신은 질병에는 오직 세포의 기능 장애라는 한 가지만 존재하고, 그 원인에는 결핍과 독성이라는 오직 두 가지만 있다는 점을 배웠다. 암 역시 다른 질병들처럼 결핍과 독성으로 인한 세포의 기능 장애일 뿐이다. 암을 이기기 위해서는 어떤 결핍과 독성이 원인이 되어 우리가 '암'이라고 부르는 세포 기능 장애가 일어나는지를 알아야 한다. 말 그대로 세포들이 기능 장애를 일으킬 수 있는 길은 무수히 많고 무수히 많은 증상으로 나타날 수 있다. 우리는 암세포가 지닌 특별하고 특이한 부분을 알아야 한다. 암의 전원 스위치를 켜고 촉진하는 데 책임이 있는 특정한 결핍, 독성, 그리고 세포 단위의 기능 장애는 무엇인가? 이런 것들을 알게 되면 당신은 암을 예방하고, 암에서 회복할 수 있으며, 암의 전원을 꺼 버릴 수 있다.

이번 장에서 나의 목표는 최상의 과학적 지식을 감별해 이를 실용적이면서도 간단한 정보로 전달하는 것이고, 그 정보를 통해 당신 스스로 암이 없는 삶을 살아갈 수 있도록 돕는 것이다.

암이란 여러 요인과 더불어 셀 수 없이 많은 생물학적·유전적 기능 장애의 결과다. 이런 복잡성으로 인해 주류 의학은 완전히 실패로 끝나게 되었는데, 그것은 결국 주류 의학이 암을 백 가지 이상의 별개 질환으로 파악하기 때문이다. 왜 이런 일이 일어나는가? 주류 의학 의사들은 항상 무엇이 다른가에 대해 연구하고 있기 때문이다. 이것은 혼란을 키운다. 오직 한 가지 질병만 있는데 어떻게 백 가지 이상의 암이 존재할 수 있겠는가? 그림 전체를 놓고 볼 때 우리가 발견한 것은 여러 종류의 암 모두 공통된 생물학적 기능 장애를 가지고 있다는 점이다. 우리가 '암'이라 부르는 이것을 만드는 것은 이 공통된 비정상적 현상들 때문이다. 무엇이 다른가를 보는 것이 아니라 무엇이 공통점인가를 볼 때 암에 대한 해답을 찾을 수 있다.

암은 생물학적 과정

—— ———— —— 암이란 하나의 비정상 세포가 통제 불능의 증식을 계속하는 상태를 말한다. 정상적인 상태를 유지하기 위해 몸은 매 초마다 1000만 개 이상의 세포를, 하루에 거의 1조 개의 새로운 세포를 만들어 낸다. 새로운 세포란 이미 존재하고 있던 세포로부터 필요한 만큼 발전한 것이다. 두 세포는 한 부모 세포로부터 '유사 분열'이라는 세포 분열 과정을 통해 생성된다. 유사 분열이 통제 불능 상태가 되어 세포들이 비정상적으로 급속한 성장을 하는 것이 바로 암이다. 암세포들은 끝도 없이 분열한다. 이런 식으로 종양이 형성된다. 어떤 암세포들은 모체 종양으로부터 떨어져 나와 몸 전체로 퍼져 나간다 (전이된다). 새로운 종양이 형성되는 것이다.

건강한 세포들은 성장을 조절하고 규제하는 장치를 가지고 있다. 예를 들면, 세포가 원래 분열해야 할 수보다 더 많이 분열하면 이웃 세포들이 이를 알아차리고 천천히 성장하라는 메시지를 전달한다. 세포 간의 정상적인 소통은 암이 없는 상태를 유지하는 데 중요한 기능이다. 암이 생성되려면 소통에 장애가 있어야 한다. 또 다른 중요한 조절 장치는 '세포 자멸'('세포 자살'이라고도 부른다)이다. 세포 자멸은 모든 세포 내부에 유전적으로 설정되어 있는데, 종양 생성의 원인이 되는 손상된 세포들을 죽이고 무절제한 성장을 방지하는 일을 한다. 이 조절 장치가 고장 나면 죽어야 할 세포들이 죽지 않게 된다. 그러면 무절제한 성장이 전이를 통해 주변 장기를 침략하고 멀리 퍼져 나간다. 여러 장기로의 침략은 중요한 신체 기능을 망가뜨린다. 신체가 기본적인 기능을 수행하지 못할 때 인체는 죽는다.

1997년 뉴욕의 컬럼비아 대학 보건 대학원에서 발표한 보고서에 따르면, 95%의 암은 식습관과 환경이 그 원인이다. 암은 그냥 생기는 것이 아니다! 하늘에서 뚝 떨어져 당신을 공격하는 것이 아니라는 말이다. 암이 어떻게, 왜 생성되는지를 배우면, 당신은 세포들을 도와 암을 예방하고 암에서 회복하는 방법도 알게 될 것이다. 설령 암이 아주 많이 진행되었을지라도 건강 복구 작업을 시작할 수 있다. 절대 늦지 않았다.

어떤 건강 문제든지 오로지 한 가지 해답만이 있다. 건강을 회복하는 것이다. 건강 회복을 위해 결핍과 독성을 해결해 세포들의 정상적인 기능을 되찾으면 된다. 약물, 방사선, 수술은 정답이 되지 못한다. 이런 것들은 신체에 손상을 입히고 당신의 건강을 해친다. 오늘날 우리는 암의 원인인 독성과 방사선이 가득 찬 스트레스 많은 세상에서 살고 있다. 이런 것들이 우리의 나쁜 식습관과 과로, 쇠약해진 면역 체계 등과 결합해 암이 번성하도록 만든다.

암은 수많은 요인이 작용해 생긴 복잡한 질병이다. 따라서 누구도 암에 대해 완전히 알지 못할뿐더러 굳이 다 알려고 할 필요도 없다. 우리는 그냥 질병을 예방하고 회복하는 데 필요한 것들만 알면 된다. 모든 암세포의 공통점을 발견해 이 요인들을 조정해 나가면 우리가 암이라 부르는 세포의 기능 장애를 막을 수 있다. 이것이 곧 암을 예방하고 암에서 벗어나는 데 도움이 되는 강력한 도구가 된다. 자동차 운전으로 비유하자면, 당신에게는 자동차 운전을 방해할 수 있는 여러 가지 방법이 있다. 시동을 걸지 않을 수도 있고, 기어를 잘못 넣을 수도 있으며, 주차 브레이크를 풀지 않을 수도 있고, 연료통에 연료를 채우지 않을 수도 있다. 암에도 똑같은 방법을 적용할 수 있다. 암은 복잡한 병이지만 암을 막을 수 있는 방법도 대단히 많다. 당신은 지금 그것을 배우려고 한다. 나는 암의 진행 과정을 방해할 수 있는 방법을 모두 동원할 것을 권한다. 수많은 요인이 질병을 일으키는 결핍과 독성을 더하고 있다. 반대로 당신 몸이 최상의 기능을 발휘하는 데 도움이 될 수 있는 방법을 단 한 가지라도 실행해 보라. 그렇게 하면 건강한 상태를 만들어 내고 질병을 예방하는 데 보탬이 될 것이다.

우리는 무엇이 암의 전원을 켜고, 무엇이 암의 연료가 되며, 무엇이 암을 촉진하는지에 대해 의문을 가져야 한다. 암의 진행 과정을 작동하는 장치를 어떻게 방해할지를 배우면 암을 예방하고 암에서 벗어나는 구체적인 지침을 얻을 수 있다. 이번 장에서는 암의 진행 과정을 작동하는 주요 스위치와 촉진제에 대해 다루고, 암의 진행 과정을 통제하는 포괄적인 접근 방식의 윤곽을 그려 보고자 한다. 실제로 암에 대한 몇 가지 안전하고 효과적인 자연 치료법이 있다. 그러나 겨우 몇 사람만이 이 치료법을 사용하고 있다. 대부분의 사람은 이 치료법을 알지 못하거나 치료가 되지 않을지도 모른다는 두려움 때문에 시도하기를 꺼린다. 그 대신 전혀 효과가 없는 주류 의학 치료법으로 마음을 돌린다.

우리 몸속에는 정기적으로 암세포들이 생성되는데, 몸속 세포들 중 아주 극소수만 암으로 변한다고 학자들은 말한다. 보통은 암세포들이 공격을 시작하기 전에 이 암세포들을 무력화하는 능력을 우리 몸은 가지고 있다. 그런데 오늘날 너무 많은 사람이 그 능력을 잃어버렸다. 우리는 잘못된 식습관, 너무 많은 독소, 바이러스, 발암 물질, 건강을 상하게 하는 의학적 치료, 방사선 등으로 인해 암을 유발하는 사회에 살고 있다. 그래서 우리 면역 체계는 엄청난 과로에 시달린 나머지 쇠약해져 버렸다. 불행하게도 미국인의 50세 이상 성인 가운데 남성의 40%가 전립샘암에, 여성의 40%가 유방암에 걸려 있다. 실제로 50세 이상의 거의 모든 미국인은 성장할 기회를 엿보고 있는 아주 미세한 암세포 무리들(미세 종양)을 몸 전체에 지니고 있다. 다행히도 우리 몸은 이런 세포들을 통제하고 성장을 억제할 수 있는 몇 가지 방법을 가지고 있다. 우리 대부분의 몸속에 암세포가 존재할지라도 그 세포들이 성장하지 못하면 그것은 전혀 문제가 되지 않는다.

암의 성장을 막기 위해 우리가 해야 할 가장 중요한 일은 강력한 면역 체계를 유지하는 것이다. 불행하게도 오늘날 대부분의 사람은 과로에 시달리고 면역 체계는 쇠약해져 있다. 암 환자들의 생존율이 그들의 면역 체계 활력과 정비례한다는 것은 잘 알려져 있는 사실이다. 코넬 대학 의과 대학의 암 전문의인 의학 박사 조지 C. 팩은 다음과 같이 말했다.

"암에 대한 유일한 방어는 면역 체계뿐이다. 모든 사람의 몸속에 매일같이 암이 생성되고 있지만 면역 체계가 제 역할을 한다면 암세포는 다 제거된다."

팩 박사는 "일단 사람이 암에 걸리면 치료를 통해 회복이 될지라도 처음에 암 생성을 허용한 그 상태가 고쳐지지 않는다면, 암은 재발하게 될 것이다"라고 덧붙였다. 암은 물체가 아님을 기억하라. 암은 그 생성 과정이 작동될 만한 특정 조건을 필요로 하는 생물학적 과정이다. 종양은 그 과정의 생성물, 즉 증상이다. 암은 종양이 아니다. 암은 종양을 생성하는 과정이다. 만약 당신 몸속에서 종양이 발견되었다면 당신은 이미 몇 년 전, 또는 10여 년 전부터 이미 암에 걸려 있던 것이다. 중요한 것은 종양을 생성하는 그 과정이다. 종양 그 자체는 중요하지 않다. 이것이 바로 당신이 종양을 잘라 내거나 죽이려는 방법으로는 승리하지 못하는 이유다. 승리하려면 그 과정을 폐쇄해야 한다. 폐쇄하기 위해서는 폐쇄할 수 있는 조건을 갖춰야 한다. 강력한 면역 체계는 필수 조건이다. 주류 의학 치료법들은 증상만을 억누르기 때문에 쇠약한 면역 체계와 암의 생성 과정이 그대로 지속된다면 암은 재발하고 상태는 더 나빠지게 된다.

《뉴잉글랜드 의학 저널》에 실린 2000년대 연구는 암이 어떻게 전개되는지를 이해하는 데 도움이 된다. 이 연구는 "세포 증식을 조절하는 유전자 돌연변이가 축적이 암을 일으킨다"라고 결론지었다. 다양한 형태의 암은 활성 산소와 DNA 간 반응(돌연변이를 낳는다)의 결과로 알려져 있다. 세포들은 분열이 필요할 때 스위치 전원을 켤 수 있는 유전자를 가지고 있다. 이 유전자의 전원은 잠시 켜졌다가 일이 끝나면 꺼진다. 그런데 이 유전자가 잘못된 지시를 받거나 손상을 입을 때(돌연변이가 되는 것) 문제가 발생한다. 유전자에 축적된 많은 문제 때문에 암 발병 위험이 증가하는 것이다. 성장 제어 유전자가 지나치게 많이 손상되거나 재설정되면 세포의 성장률을 통제하는 능력이 떨어지고, 그로 인해 분열은 계속 일어나게 된다. 그 결과 종양이 만들어진다. 어떤 유전자들은 활성 산소로 인해 손상을 입기도 한다. 활성 산소는 정상적인 신체 기능을 통해서도 생성되지만 인체가 감염되거나 독성 환경에 노출될 때 생성된다. 활성 산소는 적어도 하나 이상의 짝 없는 전자를 가지고 있는 원자나 원자들의 집단이며, 강력한 화학 반응을 일으킨다. 전자들은 짝을 이루어 여행하기를 좋아한다. 따라서 짝 없는 전자들을 가진 활성 산소는 가까이에 있는 안정적인 분자들을 공격해 전자를 빼앗는다. 전자를 잃어버리면 분자는 근본적으로 변화된다. 활성 산소 그 자체가 되어 버리는 것이다. 이는 다단계식 연쇄 반응을 일으키기 시작해 결국은 살아 있는 세포들의 혼란을 야기한다. 위기에 처해 있는 분자들이 손상을 입을 수도 있고, 세포막의 온전한 보존이라는 중요한 일이 방해받기도 한다. 활성 산소가 DNA(유전적 명령이 들어 있는 핵산)와 함께 반응하면 DNA 기능이 변화된다. 이와 같이 활성 산소로 인한 손상이 축적되면 우리는 늙고 암을 포함한 다양한 질병에 시달리게 된다.

우리의 신체는 정상적인 신진대사 과정에서 생긴 활성 산소를 처리하도록 만들어져 있다. 그러나 항산화제가 작동하지 않거나 활성 산소 생성이 지나치면 몸은 손상을 입게 된다. 특히 중요한 것은 활성 산소로 인한 손상이 노화의 주범이 된다는 사실이다.

유전자는 기능 장애로 인한 손상을 입지 않아야 한다. 유전자는 세포의 화학적 작용의 변화와 독성 환경에의 노출로 인해 재설정될 수 있다. 예를 들면, 하나의 유전자는 수천 개의 다른 단백질을 생성해 낼 수 있는데, 이 단백질들은 신체를 유지하고 통제할 수 있는 중요한 기능들을 가지고 있다. 세포는 수천 가지의 단백질 중 어떤 것을 만들어야 하고 또 언제 만들어야 할지를 어떻게 알까? 당신이 만든 내면의 마음과 육체적인 환경이 그 지침을 제공하고 유전자가 나타내는 방식을 결정한다. 결핍과 독성으로 인해 세포의 화학 작용이 변한다면 유전자에게 부적절한 지시를 내릴 수 있다. 이것이 세포의 성장 전원 스위치를 켜게 해서 결국은 무절제한 성장을 야기한다. 유전자는 복종하는 종이기 때문에 지시 받은 대로 행한다. 그러므로 세포 속 환경을 건강하고 정상적인 상태로 유지하는 것이 중요하다. 그래야만 세포는 질병이 아닌 건강에 도움이 되는 지시를 받을 수 있다. 영양소가 결핍되어 있는 통상적인 미국식 음식을 먹거나 몸속의 독성을 해독하지 않거나 계속 부정적인 생각을 갖고 산다면, 우리는 세포에게 정상적인 환경을 제공할 수 없다.

유전자는 세포의 성장을 조절하는 데 도움을 주는 대단히 중요한 세포 간 소통을 관리한다. 그런데 이처럼 중요한 소통이 점점 손상되어 가고 있다. 1982년 의학 학술지 《발암Carcinogenesis》에 발표된 한 연구에 따르면, 일반적인 환경 화학 물질이 세포 간 소통을 방해하는 것만으로도 암을 일으킬 수 있다고 한다. 그런데 현재 거의 모든 미국인이 독성 과부하 상태다. 수백 가지의 독성 화학 물질이 세포와 조직 내에 축적되어 있는 것이다. 그러므로 독소가 유입되는 것을 제한하는 방법과 몸 안에 이미 축적되어 있는 독성들을 줄이는 방법을 배워야만 한다.

활성 산소를 만들어 내는 식습관과 생활 방식은 유전자를 망가뜨릴 가능성이 매우 크다. 이런 식습관은 활성 산소 폐해로부터 우리를 보호해 주는 항산화 물질을 고갈시킨다. 항산화 물질은 활성 산소를 중화하는 화학 물질 또는 영양소로서 활성 산소로 인한 손상으로부터 우리를 보호해 준다. 활성 산소 과잉과 항산화 물질 결핍의 조합이 유전자를 활성 산소 폐해와 변이에 쉽게 영향받도록 만든다. 미국인들의 식습관 및 생활 방식은 활성 산소 생성과 항산화 물질의 심각한 결핍을 조장하고 있다. 암을 만드는 완벽한 조합인 것이다. 그뿐 아니라 미국인 3분의 2 이상이 과체중인데, 지방 세포는 끊임없이 염증성 화학 물질의 홍수를 일으켜 그 결과로 활성 산소가 유전자를 상하게 만든다. 이것이 바로 과체중인 사람들이 더 빨리 늙고, 질병에 더 많이 시달리며, 암에 더 잘 걸리고, 더 일찍 죽는 이유다.

유전자 돌연변이를 막기 위해서는 합당한 조치를 확실하게 취해야 한다. 유전자 돌연변이를 전부 막는 것은 불가능하다. 그렇기 때문에 손상을 회복하는 DNA 회복 시스템이 우리에게 있는 것이다. 하지만 회복시킬 수 있는 유전자 돌연변이 숫자에는 한계가 있다. 따라서 DNA 손상을 최소화해야 한다. 설탕 섭취, 밀가루 섭취, 나쁜 기름 섭취, 과체중, 지나친 방사선과 독성 환경에의 노출 따위와 같이 활성 산소를 과잉 생성하는 요인들을 피함으로써 DNA 손상을 최소화할 수 있다. 그리고 좋은 식습관과 영양 보충제로 DNA 회복 시스템을 지원하는 것이 꼭 필요하다.

또한 활성 산소를 중화하기 위해 식단에서 항산화 물질 양을 늘려야 하는데, 신선한 과일과 채소, 고품질의 영양 보충제 섭취가 큰 도움이 된다. 비타민 C, 비타민 E, 카로틴(당근 등에 들어 있는 적황색 물질), 셀레늄(강력한 항산화 작용을 함)과 같은 항산화 비타민과 미네랄을 보충하는 것이 DNA 손상을 예방하는 데 도움을 준다. 비타민 B3, 비타민 B6, 비타민 B12, 엽산, 아연, 그리고 L-카르니틴 등은 DNA 회복을 돕는다. 세포 분열이 일어나기 전에 DNA 손상을 회복해야만 영구적인 손상을 방지할 수 있다.

암의 주요 원인은 세포 속 산소 결핍

──── ── ── ── ── 유전자 손상, 발암성 화학 물질, 영양 결핍, 전자기장, 방사선, 스트레스, 바이러스 등 암의 원인이 무수히 많다는 것을 수천 건의 연구 결과가 보여 주고 있다. 그러나 이 중 그 어떤 것도 암의 주된 원인은 되지 못한다. 주된 원인이란 모든 경우에 작용하는 것이어야 한다. 예를 들자면 우리는 유전자가 암 발병에 절대적인 역할을 한다는 것을 알고 있다. 그러나 모든 암세포에서 똑같은 유전자 변이가 발견되지는 않는다. 우리는 독성과 영양 결핍이 암의 원인이 된다는 것도 알고 있다. 그러나 이런 조합이 모든 경우에 작동하지는 않는다. 그렇다면 모든 암세포에서 발견되는 것은 무엇일까? 주된 원인을 찾아본 결과, 모든 암세포에서 발견된 오직 한 가지 공통점은 바로 세포 속 산소 대사 결핍이다. 산소 대사란 세포 안에서 산소와 연료를 결합해 열과 에너지를 만드는 것을 말한다.

산소 결핍(세포 내의 불충분한 산소 대사)이 암의 주된 원인이다. 그러므로 암을 예방하고 치유하는 것은 산소 대사 손상을 예방하고 회복하는 것이라 할 수 있다. 모든 질병은 결핍과 독성으로부터 비롯된다. 각기 다른 조합의 결핍과 독성이 각각의 다른 증상을 만들게 됨에 따라 의사들은 그 증상들에 여러 가지 이름을 붙인다. 그들이 암이라 부르는 증상도 마찬가지다. 암은 우리 몸속 어떤 부위에 산소가 부족해 생긴 세포의 기능 장애일 뿐이다. 암은 산소 결핍 질병이다.

건강한 세포는 산소 호흡을 통해 에너지를 만든다. 산소 호흡이란 산소가 세포 속으로 들어와 연료(당 혹은 지방)와 결합하는 과정을 말한다. 연료를 태워 신체를 따뜻하게 해 주고 에너지를 공급해 준다. 휘발유를 태워 자동차를 운행하는 것과 같다고 생각하면 된다.

산소 호흡이 제대로 되려면 충분한 산소를 폐로 가져오고, 그 산소를 폐에서 혈류로 옮겨 혈액 세포 속의 헤모글로빈과 잘 결합해야 한다. 적혈구는 산소를 필요로 하는 곳으로 옮겨 주고, 산소는 세포에 도착하면 헤모글로빈으로부터 떨어져 나와야 한다. 그리고 세포막을 가로질러 세포 속에서 연료와 함께 반응해 열과 에너지를 만들어 내는 것이다.

공기 중에서 산소를 가져와 그 산소를 헤모글로빈에 붙인 다음 세포로 이동시켜 세포 속에서 대사하는 과정은 매우 복잡해 수많은 생물학적 단계의 완성이 요구된다. 이런 생물학적 단계들이 성공적으로 수행되지 못하면 건강한 삶을 유지하는 데 필요한 산소 대사가 이루어질 수 없다. 이런 생물학적 단계들을 방해하는 많은 요인이 있는데, 이런 요인들이 우리가 암이라고 부르는 질병을 일으키게 한다. 영양결핍, 환경 독소에의 노출 같은 요인이 이 생물학적 단계들을 방해하고, 나아가 호흡을 조절하는 유전자 프로그램 고장을 초래한다.

세포 속에 산소가 부족하면 호흡 기능이 제대로 이루어지지 못하게 된다. 산소가 충분하다 해도 산소를 처리하는 대사 장치가 손상되었다면 호흡 작용에 장애가 생길 수 있다. 산소 호흡이 크게 손상되면 세포들은 생명 유지에 필요한 에너지를 만들어 내기 힘들고, 경우에 따라서는 우리를 사망에 이르게 할 수도 있다. 산소가 충분하지 않거나 대사 장치가 제대로 작동하지 못하면 어떤 세포들은 죽음을 방지하기 위해 유전자 프로그래밍을 바꾸고 다른 방식, 곧 '발효 작용'과 같은 방식으로 에너지를 만들어 낸다. 발효 작용은 세포의 생존을 유지해 주기는 하지만, 궁극적으로는 세포에 파괴적으로 작용한다.

당의 발효는 산소가 없는 상태에서도 에너지를 만들어 낼 수 있다.

이 방법으로 세포는 생존을 위해 충분한 에너지를 만들어 내지만 이 생명 유지 장치는 결국 당신에게 큰 대가를 치르게 할 것이다. 세포의 산소 호흡이 감소함에 따라 발효 작용 양이 증가하게 되는데, 부족한 산소 호흡으로 인한 에너지 생성의 감소를 메우기 위해 발효 작용을 증가시키는 것이다. 산소 호흡으로 인한 에너지 손실이 임계점에 도달하면 발효 작용이 에너지 생성 역할을 떠맡게 되는데, 그때부터 세포의 운영 방식에 근본적인 변화가 일어난다.

정상 세포들은 신체의 통합적 기능에 필요한 다양한 전문적인 작업을 수행하도록 고도로 분화되어 있다. 뇌세포나 눈 세포, 혈액 세포, 피부 세포, 근육 세포, 뼈세포, 간세포, 췌장 세포 등 여러 종류의 세포에 대해 생각해 보자. 각각의 세포들은 다른 세포들이 하지 못하는 특별한 일을 수행한다. 이런 세포들이 발효 작용을 통해 에너지를 얻게 되면, 평소에 하던 작업을 더 이상 수행할 수 없을 만큼 에너지가 부족해진다. 그러면 유전자 프로그램이 바뀌어 버리고 각각의 세포들은 그 차별성을 상실한다. 그 결과 세포는 전문적인 작업을 수행할 수 없고, 다른 세포들과 효과적인 소통을 하지 못하는 매우 원시적인 형태로 변형된다. 오직 생존하고 증식하는 기능만 남게 되는데 이것이 바로 암이다!

암세포 생존에 필요한 체내 환경

──── ─── ── ── 모든 암의 기본적인 공통분모(산소 대사 결핍)는 20세기 초 독일의 생화학자 오토 바르부르크가 발견했다. 바르부르크는 1910년 처음으로 이 주제에 대해 발표했고, 1931년에

는 산소 결핍이 암의 원인이라는 것을 증명해 노벨 생리 의학상을 수상했다.

지난 100여 년 동안 사람들은 바르부르크의 지식을 생명을 살리는 매우 중요한 정보로 인식해 왔다. 바르부르크는 세포 속 산소 호흡 결핍이 당 발효로 대체되어 암의 원인이 된다는 것을 증명했는데, 그는 이런 업적으로 두 차례나 노벨상을 수상했다. 발효 과정이 세포 속의 화학적 환경에 변화를 주고 이런 변화된 환경이 유전자에게 주어진 명령들을 바꾸어 결국 세포들은 자신들의 성장을 통제할 수 없게 된다.

바르부르크는 암세포가 정상 세포와는 근본적으로 다르다는 것을 밝혀냈다. 정상 세포는 연료와 산소를 결합해 에너지를 만들어 내지만, 암세포는 산소가 결핍된 환경에서 당 발효를 이용해 에너지를 만든다. 세포의 산소 수치가 35%만 감소되어도 발효 작용으로 전환되기에 충분하다. 우리에게 산소가 부족할수록 에너지는 더욱더 발효를 통해 생성될 것이고, 결국은 일반 세포가 암세포로 대치될 것이다. 1966년 6월 30일 바르부르크는 '암의 주요 원인과 예방'이라는 제목으로 노벨상 수상자 모임에서 강연을 했다. 그는 "암의 원인은 더 이상 미스터리가 아니다. 어떤 세포라도 필요한 산소의 60%가 차단되면 암이 생긴다"라고 말하며, "암의 주요 원인은 산소 결핍이다. 에너지를 만들기 위해 정상 세포 안의 산소 호흡이 당 발효 작용으로 바뀔 때 암이 생긴다"라고 결론지었다.

바르부르크가 암의 원인과 치료법을 발견한 공로로 두 차례나 노벨상을 받았음에도 불구하고 의료계에서는 그의 업적을 묵살해 버렸다. 바르부르크의 연구가 오류라고 증명된 적이 없는데도 말이다. 오히려 최근 연구들이 그의 연구를 지지하고 있다. 미국 국립 암 연구소 실험들도 높은 성장률을 가진 암이 높은 발효율과 함께한다는 것을 밝히고 있다. 실제로 바르부르크 이후 여러 연구자는 산소 호흡 결핍이 정상 세포와 암세포의 근본적인 차이점이라는 증거들을 계속 보여 주고 있다. 2008년 보스턴 대학 생물학 교수 토마스 사이프리드와 동료들은 바르부르크의 100년 된 업적을 지지하는 새로운 증거를 《지질 연구 저널Journal of Lipid Research》을 통해 발표했다. 이 연구자들은 "이제 우리는 당 발효 작용에 대한 암세포의 결함을 이해하게 되었으며, 이것이야말로 우리가 정상 세포를 해치지 않고도 암과의 싸움에서 이길 수 있는 길, 곧 암세포의 약점을 밝혀낸 것이다"라고 결론을 내렸다. 다른 수많은 연구 역시 산소 부족과 당 발효 작용이 전형적인 암세포의 특징이라는 바르부르크 연구 결과를 지지하고 있다. 바르부르크의 발견이 옳다는 것이 지속적으로 확인이 되는데도 불구하고 그의 연구 결과는 아직도 임상 진료에 쓰이지 않고 있다. 왜냐하면 이 방법들은 매우 간단해서 암 산업계 전체의 생존을 위협하기 때문이다.

암세포가 생존하려면 산소가 적은 환경이 필요하다. 암세포 안에 산소량이 늘어나면 암세포들은 죽는다. 암세포 안의 산소량을 증가시키는 방법은 비싸지도 않고 안전하며 효과적이다. 이 방법은 증상을 치료하기보다는 암의 원인을 해결한다. 당신이 세포의 산소 대사에 대해 이해하게 되면 왜 주류 의학의 암 치료법들이 실패하는지 쉽게 알 수 있을 것이다. 주류 의학의 암 치료법들은 암의 원인을 겨냥하는 데 실패했을 뿐만 아니라 오히려 암이 더 잘 생기도록 부추긴다.

주류 의학의 암 치료법들은 암의 원인이 되는 환경을 조장한다. 암을 더 공격적이게 만들고 전이 가능성을 키운다. 이것은 주류 의학의 암 치료법을 선택한 대부분의 사람이 아무 치료도 하지 않은 사람들보다 더 빨리 사망하는 이유를 설명해 준다. 항암 요법과 방사선 요법은 혈중 산소 농도를 급격하게 떨어뜨림으로써 상황을 더욱 악화시킨다. 이런 주류 의학의 암 치료법들은 산소 호흡이 필요한 세포의 작동을 막는다. 항암 요법과 방사선 요법은 세포에 지나치게 많은 독을 가함으로써 위기에 처한 호흡 효소의 활동을 방해한다. 정상 세포도 이런 식의 손상을 받으면 암세포로 변화될 가능성이 커진다. 항암 요법과 방사선 요법은 암세포를 생성할 위험성을 높이고 암을 재발시킨다. 이런 일은 통상적으로 일어난다. 당신이 자신을 지키려면 이처럼 위험하고 비효율적인 치료 방법에 대해 다시 한 번 생각해 보고, 당신의 내부 환경을 암이 번성할 수 없는 환경으로 바꿔야 할 것이다.

자동차를 조종하듯 암도 조종할 수 있다

당신은 이제 암의 원인(세포 속의 결핍된 산소 대사)을 알게 되었다. 지금부터는 암을 어떻게 예방하고 암에서 어떻게 벗어날지에 대해 배울 것이다. 앞에서 명시했듯이, 미국의 거의 모든 고령자는 암을 유발하는 식단과 생활 방식으로 인해 몸 전체에 작은 암세포 무리들을 가지고 있다. 그러나 그 암세포들이 성장을 하지 않거나 다른 곳으로 여행(전이)을 하지 않는다면 생명을 위협하지는 못한다.

암에 대한 이해를 돕기 위해 암의 촉진과 자동차 운전의 유사성을 들어 설명하고자 한다. 미세 종양을 차고 안에 있는 자동차라고 생각하자. 자동차를 다른 곳으로 가게 하려면 당신은 자동차 전원 스위치를 켜고(시동을 걸고) 조종(운전)해야 한다. 부주의한 운전은 자기 자신을 죽일 수 있다. 미세 종양도 다르지 않다. 전원 스위치를 켜고 조종해야 한다. 만약 당신이 암이나 자동차를 부주의하게 조종(운전)한다면 당신은 결국 죽고 만다. 종양이 차고에서 나오면 천천히 성장할 수도 있고, 빠르게 성장할 수도 있으며, 다시 차고 안으로 들어갈 수도 있다. 당신이 어떻게 조종(운전)하는가에 달려 있다. 요점은 당신이 자동차를 통제할 수 있듯이 암 역시 통제할 수 있다는 것이다.

또 다른 비유를 들자면, 당신은 자동차에 타기 전 자동차 문의 잠금장치를 해제하는 스위치를 작동해야 한다. 그리고 시동을 걸어야 한다. 시동이 걸려 있어도 당신이 변속 기어를 바꾸지 않는 한 자동차는 아무 데도 가지 못한다. 그다음에는 액셀러레이터를 밟고 운전대를 돌리고 브레이크를 적절히 사용하며 자동차를 운전해야 한다. 액셀러레이터를 가볍게 밟아 천천히 운행할 수도 있고, 강하게 밟아 빠르게 운행할 수도 있다. 당신은 올바르게 운전대를 돌리고 브레이크를 사용하며 책임 있게 운전할 수도 있고, 부주의하게 운전할 수도 있다. 이 모든 것이 당신의 통제 안에 있다. 자동차를 다른 곳으로 이동하려면 당신은 적절한 절차에 따라 몇 가지 스위치를 작동해야 하고 운전을 해야 한다. 암을 키우고 몸 안의 다른 곳으로 이동(전이)하려면 당신은 생물학적 스위치를 작동하고 암을 조종(촉진)해야 한다. 부주의한 삶을 사는 것이다. 안타깝게도 오늘날 우리가 먹는 식품, 사용하는 물건들, 생활 방식은 현재 우리에게는 매우 정상적인 것들로 보인다. 그것이 무모한 삶이라는 것을 모르고 있다.

모든 일에는 다 이유가 있듯이 암도 마찬가지다. 암은 복잡한 질병이며 쉽게 걸리는 병이 아니다. 역사적으로 암이 희귀한 질병이던 이유는 암에 걸리는 것이 쉽지 않았기 때문이다. 당신이 암에 제대로 걸리려면 아주 많은 일을 해야 한다. 정확한 순서대로 일련의 생물학적 스위치들을 켜고 이 복잡한 과정을 조종(촉진)해야 한다. 문제는 현대 생활이 이런 것들을 쉽게 할 수 있도록 조성돼 있다는 것이다. 그로 인해 희귀한 질병이던 암은 미국 인구의 절반이나 되는 사람들에게 영향을 미치는 유행병이 되어 버렸다. 다행스러운 점은 암이 발병하는 데 필요한 모든 것이 역으로 암을 치료할 수 있는 놀라운 기회를 제공한다는 사실이다. 암의 진행 과정을 방해하는 것은 암을 예방하고 암으로부터 벗어나는 힘을 얻는 것과 같다.

만약 당신이 자동차를 운전하는 도중에 기어를 빼 버리거나 시동을 끈다든지 혹은 연료가 다 떨어진다거나 하면 얼마나 빨리 달리고 있는지와는 상관없이 자동차는 결국 멈추게 된다. 만약 당신이 브레이크를 밟는다면 자동차의 속도는 낮아진다. 만약 당신이 아주 천천히 운전을 한다면 자동차는 빨리 달릴 수 없다. 자동차가 천천히 가거나 멈추게 하기 위해 당신은 여러 조치를 취할 수 있다. 이와 같이 우리는 이제 암의 진행을 어떻게 늦추는지, 어떻게 멈추게 하는지도 알게 되었다.

당신이 자동차 브레이크를 밟은 채 기어를 주차에 고정시키고 엔진을 끈 다음 연료통을 비우고 문을 잠근 상태로 차고 안에 보관해 놓으면 당신은 자동차가 아무 데도 가지 않으리라 확신할 수 있을 것이다. 마찬가지로 당신이 암에게 필요한 먹이를 주지 않고 암을 차단할 수 있는 몸 상태를 만들면 암에 대한 걱정을 전혀 할 필요가 없다.

암의 스위치와 운전자(촉진제)를 통제하려면 당신은 세포가 어떻게 산소 결핍 상태가 되는지에 대해 배워야 한다. 세포가 산소 공급을 부실하게 받는 데는 몇 가지 이유가 있다. 공기 중의 산소를 취해 혈액에 가져와 각각의 세포들에게 수송해 세포 내에서 대사 작용을 하는 것은 생물학적으로 복잡한 과정이다. 이 모든 복잡한 작업이 정확하게 수행되어야 하는데, 그렇지 못할 때 문제가 생긴다.

암 스위치 켜기와 끄기

———————— 암의 스위치나 운전자(촉진제)는 대부분 당신이 먹는 것에 의해 통제된다. 대부분의 의사는 암 환자들에게 먹고 싶은 것은 맘대로 먹어도 좋다고 말하는데, 그것은 대단히 무책임하고 잘못된 조언으로 치명적이다. 잘못된 음식은 그 어떤 것으로도 막을 수 없을 만큼 매우 강력하게 암을 촉진한다. 우선 암의 스위치와 운전자(촉진제)에 대해 몇 가지 살펴본 다음, 스위치는 어떻게 끄는지, 꺼져 있는 상태는 어떻게 유지하는지에 대해서도 알아보자.

[가공된 기름]

가공된 기름이 암의 스위치를 켜고 운전(촉진)한다. 실제로 가공된 기름(마트에서 파는 거의 모든 기름)은 암의 가장 큰 원인이 될 수 있다. 만약 당신이 지금 암에 걸려 있다면 지금 먹고 있는 기름부터 바꿔야 한다.

암이 유행하는 것은 지난 한 세기 동안 우리가 근본적으로 바꾼 식단에 그 원인이 있다. 가장 큰 변화들 중 하나는 우리가 섭취하는 지방과 기름이다. 기름은 매우 중요하다. 세포막(각 세포들을 둘러싸고 있는 벽)은 대부분 기름으로 만들어져 있기 때문이다. 그런데 만약 세포막이 올바른 기름으로 만들어지지 않으면 그 세포막은 세포 속으로 들어오는 산소 투입을 방해한다. 이런 산소 결핍이 암의 원인이 되는 것이다. 교묘한 광고와 대대적인 허위 정보 작전을 통해 모든 미국인은 엄청난 양의 잘못된 기름을 섭취하도록 속아 왔다. 당뇨병부터 암에 이르기까지 만성 질환 유행의 원인 가운데 하나는 잘못된 기름이다. 만약 당신이 표준적인 미국식 식사를 하고 있다면 올바른 기름을 균형 있게 충분히 섭취하기란 불가능하다. 미국인의 90% 이상은 필수 지방산이 결핍되어 있고 그 결과는 매우 비극적이다. 이것이 미국에 비만한 사람이 많은 이유 중 하나다. 필수 지방산 결핍은 지속적으로 배고픔을 느끼게 하고 탄수화물을 갈망하는 원인이 되어 사람들을 살찌게 한다. 그 결과 지방이 암을 유발하고 암의 진행을 돕는 것이다. 이렇듯 필수 지방산 결핍은 암의 주 원인이다. 만약 그렇지 않다면 미국에서 왜 그토록 많은 암 환자가 발생하며, 왜 필수 지방산 영양제 섭취가 필수적이 되었는지를 생각해 보면 될 것이다.

독일의 화학자이자 《관절염, 암 및 기타 질병들의 진정한 치유제로서의 아마인유Flax Oil as a True Aid Against Arthritis, Heart Infarction Cancer and Other Diseases》의 저자 요한나 버트비히 박사가 지난 반세기 동안 고품질의 아마인유가 들어간 풍부한 식단으로 수천 명의 암 환자를 치료한 것은 결코 우연의 일치가 아니다. 버트비히 박사는 지방과 기름 분야에서 세계 최고 권위자의 한 사람으로 평가되고 있다. 그녀는 상업적으로 가공된 기름 섭취가 온전한 세포막의 황폐화, 세포 전압의 저하, 나아가 세포 속으로의 산소 이동 억제에 미치는 치명적인 영향을 분명하게 입증했다. 암 환자들은 섭취하는 기름을 바꿈으로써 자신들의 세포막을 온전하게 복구하고 산소 호흡을 강화하며 암도 치료할 수 있었다.

잘못된 기름은 암의 스위치를 켜는 것을 돕고, 올바른 기름은 암을 예방하고 암으로부터 회복하는 것을 돕는다. 당신이 암에 걸리지 않았을지라도 가공된 기름을 섭취해 왔다면 반드시 기름을 바꿔야 한다. 나쁜 기름은 피하고 좋은 기름을 식단에 포함해 암의 스위치를 꺼진 상태로 유지하는 방법에 대해서는 '제4장 영양의 경로'에서 더 다룰 것이다.

[산성의 수소 이온 지수]

당신은 당신 몸의 산성도가 어느 정도인지 알고 있는가? 우리 몸의 산성 농도의 균형은 가장 중요한 생화학적 균형 가운데 하나이며 pH(수소 이온 지수, 산성이나 알칼리성의 정도를 나타내는 수치)의 변화는 엄청난 생물학적 영향력을 가지고 있다. pH의 아주 작은 변화만으로도 혈액의 산소 운반 능력과 세포 속으로의 산소 이동에 큰 영향을 미친다. pH는 체내의 효소 활동도 조절하는데, pH 의존성 효소를 활성화 또는 비활성화해 중요한 생화학 반응과 그 속도를 조절한다. 또한 pH는 유전자 발현(유전자 정보가 특정 형질로 나타나는 것)에도 중요한 역할을 하는데, pH 수치가 달라지면 동일한 유전자에 보내는 신호와 지시가 달라진다. 이것이 모든 암 환자와 만성 질환 환자가 자신의 pH 농도 정상화에 주의를 보내야만 하는 이유다. pH 수치는 0부터 14까지 측정된다. pH 7이 중간이며 7 이상은 알칼리성, 7 미만은 산성을 나타낸다. 세포 속의 정상 pH는 약알칼리성으로 수치가 7.4 정도 된다. 당신은 직접 자신의 pH 농도를 측정해 볼 수 있다. pH 측정 용지를 아침 첫 소변에 적신 후 나타나는 색깔을 pH 대조표와 맞추어 보면 자신의 pH 농도를 쉽게 측정할 수 있다.

산증(음식물 따위에 의해 원래 알칼리성인 신체 조직 및 혈액이 산성화되는 현상)은 암 확산에 매우 큰 기여를 한다. 신체의 액체와 세포가 지나치게 산성화되면 암이 생긴다. 지나친 알칼리성 역시 암을 유발할 수 있지만 대부분의 암 환자들은 너무 산성화되어 있다. 암을 예방하거나 암에서 회복하려면 세포의 pH를 약알칼리성으로 정상화해야 한다.

우리 식단이 근본적으로 바뀐 것 중 하나는 신선한 채소와 과일 등 주로 알칼리성 식품에서 설탕, 곡물, 과량의 동물성 단백질 및 인산을 함유한 탄산음료 등 산성화 식품으로의 변화다. 체내 세포의 지나친 산성화가 DNA, 세포, 조직에 타격을 입히는 활성 산소 생성을 증가시킨다. 산성 pH는 신체 내부 환경을 암을 유발하는 환경으로 변화시킨다.

세포의 pH를 정상 산도, 즉 약알칼리성으로 바꾸면 극적인 일이 일어난다. 알칼리성 pH는 신체 조직 산소 활동에 중요하다. 약알칼리성 용액은 약산성 용액보다 산소를 백배 이상 흡수한다. 산성화된 체액은 건강에 필수적인 산소가 풍부한 환경에 도움을 주지 못한다. 세포 안팎의 액체가 지나치게 산성화될 때 세포벽은 온전함을 잃기 시작한다. 이것은 단지 세포로의 산소 운반 능력에 타격을 줄 뿐만 아니라 암을 유발하는 독소들이 세포 속으로 침투하도록 방조해 결국은 DNA를 상하게 하고 돌연변이를 일으키게 만든다. 또한 세포 성장 통제가 불가능해져 세포의 질병 퇴치 능력이 손상된다.

산성 pH는 세포의 산소를 빼앗을 뿐만 아니라 산소 활용을 담당하는 호흡 효소를 비활성화하기도 한다. 이것은 굉장히 나쁜 조합이다. 암은 산성화된 환경에서 잘 성장하지만 정상적인 알칼리성 환경에서는 살아남지 못한다. 산성 pH는 체액 내 산소량도 낮춘다. 산소가 줄어들면 암의 전원 스위치를 켤 뿐만 아니라 암을 촉진한다.

과거에는 우리가 정상적인 pH를 유지하는 것이 그리 어렵지 않았다. 과거 우리의 식단은 알칼리성의 신선한 과일과 채소 위주로 이루어져 있었기 때문이다(감귤류 같은 일부 과일들은 먹기 전까지는 산성이지만 일단 몸속에 들어가면 알칼리성 효과가 있다). 그러나 오늘날 우리 식단은 예전과는 매우 다르다. 미국인의 일반적인 식사는 낮은 수준의 산증을 일으키는데, 이것은 나이가 들수록 증가한다. 이것이 유전적 돌연변이의 축적과 마찬가지로 노인들에게 암이 더 자주 발생하는 또 다른 이유다.

정상적인 세포 대사는 산을 생성한다. 우리가 설탕, 곡물, 유제품, 고기, 그리고 극도로 산성화된 콜라 및 탄산음료 같은 음식을 섭취해 산성화의 부담을 늘리면 문제가 발생한다. 동물성 단백질의 과잉 섭취는 산증의 또 다른 큰 원인이 된다. 동물성 단백질은 우리 몸속에서 분해될 때 강한 산으로 대사 작용을 한다. 그러므로 대부분의 미국인처럼 너무 많은 고기와 유제품을 섭취하면 산증과 암의 위험이 증대된다. 미국식 식단에는 미네랄이 적다. 미네랄 결핍 역시 문젯거리다. 신체는 산을 중화하기 위해 미네랄을 이용하는데 미네랄이 적게 함유된 식단과 과량의 동물성 단백질 식단을 병행하면 미네랄 결핍이 심각해진다. 이 극심한 산성 상태가 pH 수치를 떨어뜨려 질병을 만든다. 한마디로 말하자면, 오늘날 대부분의 사람이 먹고 있는 음식 태반이 몸에 산성 효과를 초래해 만성 질환과 암의 원인이 된다는 것이다.

앞에서 암세포가 당을 발효해 에너지를 만든다고 언급한 바 있다. 젖산은 발효 대사 부산물 가운데 하나로서 세포와 체액을 한층 산성화하고 산소 운반을 줄인다. 젖산은 주변의 정상적인 세포들을 산성화함으로써 세포로의 산소 이동을 억제하고 암을 확산하는 결과를 가져온다.

세포의 pH는 암 발병 여부와 크게 관련되어 있다. 만약 당신이 암에 걸렸다면, 당신의 pH 수치가 굉장히 심각하다는 것을 말한다. 산성화가 심해졌다는 것은 세포에 산소 공급이 더 적어졌음을 의미한다.

pH가 효소에 미치는 영향도 중요하다. 산성 환경은 어떤 효소들의 기능을 막고 오히려 일하지 말아야 할 효소들은 일하도록 만들어 호르몬 생성 약화를 포함한 많은 기능 장애를 초래한다. 따라서 신체의 대사 장치와 방어 기제가 손상된다. 예컨대 간의 해독 및 호르몬 생성 능력은 pH 민감성 효소에 따라 좌우된다. 만약 당신 몸이 너무 산성화되었다면 중요한 호르몬들이 생성되지 않을 것이다. 간이 해독을 충분히 하지 못하면 신장에 독성이 쌓이게 되고, 그로 인해 피로, 두통, 피부 발진, 허리와 어깨 통증, 그리고 여러 다른 문제를 야기할 수 있다. 과도한 산은 효소 생성에 필수적인 아연, 마그네슘, 칼슘과 같이 몸에 중요한 알칼리성 미네랄을 제거한다. 효소는 몸속의 가장 좋은 항암 방어 장치 중 하나다. 또한 암세포를 공격해 이들이 서로 분리되도록 만든다. 효소가 손상되면 암이 힘을 얻는다. 몸이 산성화되면 위는 산을 적게 만들고 그로 인해 음식을 적절하게 소화하는 능력에 악영향을 미쳐 필요한 영양소를 얻는 데 어려움을 겪게 된다. 이렇듯 산증은 수많은 신체 기능에 영향을 미치는 광범위한 문제의 원인이 된다. 또 산성화된 세포는 감염 위험성이 더 높기 때문에 바이러스가 성장하기에 좋은 환경이 된다.

우리는 살아가면서 스트레스를 많이 받는데 만성 스트레스는 산을 생성한다. 알레르기 반응 역시 산을 생성한다. 우리는 대부분 알게 모르게 알레르기 및 식품 민감증을 가지고 있다. 만성 탈수증, 만성 감염, 대부분의 처방 약, 그리고 환경 독소들, 이 모든 것이 산을 유발한다. 암 그 자체도 산을 생성한다. 과도한 산은 암의 원인이 되고 암세포는 더 많은 산을 생성하므로 엎친 데 덮친 격이다. 이런 악순환이 pH를 더욱 산성화해 암의 스위치를 켜고 암을 촉진한다.

제1장에서 폴에 대해 이야기한 바 있다. 그는 의사로부터 6개월간 생존할 확률이 50%라는 진단을 받았는데도 전신에 전이된 암으로부터 회복되었다. 자신의 상황을 개선하기 위해 실행한 가장 중요한 것이 무엇이었느냐고 묻자 폴은 "저의 pH 농도를 바꿨어요"라고 대답했다. 나는 그의 대답에 놀라지 않았다. 대체 의학의 오랜 역사를 보면 그가 한 것처럼 pH를 알칼리화해 암으로부터 회복된 사람들이 있었기 때문이다. 당신이 암을 예방하거나 암에서 회복되기를 원한다면 pH 정상화는 필수적이다. 당신 몸이 너무 산성화되어 있다면 산성 음식을 피하고 신선한 과일과 채소 등 알칼리성 식사를 하며 알칼리성 영양 보충제를 섭취해야 한다. 알칼리성 영양 보충제는 칼슘, 마그네슘, 칼륨, 아연이 포함된 것이다.

어떻게 자신의 pH 수치를 알 수 있을까? 당신의 세포 속 pH 수치를 합리적이고 거의 정확하게 알 수 있는 간접적이고 단순하며 비싸지도 않은 테스트 방법이 있는데, 바로 아침 공복 상태에서 자신의 첫 소변을 이용하는 것이다. pH 테스트 용지에는 pH 5에서 pH 8까지의 판독 수치가 매겨져 있을 것이다. pH 테스트지에 소변을 조금 묻혀 지급된 측정용 표와 색깔을 비교하면 된다. 테스트지에 나타난 색깔이 당신의 pH 수치를 말해 주는 것이다. 당신이 알칼리성 음식을 섭취하면 할수록 당신의 pH 수치가 나아지는 것을 보게 될 것이다. 다음 pH 범위를 참고하라.

- 6.0 미만 : 위험
- 6.0~6.5 : 불건강
- 6.5~7.5 : 건강
- 7.5 이상 : 위험

당신의 음식 일지를 만들고 매일 아침 pH 수치를 측정해 기록하라. 이렇게 하면 당신의 식단 변화가 pH 수치에 어떤 영향을 미치는지 관찰할 수 있다. 기상 직후의 pH 수치는 허용 범위 안에서 일관되게 나타나야 한다. 가끔 허용 범위 밖으로 나타나는 것은 괜찮지만 6.5 미만이 지속적으로 나타나면 좋지 않고, 6.0 미만은 위험하다. 가끔 7.5 이상이 나타나면 괜찮지만 지속적으로 나타나면 좋지 않고, 8.0이 되면 경고 신호다.

pH의 균형을 맞추는 일은 에너지를 극대화하고 면역력을 높이는 방법이다. 대부분의 미국인은 매우 산성화되어 있고, 대부분의 말기 암 환자들은 정상인보다 산성화된 세포들을 천 배 이상 가지고 있다. 세포가 지나치게 산성화되면 신체의 화학 작용은 변하고, 세포는 더 이상 서로 소통하거나 스스로를 규제하거나 자가 치유를 하지 못하게 된다. 지나친 산성은 질병의 근원이다. 당신의 세포와 체액의 산성화가 암의 전원 스위치를 켠다. 암의 전원 스위치를 꺼 두고 싶다면 알칼리성을 유지하라. 이 스위치는 매우 중요하며, 다행히 당신의 통제 아래 있다.

[설탕]

설탕은 암의 주요 원인이자 촉진제 역할도 한다. 따라서 당신은 설탕 섭취량을 스스로 제어해야 한다. 설탕은 여러 가지로 우리를 파괴하는 치명적인 신진대사의 독이며, 암의 스위치를 켤 뿐만 아니라 암을 촉진하기도 한다. 그리고 암 외에도 감기부터 우울증, 골다공증, 알츠하이머병에 이르기까지 거의 모든 질병의 원인이다. 또한 설탕은 암에 연료를 공급한다. 그러므로 설탕 섭취는 불속에 기름을 붓거나 암이라는 자동차의 액셀러레이터를 밟는 것과도 같다. 설탕을 섭취하면 암은 폭발적으로 성장할 것이다. 설탕은 대부분의 사람에게 매일 노출되어 있는 가장 위험한 물질 중 하나다. 설탕 섭취를 '함부로 사망하는 짓'이라고 말하는 데는 그만한 이유가 있다. 세상에는 오직 한 가지 질병만이 있으며 그 원인은 결핍과 독성이라는 점을 상기하자. 설탕은 결핍과 독성, 이 두 가지를 다 야기한다. 즉 설탕이 질병을 일으킨다!

설탕은 몸속에서 산을 만들고 세포와 조직을 심하게 산성화한다. 산증은 호흡 작용을 손상시키고 암의 스위치를 켠다. 세포는 과잉된 설탕을 지방으로 전환하므로 설탕은 포화 지방 생성의 원인이다. 지방이 세포막에 결합되면 산소가 세포 안으로 이동하는 것을 방해한다. 설탕은 인슐린과 에스트로겐의 과다 생성을 일으키기도 하는데, 인슐린은 세포 성장을 활발하게 하고 에스트로겐은 대장암, 자궁암, 난소암, 유방암 등을 유발하는 것으로 알려져 있다. 이런 호르몬 불균형은 다른 호르몬들까지도 평형을 잃게 해 끔찍한 결과를 초래할 수 있다.

암세포는 에너지를 만들고 생존하기 위해 설탕을 발효시킨다. 설탕이 암세포의 음식이자 연료가 된다. 설탕이 없으면 암세포는 죽는다. 설탕의 발효는 에너지를 생성하기에는 덜 효과적이다. 당과 산소 결합으로 에너지를 만드는 것이 더 효과적이다. 발효 작용만으로 효과적인 양의 에너지를 만들어 내려면 엄청나게 많은 설탕이 필요하다. 이것이 바로 암 환자들이 자주 당분을 갈망하는 이유이며, 당분과 탄수화물 섭취가 암을 촉진하고 성장하게 만드는 이유다. 암 환자들은 쉽게 당으로 전환되는 설탕, 당분이 많은 과일, 흰 밀가루, 흰쌀, 흰 감자 같은 탄수화물류를 먹어서는 안 된다. 이 말은 곧 빵, 파스타, 구운 음식, 아침 식사용 시리얼의 금지를 의미한다. 암 환자가 모든 당분과 탄수화물 음식을 피하는 것은 의무다. 당분 섭취는 암이라는 자동차에 기름을 주유하는 것과 같다. 설탕은 암세포에게 밥을 줌으로써 암을 촉진한다. 설탕을 피하는 것은 암의 액셀러레이터 페달에서 발을 떼는 것과 같다. 요점을 말하자면, 자동차는 연료 없이 작동할 수 없기 때문에 이제는 암의 연료 탱크에 연료를 그만 집어넣어야 한다!

[흰 밀가루/곡물]

흰 밀가루는 치명적이다. 흰 밀가루 섭취는 설탕 섭취와 같은 영향을 미친다. 흰 밀가루는 영양소가 부족한 데다 신체에 영향을 미치는 독성도 가지고 있다. 즉 결핍과 독성을 일으키는 것이다. 소화기계는 흰 밀가루를 손쉽게 당으로 전환하고 당은 혈중 인슐린 수치를 높인다. 흰 밀가루는 설탕을 섭취하는 것과 똑같은 파괴적인 문제를 일으킨다. 또한 몸을 산성화하는 효과가 있고 pH 수치를 낮춰 산증을 유발한다. 더 나아가 밀가루에 함유된 글루텐이라는 물질은 알레르기를 일으키기 쉽다. 알레르기 반응의 결과로 면역 체계가 손상되고 염증성 전구 화학 물질의 홍수를 일으켜 귀중한 영양소들을 고갈시킨다. 현재 인구의 절반 정도가 글루텐에 대사성 반응을 보이는 것으로 추정된다. 이들은 글루텐 영향으로 종종 알 수 없는 고통을 겪고 있다.

흰 밀가루가 파괴적이기도 하지만 밀 그 자체가 주요 유해 식품이다. 근대의 밀은 렉틴이라는 합성 물질을 많이 함유하고 있다. 렉틴은 전신 염증, 면역력 저하, 암을 포함한 모든 종류의 질병을 일으킨다. 당신의 식단에서 밀을 제거하라! '제4장 영양의 경로'에서 더 살펴보자.

[알코올]

알코올은 암의 또 다른 스위치이자 촉진제다. 미국 보건 사회 복지부는 알코올을 발암 물질로 분류한 바 있고, 연구진들은 적당한 음주까지도 암과 연관성이 있다는 것, 특히 유방암, 간암, 직장암, 구강암, 인후암, 식도암의 발생률 증가와의 연관성을 계속 밝혀내고 있다. 실제로 몇몇 연구자는 위험성이 없는 최소 음주량이라는 것 자체가 없다는 결론을 내리기도 했다.

알코올이 암을 일으키는 한 가지 방식은 체내에서 철분을 방출하는 것이다. 몸속의 철분은 보통 트랜스페린과 페리틴 같은 단백질 형태로 되어 있다. 철분이 이런 방어성 단백질로부터 빠져나올 때 강한 염증을 촉발할 수 있기 때문에 위험한 것이다. 알코올은 보호 단백질로부터 철분이 빠져나오도록 촉진해 유리 철분의 수치를 올린다. 2011년 학술지《유방암 연구 및 치료Breast Cancer Research and Treatment》의 한 연구는 유방암 환자들의 유방 체액에서 철분 수치가 정상치보다 다섯 배나 높다는 것을 발견했다.

음주량이 늘어날수록 암에 걸릴 위험성은 높아진다. 사교를 위한 음주라 할지라도 매일 두 잔 이상 마시면 암에 걸릴 위험성이 커진다. 여성들은 특히 더 위험하다. 매일 조금씩 알코올음료를 마시는 여성들은 암에 걸릴 위험성이 증가한다. 특히 맥주 같은 알코올음료에서 발견되는 N-니트로사민은 강력한 발암 물질이다. 알코올은 발암 물질을 세포 속으로 이동할 수 있으며 DNA를 망가뜨린다. 또한 알코올은 혈당을 높이기도 한다. 알코올이 직접 당을 만들어 내지는 않지만 알코올은 간에서 글리코겐(당 저장성 탄수화물)을 당으로 전환한다. 무엇이든지 혈당을 정상 수치 이상으로 올리는 것은 암을 먹이고 촉진하는 데 도움이 된다. 알코올은 또한 과도한 에스트로겐을 제거하는 간의 기능을 손상함으로써 몸 안의 에스트로겐을 증가시킨다. 에스트로겐의 과잉은 유방암을 유발한다.

알코올은 pH에 엄청난 영향을 미친다. 알코올은 간에서 아세트알데히드라는 화합 물질로 대사되는데, 강력한 신경 독소인 아세트알데히드는 산성으로 대사가 되어 몸을 산성화한다. 간이 아세트알데히드를 해독하기 위해서는 시스테인이라는 아미노산과 글루타티온이라는 펩타이드 같은 필수 영양소가 필요하다. 알코올을 섭취하면 할수록 이런 영양소들이 더욱 결핍되고 다른 독소들을 해독하는 신체 능력까지도 줄어든다. 더 나아가 아세트알데히드는 세포 성장을 위한 몸의 천연 필수 화합물인 폴리아민과 함께 반응한다. 그 결과 DNA를 망가뜨리는 일련의 반응을 유발해 결국 암의 생성으로 이어진다.

하루 한 잔의 알코올음료라도 어떤 사람에게는 견딜 수 없는 독성을 일으킬 수 있다. 알코올은 발암 물질을 더욱 생물학적으로 활성화해 DNA를 손상시키고, 필수 영양소들을 고갈시키며, 혈당을 높이고, 몸을 산성화함으로써 암 생성에 중요한 역할을 한다. 그러므로 알코올은 암의 스위치이자 촉진제다. 암을 예방하고 싶다면 알코올을 피하라. 피할 수 없다면 하루 한 잔 이상을 넘기지 않게 적당히 마셔라. 레드와인 한 잔 정도가 가장 좋겠다. 암 환자들은 어떤 종류의 알코올도 마셔서는 안 된다.

[유제품과 과량의 동물성 단백질]

우유와 우유로 만든 식품들은 성장 촉진 호르몬과 더불어 독성 및 발암성 화학 물질들을 함유하고 있다. 우유는 암을 유발하는 성장 호르몬인 인슐린 유사 성장 인자-1IGF-1의 혈중 농도를 증가시킨다. 또한 우유는 암을 유발하는 단백질인 카세인을 많이 함유하고 있다.

대부분의 미국인은 몸이 필요로 하는 양보다 더 많은 동물성 단백질을 섭취한다. 이것이 암의 스위치를 켜고 암을 촉진한다. 동물성 단백질은 세포 성장을 촉진하는 IGF-1의 혈중 농도를 높인다. IGF-1의 혈중 농도는 암을 예측하기에 좋다. 농도가 낮으면 암을 예방하고 농도가 높으면 암을 유발한다. 또 동물성 단백질은 몸을 산성화한다. 앞에서 언급했듯이, 신체의 산성화는 산소 대사 작용을 감소시키고 암의 스위치를 켠다. 더 나아가 과량의 동물성 단백질로 인한 산성화는 콩팥 효소를 억제하고 암의 스위치를 꺼 두는 데 꼭 필요한 우리 몸의 비타민 D 생성을 방해한다. 비타민 D 결핍은 IGF-1의 활동력을 향상시켜서 세포가 더욱 성장하도록 만든다. 이처럼 과량의 동물성 단백질은 몸을 산성화하고 IGF-1을 높이며 비타민 D를 줄인다. 이 모두가 암을 촉진하는 것들이다.

우리는 끊임없이 발암성 화학 물질들에 노출되므로 큰 타격을 입기 전에 해독을 해야 한다. 동물성 단백질 함유량이 많은 식단에는 발암성 화학 물질이 많이 들어 있을 뿐만 아니라 독소들을 안전하게 처리하는 간의 효소 활동에도 변화를 준다. 이것은 본래 있던 독소들보다 더 위험한 화학 물질을 생성하는 결과를 초래할 수 있다.

콜린 캠벨은 자신의 저서 《무엇을 먹을 것인가》에 우리 몸에 필요한 양보다 많은 동물성 단백질을 섭취하는 것이 암의 스위치를 켜는 것이라 말하는 수많은 연구의 요점을 정리했다. 그는 아플라톡신(곡물의 곰팡이가 내는 발암성 독소)을 먹은 실험용 동물들이 간암에 걸리기 쉬운 체질로 바뀌었고, 그중 암에 걸린 동물은 그 식단의 20%가 동물성 단백질로 이루어져 있음을 발견했다. 모든 동물이 똑같이 암에 걸리기 쉬운 체질로 바뀌었지만 동물성 단백질을 5%만 섭취한 동물들에게는 암이 생기지 않았다. 미국인들의 고단백 식단과 똑같은 식단으로 먹은 동물들만 암에 걸린 것이다. 캠벨은 《무엇을 먹을 것인가》에서 다음과 같이 말했다.

"전등 스위치를 켰다 끄는 것처럼 우리도 섭취하는 단백질 양에 변화를 주는 것만으로도 암 촉진을 통제할 수 있다."

이것은 너무나도 중요한 발견이다. 단지 당신 식단에 단백질 양의 변화를 주는 것만으로도 암 스위치를 켜거나 끌 수 있다는 의미다. 당신 식단에서 고기, 우유, 치즈, 요구르트, 계란의 양을 줄이면 암의 스위치를 꺼 놓는 데 도움이 될 것이다.

[만성 염증]

염증은 암 스위치를 켤 뿐만 아니라 암을 촉진하기도 한다. 만성 염증은 모든 만성 질환의 초석이다. 만성 염증은 암의 주요 원인이며 암의 성장과 전이에 꼭 필요한 요소다. 그러므로 염증을 최소화하는 것은 매우 중요한 일이다. 우리 스스로를 보호하려면 염증의 원인이 되는 것들을 제거하고 염증을 억제하는 식단과 항염증 영양 보충제 프로그램을 선택해야 한다.

염증은 여러 방법으로 암을 촉진한다. 첫째, 염증은 활성 산소를 생성한다. 활성 산소는 DNA를 상하게 하고, 암의 스위치를 켜는 데 도움이 되며, 세포막도 손상시킨다. 손상된 세포막은 세포로의 산소 이동을 약화하는데 이것이 암의 스위치를 켜는 것을 돕는다. 둘째, 염증은 암세포가 인접 조직에 침범하게 만들어 전이가 되게 함으로써 암을 촉진한다.

대부분의 미국인은 만성 염증에 시달리고 있다. 설탕, 흰 밀가루, 가공된 기름, 유제품, 과량의 동물성 단백질 등 염증성 식품을 먹기 때문이다. 우리는 염증 유발성 기름을 과하게 소비하는데 이는 암의 주요 원인 가운데 하나다. 염증 유발성 기름에는 카놀라유, 옥수수기름, 땅콩기름, 홍화씨유, 콩기름, 해바라기씨유, 대부분의 올리브유, 경화유 등이 있다. 또 우리는 오존, 염소, 제초제, 살충제 및 우리 세포를 망가뜨리는 산화성 활성 산소의 원인이며 염증을 일으키는 데 기여하는 다른 여러 가지 환경성 화학 물질로 가득 찬 유독한 산화성 환경 속에 살고 있다. 여기에 상황을 더 악화시키고자 한다면 독성 처방 약을 복용하고 스트레스 가득한 삶을 살며 살을 많이 찌우면 된다. 미국인들의 3분의 2 이상이 비만인데, 비만 세포는 끊임없이 염증 유발성 화학 물질을 대량 생성한다. 더불어 만성 스트레스는 몸속에 염증 유발성 화학 물질 양을 급격히 상승시킨다. 또한 우리는 건강을 망가뜨리는 예방 접종을 하도록 속아 왔다. 예방 접종 결과는 만성 염증이다. 수많은 사람이 자가 면역 질환이나 잇몸 질환, 질염 같은 만성 감염을 앓고 있다. 이런 것들로 인해 염증 유발성 화학 물질 홍수에 빠지게 된다. 염증이 있는 곳이면 어디에서든 DNA, 세포, 조직에 손상을 주는 활성 산소가 대량 발생한다. 염증은 우리를 늙게 만들고 우리 몸을 완전히 파괴한다.

염증이 항상 나쁜 것만은 아니다. 염증은 신체가 부상을 입었을 때 치유하도록 돕는 자연스러운 과정이다. 치유가 끝나면 염증은 차단된다. 그런데 염증이 차단되지 않으면 우리는 위험에 빠진다. 만성 염증은 우리에게 치명적인 영향을 미친다. 염증 반응 과정이 일어나는 도중에는 부상 부위에 치유 재료 전달을 용이하게 하려고 조직의 투과성을 높이는 화학 물질들이 면역 세포에서 분비된다. 염증을 활용해 똑같은 화학 물질을 사용하는 종양은 자신의 주변에 투과성을 높이는 자연 장벽을 만들어 성장할 수 있다. 암세포는 자신의 성장을 지속시키기 위해 염증이 필요하다. 이것이 암의 생성 과정에 염증이 중요한 이유다.

몸에 염증이 많은 사람일수록 암에 더 잘 걸리고 생존율도 낮다. 측정된 혈중 염증성 화학 물질 양이 가장 적은 환자들은 그 양이 가장 많은 환자들에 비해 생존율이 두 배 정도 높다는 연구도 있다. 암 환자들 염증 수치는 그들의 생존 확률을 알 수 있는 신뢰할 만한 지표다.

지속적인 염증성 화학 물질 생성은 세포 자멸이라는 자연적인 과정을 방해한다. 세포 자멸은 종양의 통제 불가능한 성장을 예방하기 위해 모든 세포에게 유전적으로 설정되어 있는 세포의 사망 과정이다. 그런데 염증이 세포 자멸을 막음으로써 자연적인 세포의 사망으로부터 암세포를 보호한다.

염증을 예방하고 통제하려면 고품질의 항염증성 영양 보충제를 섭취해야 한다. 아연, 셀레늄, 마그네슘 등의 미네랄과 함께 비타민 A, 비타민 C, 비타민 D, 비타민 E, 카로틴을 섭취하고, 코큐텐, 케르세틴, 알파리포산, 에피갈로카테킨 갈레이트, 쿠르쿠민 등 다른 형태의 항산화제도 섭취하라. 이 모든 영양소는 고품질이어야 한다('제10장 영양 보충제'에서 자세히 다룰 것이다). 신선한 과일과 채소에 들어 있는 수많은 영양소는 염증을 극적으로 줄일 수 있다. 반드시 독소를 피하고 스트레스를 낮추어야 한다. 그리고 비만인 사람들은 감량을 해야 한다.

[나트륨과 칼륨의 불균형]

과도한 소금은 암의 스위치를 켜고 암을 촉진한다. 우리는 너무 많은 소금(염화 나트륨)을 섭취하고 있고, 이것이 암의 유행에 기여하고 있다. 미국 질병 관리 본부의 연구에 따르면, 미국에 사는 사람들은 나트륨을 과도하게 섭취할 확률이 90%나 된다고 한다. 1991년에 《미국 임상 영양 저널American Journal of Clinical Nutrition》에 실린 연구 논문을 포함한 수많은 논문은 나트륨이 과도하게 들어 있는 식단과 암 사이에 강력한 연관이 있다고 발표했다. 나트륨 섭취 상승은 암 발병률을 높일 뿐만 아니라 암의 전이를 가속화하기도 한다.

현재 우리 식단에는 나트륨과 칼륨의 상대적인 섭취량이 근본적으로 바뀌어 있다. 역사적으로 볼 때 우리 식단에는 칼륨 양이 풍부했고, 나트륨 양은 적었다. 전통적인 식단에는 나트륨보다 칼륨의 양이 네 배나 더 많았다. 현재는 비율이 뒤바뀌었는데, 사람들 대부분 칼륨보다 나트륨을 네 배나 더 많이 섭취한다. 이런 일이 일어나는 이유는 우리가 칼륨을 함유한 과일과 채소는 적게 먹고 막대한 양의 소금이 들어 있는 가공식품을 많이 먹기 때문이다. 소금으로 채워진 이런 가공식품을 섭취하면 우리 몸속의 칼륨과 나트륨의 자연스러운 균형이 깨져 버린다. 과도한 소금은 신체의 전기 시스템에 손상을 입히고 세포들을 산성화해서 결국 심각한 결과를 초래한다.

세포 바깥쪽보다 안쪽에 칼륨이 더 많고 세포 안쪽보다 바깥쪽에 나트륨이 더 많을 때 세포는 최상의 작동을 한다. 칼륨과 나트륨의 이런 차이가 전위를 생성하고, 각 세포들이 적은 배터리로 작동하도록 하며, 우리 몸의 전기 시스템이 가동하는 데 필요한 전기를 생성하게 한다. 배터리가 강해지면 당신도 건강해진다. 우리 신체를 전기를 통해 작동하는 장치로도 볼 수 있다. 예를 들어, 전기는 심장이 박동하는 데 사용되는데 각 세포의 배터리 전압은 세포막의 기능에 영향을 미친다. 전압이 낮으면 문제가 발생한다. 우리가 알다시피 세포막의 기능은 건강에 매우 중요하다. 세포막을 통해 산소 전달을 줄이는 것은 무엇이든지 암에 기여한다. 낮은 전압은 세포 속으로의 산소 이동을 억제하고 암세포의 전압은 종종 정상 세포의 절반 정도로 측정된다. 과도한 소금 섭취와 세포 속의 나트륨-칼륨 비율의 변화는 우리 '생명의 배터리'에 손상을 준다. 또한 신체의 자가 규제 및 회복 기능을 훼방하고 세포의 산소 호흡 결핍을 불러일으킨다.

만약 당신 배터리가 방전되었다면 당신도 방전된 것이다. 당신의 모든 배터리가 충분히 충전되어야만 정상적으로 작동할 수 있다. 세포는 충분히 충전되었을 때만 필요한 모든 영양소를 효과적으로 공급받고 노폐물을 배출하며 감염으로부터 스스로를 보호할 수 있다. 건강한 세포는 전압을 90밀리볼트로 유지해 산소와 영양소 운반을 원활하게 한다. 암세포 전압은 보통 45밀리볼트 수준이며, 30밀리볼트 정도로 낮은 경우도 있는데 이는 세포로 유입되는 산소 공급을 차단하는 수준이다. 우리가 섭취하는 가공식품의 과도한 나트륨은 세포 속으로 더 많은 나트륨이 들어가도록 하고 전압을 낮추며 세포막의 전기 속성을 변화시킨다. 이것이 유독하고 영양이 결핍돼 있는 가공식품을 먹지 말아야 하는 또 하나의 이유다. 가공식품에는 너무 많은 소금이 들어 있다.

과도한 소금은 세포 배터리에 영향을 미치는 것 외에도 우리 몸을 심하게 산성화한다. 너무 많은 소금이 들어 있는 음식, 칼륨이 불충분한 음식, 지나치게 산성화된 음식으로 이루어진 식단은 만성 산증에 이르는 첩경이다. 만성 산증은 체액의 산소 수용력을 떨어뜨리며 암의 스위치가 켜지는 것을 돕는다.

나트륨은 주로 가공식품에서 발견되는 데 반해, 칼륨은 주로 신선한 과일과 채소 같은 식물성 식품에서 발견된다. 암을 예방하고 암에서 벗어나려면 세포 속 나트륨과 칼륨의 균형을 정상적으로 복구해야 한다. 당신의 나트륨 섭취량을 하루에 1000밀리그램 이하로 유지하라. 티스푼 2분의 1 정도의 소금에 나트륨 1000밀리그램이 들어 있다. 식품 성분표를 자세히 읽어 보길 바란다. 우리가 섭취하는 소금의 70% 정도는 가공식품으로부터 온다. 다시 한 번 말하지만 당신이 암의 스위치와 촉진에 대한 통제권을 쥐고 있다. 그러니까 이제는 당신 식단에서 과도한 나트륨을 추방하라. 소금 덩어리인 가공식품을 배제하라. 식탁 위 소금통을 조심하라. 소금 대신 향신료를 사용하라. 신선한 과일과 채소를 많이 섭취하라.

[독성 화학 물질]

수많은 화학 물질이 암의 스위치를 켜고 촉진하는 것으로 알려져 있다. 독소는 다양한 방식으로 암을 일으킨다. 유전자를 망가뜨리고 세포의 산소를 빼앗으며 세포 속 산소 대사와 세포 간의 소통을 방해한다. 예를 들면, 헤모글로빈은 산소를 운반하는 적혈구 속 단백질인데,

산소를 취한 후 혈류를 통해 적절한 장소로 적절한 시간에 산소를 배달한다. 여러 종류의 독소가 이런 과정의 모든 단계를 방해할 수 있고, 결국에는 산소 결핍을 일으킨다. 이런 독소들 중 하나가 일산화탄소다. 일산화탄소는 헤모글로빈과 반응해 헤모글로빈의 산소 운반 능력을 떨어뜨린다. 흡연자들은 혈중 일산화탄소 수치가 상당히 높은데 흡연이 암 발생에 기여하는 한 방식이다. 뉴욕처럼 협곡이 있는 대도시에서 거주하고 직장 생활을 하는 사람들은 자동차, 트럭, 버스로 인한 공해 때문에 일산화탄소 수치가 높다. 납은 헤모글로빈 생성을 방해하는데, 대다수의 사람, 특히 노년층일수록 몸속에 매우 많은 양의 납이 들어 있다. 우리 몸속에는 혈중 일산화탄소 양의 균형을 맞춰 주는 수용체 조절 영역이 있다. 다양한 독소가 그 수용체에 영향을 미칠 수 있고, 혈중 일산화탄소 양을 바꿀 수도 있다. 이것이 결과적으로 수용할 수 있는 산소량을 줄여 산소 결핍증을 유발한다.

효소는 우리 몸의 대사 장치에서 중요한 부분을 차지하는 분자다. 효소는 음식의 큰 분자들을 몸에서 사용할 수 있도록 작게 분해한다. 그런 다음 작은 분자들을 호르몬, 신경 전달 물질, 항체와 같은 큰 것들로 재조립한다. 호흡 효소는 산소와 연료가 아데노신삼인산ATP이라 불리는 고에너지 화합물로 들어가는 과정을 담당한다. 독소들이 이 효소를 무력화할 때 산소 호흡은 억제되고 세포가 생성할 수 있는 에너지, 즉 ATP 양도 줄어든다. 만약 ATP 생성이 저하되면 우리는 에너지가 결핍되어 아프게 되고, ATP가 없다면 우리 몸은 기능을 상실할 것이다. 담배는 시안화물(청산가리)을 함유하고 있기에 흡연자들은 혈중 시안화물 수치가 급상승하고 시안화물은 ATP 생성을 돕는 효소를 무력화한다. 중금속의 독성 역시 이 효소들을 무력화한다. 효소가 적절한 기능을 하려면 마그네슘, 아연, 셀레늄 등 미네랄을 필요로 하는데, 비소, 카드뮴, 납, 수은 같은 독성 금속들은 호흡 효소에 들어 있는 영양 미네랄을 쫓아내고 호흡 효소의 작동을 방해한다. 이 역시 산소 호흡의 결핍을 유발한다. 불행하게도 대다수 사람의 몸속에는 나쁜 중금속들이 축적되어 있다(중금속을 피하고 제거하는 방법에 대해서는 '제5장 독소의 경로'에서 상세히 다룰 것이다).

[글루탐산염]

글루탐산염은 식품 첨가물로 사용하는 화합물인 글루탐산 소다MSG의 일종이다. 가공 과정에서 맛이 파괴되기 때문에 맛을 더 좋게 하려는 목적으로 가공식품에 첨가한다. 이 화학 물질은 암을 유발하며, 몸 전체에 영향을 미치는 독성을 가지고 있다. 몇몇 암세포는 글루탐산염 수용체 영역이 매우 넓은 것으로 알려져 있다. 이런 수용체 영역이 자극되면 암 과정을 촉진하고, 암 성장을 빠르게 하며, 암을 더욱 공격적으로 만들어 치명적인 결과를 야기한다.

글루탐산염은 80%에 달하는 가공식품에 들어 있으며 그 농도는 일반적으로 굉장히 높다. 단일 제품에서 다양한 형태의 글루탐산염이 발견되는 것 또한 흔한 일이다. 제품 성분표들은 실제로는 건강하지 않지만 마치 건강한 것처럼 들리는 단어들, 예컨대 천연의 맛, 향신료, 식물 단백질 가수 분해물, 식물성 단백질, 카세인 나트륨, 질감 있는 단백질, 대두 단백질 추출물 등으로 채워져 있다. 이들 모두 글루탐산염을 함유하고 있다. 체인점 피자와 같은 패스트푸드에 글루탐산염을 첨가하는 것은 일상이다. 또한 고급 레스토랑의 수프나 주방장들이 자주 쓰는 소스에도 들어 있다. 이런 이유로 암 환자들은 가공식품이나 패스트푸드를 반드시 피해야 한다.

[영양 결핍]

암은 단순히 세포 내 특정 영양소들의 결핍만으로도 발병할 수 있다. 유전자 손상은 암의 생성 과정에서 중요한 단계다. 우리는 독소와 방사능이 유전자를 망가뜨린다는 것을 알고 있는데, 유전자를 상하게 하는 또 다른 것이 바로 영양 결핍이다. 미국 U. C. 버클리 대학의 생화학 및 분자 생물학과 교수이자 미국 국립 과학원 회원인 브루스 에임스 박사는 유전적 손상을 입은 세포는 필수 비타민과 영양소가 결핍되어 있다고 말했다. 이는 방사능이 미치는 영향과 대등하거나 더 심한 경우라 할 수 있다. 《미량 영양소가 암을 예방하고 노화를 늦춘다 Micronutrients Prevent Cancer and Delay Aging》의 저자이기도 한 에임스 박사는 "우리가 보고 있는 것은 이중고와 같은 것이다. 세포가 가진 유전적 손상은 더 심할 것이고 회복 능력은 더 부족할 가능성이 크다"라고 말했다. 영양소 부족으로 호흡 유전자가 손상되면 세포 속의 산소 호흡은 감소하고 결과는 암으로 나타난다. 모든 사람은 최소 매일 멀티비타민이라도 섭취해야 한다는 것에 미국 국립 과학원을 비롯한 많은 과학자가 동의했다.

특정 영양소 결핍은 DNA 손상과 회복 억제를 조장함으로써 암의 원인이 되는 세포의 유전적 손상을 지속하는 위험성을 크게 높인다. 특정 영양소 결핍에는 비타민 B6, 비타민 B12, 비타민 E, 엽산, 그리고 마그네슘과 아연 같은 미네랄 결핍이 포함된다. 이 영양소들을 포함한 몇 가지 필수 영양소가 대다수의 미국인에게 만성적으로 부족하다는 점을 고려해 볼 때 미국에 암 환자가 굉장히 많은 것은 매우 당연한 일이다.

　비타민과 미네랄 결핍은 에너지를 만들기 위해 연료와 산소를 결합하는 호흡 효소의 능력을 떨어뜨린다. 대부분의 미국인이 산소 호흡에 필요한 필수 영양소가 만성적으로 부족한데 이것이 암의 유행에 기여한다. 비타민 B군, 구리, 철분, 마그네슘, 망간, 셀레늄, 아연의 부족은 암의 과정에 기여한다. 신선한 자연식품으로 이루어진 식단에서 영양 결핍, 독소, 가공식품으로 이루어진 오늘날의 표준 식단으로의 이동은 인류 역사상 우리가 저지른 가장 처참하고 근본적인 변화 가운데 하나다. 게다가 현대의 화학적인 농사법은 토양의 필수 미네랄을 고갈시킨다. 그러므로 아무리 신선하고 자연적이라 할지라도 상업적으로 재배된 식품들은 우리 몸이 건강해지기 위해 요구하는 것들을 더 이상 공급할 능력이 없다.

　이런 변화들로 인해 우리 식단에서 필수 영양소 양은 크게 감소되었다. 또한 이런 결핍들로 인해 면역력이 떨어지고 유전자가 손상되며 산소 호흡이 줄어들었다. 설령 당신의 세포가 충분한 산소를 얻는다 할지라도 영양 결핍 때문에 산소를 처리하는 대사 장치가 제대로 작동하지 못한다면 결과는 산소가 전혀 없는 상태와도 같다. 산소 호흡이 당의 발효와 암으로 대체되는 것이다.

　암을 예방하고 치료하기 위해 우리가 할 수 있는 가장 중요한 일은 유기농으로 재배한 신선한 과일과 채소를 많이 먹고 고품질의 영양 보충제를 섭취하는 것이다. 신선한 과일과 채소에 함유된 영양소들은 암의 모든 과정을 방해한다고 알려져 있다. 이런 섭취 방법에는 후유증은 전혀 없고 오직 이로움만 있을 뿐이다. 과일과 채소에 들어 있는 여러 가지 영양소는 암을 예방한다. 먹는 것에 대한 통제권은 바로 당신에게 있다.

[혈소판 응집]

혈전은 암의 생성 과정에 기여한다. 혈소판이 하나로 뭉치면 혈전이 생긴다. 큰 혈전은 뇌졸중과 심장 마비를 일으킨다. 우리가 인식하지 못하는 작은 혈전들은 암의 생성 과정에 한몫을 하는데, 그 이유는 작은 혈전들이 세포에 공급되는 산소량을 감소시키기 때문이다. 혈구들이 함께 뭉치면 산소의 흡수와 운반이 줄어든다. 적혈구가 함께 모이면 아주 작은 모세 혈관들을 통과할 수 없게 되며, 이로 인해 세포로 유입되는 산소 운반량은 더 적어진다.

혈전들이 제거되면 암 사망률이 크게 줄어들 수 있다. 혈액의 흐름 속도가 좋은 상태로 유지되면 조직에 산소 공급을 원활하게 하는 데 도움이 된다. 암으로 사망하는 사람들 가운데 90%는 전이로 인한 것이다. 전이는 암세포가 첫 번째 종양에서 흘러나온 후 다른 장기들의 뿌리까지 잠식하는 것을 말한다. 작은 혈전들은 세포에 필요한 산소를 빼앗을 뿐만 아니라 모세 혈관의 혈류를 제한하고 혈액의 흐름 속도를 더디게 만든다. 그로 인해 암의 스위치를 켜는 것을 돕기도 하지만 암세포가 혈류를 따라 이동하는 것을 막아 주기도 한다. 이때 모세 혈관을 통해 여행을 하는 암세포들이 혈관 벽에 달라붙어 주위에 있는 조직에 침입하게 된다. 이것이 암의 진행 과정을 촉진한다. 혈액이 빠르게 흐르면 이런 상황이 줄어든다.

마트에서 파는 지방과 기름이 혈소판 응집의 원인이 된다. 이런 지방과 기름은 생물학적으로 부적절하며 세포막을 망치는 것들이다. 올바른 필수 지방산을 섭취하면 혈소판 응집이 감소되고 산소 이동이 원활해지며 혈류 속도를 높일 수 있다. 그 결과 암세포들이 달라붙어 새로운 조직에 침입하는 능력이 떨어진다. 따라서 혈전을 예방하려면 올바른 필수 지방산 섭취가 반드시 필요하다. 생선 기름과 아마인유 모두 혈소판을 미끌미끌하게 만들어 혈소판이 서로 쉽게 달라붙지 못하게 한다. 또한 이 기름들은 염증도 줄여 준다. 생선 기름과 아마인유가 혈전 위험성을 상당히 떨어뜨린다는 점은 이미 수많은 연구로 증명됐다.

혈전의 또 다른 원인은 과도한 나트륨에 있다. 과도한 나트륨은 세포의 전기적 성질에 변화를 주어 반발성을 약화해 혈전이 서로 달라붙을 가능성을 높인다.

설탕 또한 혈전의 원인이 된다. 설탕과 정제된 탄수화물을 섭취하면 혈당을 위험할 정도로 급상승시킨다. 몸은 췌장에서 인슐린을 분비해 이 위기에 대응하는데 이것이 인슐린 스파이크(혈당 지수가 높은 탄수화물이 우리 몸에 다량 들어올 때 우리 몸이 그에 대처하기 위해 많은 인슐린을 공급하는 것—옮긴이)를 일으킨다. 인슐린은 혈전 생성을 촉진한다. 높은 인슐린 수치는 섬유소(혈액이 응고할 때 생기는 섬유 모양의 단백질—옮긴이) 분해를 억제한다. 섬유소는 혈전의 주성분인데, 섬유소가 순조롭게 분해되지 못하면 혈전이 생성된다. 당뇨병 환자들은 인슐린 수치가 높기 때문에 더 많은 혈전을 지니고 있어 결과적으로 심장 마비나 뇌졸중에 걸릴 가능성이 높다. 설탕을 함유한 식단, 과일 주스, 정제된 곡물 섭취는 인슐린을 상승시키고 혈전 생성을 촉진한다. 당신의 혈중 인슐린 수치를 높이는 것은 무엇이든지 혈소판 응집의 원인이 된다.

비만도 혈전 생성을 촉진한다. 비만인 사람들의 지방 세포는 에스트로겐을 생성하는데, 이는 특정 암에 대한 위험성을 높일 뿐만 아니라 혈전 생성 위험성도 높인다.

당신이 혈중 당분의 양을 높이면 당은 당화 반응 과정에서 혈중 단백질과 반응하는데, 당화 반응은 혈액을 걸쭉하게 만들어 혈액 흐름을 제한하는 효과를 낸다. 설탕은 곡물, 빵, 탄산음료, 과일 주스와 같은 '혈당이 높은' 음식들과 함께 당신의 식단에서 제거되어야 한다.

올리브유는 건강한 식단에서 눈에 띄는 역할을 한다. 올리브유의 항염증·항산화 효과는 혈소판 응집과 혈전 형성이 어려운 혈관 환경을 조성한다. 또한 올리브유는 혈소판이 서로 달라붙어 응고 과정을 일으키게 하는 혈소판 활성 인자 억제제를 풍부하게 함유하고 있다. 단, 올리브유의 혜택을 얻으려면 마트에서 파는 '엑스트라 버진 올리브유'로 가장한 분순물이 섞인 일반적인 오일 대신 진짜 올리브유를 사용해야 한다(올리브유에 대해서는 '제4장 영양의 경로'에서 자세히 다룰 것이다).

나토키나아제 같은 항섬유소 효소를 보충하는 것도 혈전 생성과 암의 전이를 줄이는 데 도움이 될 것이다. 쿠르쿠민은 응고를 촉진하는 피브리노겐 수치를 줄이는 데 특히 효과적이다. 징코빌로바(은행잎 추출물)는 혈액을 맑게 하는 데 좋은 약용 식물이다. 올리브유가 혈소판 활성 인자를 억제하는 것처럼 징코빌로바도 응고를 줄이고 혈액 순환을 개선한다. 또한 징코빌로바는 항산화제이며 콜레스테롤 수치를 낮춰 준다. 비타민 E 역시 응고를 예방하는 데 도움이 되는데, 대부분의 미국인은 비타민 E가 결핍되어 있다. 마그네슘은 응고 속도를 늦춰 주고 섬유소 용해(섬유소와 혈전을 분해하는 것)를 활성화한다. 마늘 역시 혈소판 응집과 혈전을 감소시킨다. 혈소판 응집은 암을 유발한다. 그러나 당신은 이 과정을 통제할 수 있다.

[엑스레이]

엑스레이는 전리 방사선의 일종인데, 전리 방사선은 보편적으로 인식된 암의 원인 가운데 하나로 잘 알려져 있다. 방사선은 DNA를 망가뜨리고 암의 스위치를 켠다. 전리 방사선이 안전하지 않다는 사실이 밝혀졌음에도 불구하고 주류 의학은 여전히 진단용 엑스레이 촬영이 안전하다고 주장하며 전리 방사선이 DNA를 망가뜨리고 암의 스위치를 켠다는 사실을 인정하지 않고 있다. 방사선은 DNA 손상 외에도 건강한 세포의 호흡 효소도 손상해 결국 산소 호흡 결핍을 야기한다.

의사, 핵물리학자, 유명한 방사선 전문가이자 《암과 허혈성 심장 질환 병인으로서의 의학적 시술 과정의 방사선 노출Radiation from Medical Procedures in the Pathogenesis of Cancer and Ischemic Heart Disease》의 저자인 존 고프먼 박사는 수십 년간 연구 끝에 엑스레이가 모든 암의 60% 이상에서 필수적인 보조 인자라고 결론을 내렸다. 고프먼 박사는 유방 조영술, 가슴·척추·허리·목의 엑스레이 촬영이 유방암 원인 가운데 80% 이상을 차지한다고 밝혔다. 방사선에 의한 유전자 손상은 일생 동안 누적되며, 적은 노출의 축적만으로도 암 발생률이 증가한다. 2005년 미국 국립 과학원에서는 아무리 적은 양일지라도 방사선에 노출될 때마다 암 위험성이 높아진다고 발표했다.

컴퓨터 단층 촬영CT은 특히 위험하다. 엑스레이에 노출되는 양이 과하기 때문이다. 단일 전신 CT 촬영을 받은 사람이 방사선에 노출되는 양은 일본의 원자 폭탄 생존자 노출 방사선 양에 근접한다고 한다. 촬영을 할 때마다 방사선 노출량은 늘어만 간다.

치과용 엑스레이를 포함한 의료용 엑스레이는 암의 유행에 기여한다. 대부분의 엑스레이 촬영은 사실 불필요한 것들이다. 연구자들은 진단용 엑스레이 촬영의 90% 정도는 의학적인 가치가 전혀 없다고 한다. 당신은 엑스레이 촬영이 절대적으로 필요하다고 확신하지 않는 한 엑스레이 촬영 여부에 '아니요'라고 말해야 한다. 특히 어린이들은 방사선에 취약하므로 엑스레이로부터 보호해 주어야 한다.

[감염]

만성 감염은 면역력을 고갈해서 암 예방 및 암과의 싸움을 어렵게 만든다. 더불어 면역 반응은 소중한 영양소들을 다 소진하고 독소를 만들며 유전자를 망가뜨리는 활성 산소를 생성한다.

과학자들은 사람에게 생긴 종양 중 15% 정도가 바이러스와 연관되어 있다고 말한다. 바이러스성 만성 질염, 곰팡이 감염, 세균성 감염, 기생충 감염 모두 암의 생성 과정에 역할을 한다. 모든 만성 감염은 면역 체계를 약화시킨다. 질염의 주요 노폐물은 에틸알코올로 대사 작용을 하는 아세트알데히드(아세트산, 솔벤트, 고체 연료 등의 원료)다. 에틸알코올은 에너지 생성에 필요한 효소를 억제하고 유전자에 활성 산소 손상을 입히며 철분 흡수를 억제한다. 철분은 혈액이 산소를 운반하는 데 필요하기 때문에 철분 부족은 산소 부족으로 이어진다(암은 산소 결핍 병이라는 것을 기억하자). 감염이 우리에게 영향을 미치는 데는 다양한 방법이 있다. 면역 체계는 조직 및 DNA를 망가뜨리는 염증성 화합물을 생성해 감염에 대응한다. B형 간염 바이러스는 암으로부터 보호해 주는 150여 개의 유전자 스위치를 꺼 버릴 수 있다. 또 인유두종 바이러스는 종양 억제 유전자를 비활성화하는 것으로 알려졌다.

한편 헬리코박터균은 만성 염증을 유발한다. 모든 면역 반응은 아연, 비타민 A, 비타민 C, 비타민 E, 그리고 카로티노이드와 같은 중요한 영양소들을 써 버린다. 이처럼 면역 반응은 이런 필수 영양소들 결핍을 초래하는데 사실 이 영양소들은 처음부터 공급 부족에 시달려 왔다.

만성 감염은 단지 불편함 그 이상이다. 질염, 만성 축농증, 근관 농염과 같은 치아 감염은 해결해야 한다. 근관을 치료한 치아 대부분은 감염되어 있는데, 이 죽은 치아에 갇혀 있는 박테리아는 몸 전체에 독을 가하고 암의 위험성을 높이는 강력한 독소를 생성한다. 감염된 치아 근관의 티오에테르 같은 몇 가지 독소는 그 자체로 사람 몸 안에서 암을 일으킬 수 있다. 많은 대체 암 전문가는 암 환자들에게 신경 치료를 받은 모든 치아를 제거할 것을 권고했다. 단, 아주 경험 많은 치과 전문의에 의해 안전하게 제거해야 한다. 치근막과 1밀리미터 정도의 턱뼈도 동시에 제거해야 한다.

[세포 자멸의 손상]

세포 자멸은 암을 예방하고 암의 스위치를 끈다. 세포 자멸이란 손상되고 불필요하며 쓸모없고 제 기능을 하지 못하는 세포들을 몸에서 정상적으로 처리하는 방식이다. 이는 암을 예방하고 회복하는 데 매우 중요하다. 때때로 '세포 자살'이라 불리기도 하는 세포 자멸은 늙고, 불필요하고, 건강하지 않은 세포들을 제거함으로써 건강을 유지하는 데 중대한 역할을 하는 조절 장치다. 성인은 세포의 죽음과 분열을 통해 세포 숫자가 상대적으로 일정하게 유지된다. 세포의 죽음으로 유사 분열률의 균형이 이루어질 때 자가 규제에 성공한 것이다. 만약 이 평형 상태가 방해를 받고 세포의 죽음보다 분열이 빨라지면 종양이 생긴다. 암세포의 특성을 정의하자면, 세포 자멸을 방해하는 화학 물질을 생성함으로써 정상적인 세포의 죽음을 방해하는 능력이라 할 수 있다.

세포 자멸은 유전자에 의해 조절된다. 세포 자멸이 일어나기 위해서는 세포가 죽으라고 하는 외부적 혹은 내부적 명령을 받아야 한다. 이 과정이 손상되면 암에 걸릴 수 있다. 세포들이 활성 산소에 의한 손상을 입었을 때 세포 자멸 유전자 또한 손상되며 암에 대한 보호 장치를 잃게 된다. 이 유전자를 보호하면 암 예방에 도움이 되고 세포 자멸 유전자를 복구해 회복에 도움을 줄 수 있다.

세포 자멸을 돕는 영양소로는 쿠르쿠민, 케르세틴, 녹차 추출물, 인삼, 레스베라트롤, 비타민 E 호박산염, 필수 지방산 등이 있다. 비타민 A, 비타민 C, 비타민 E, 비타민 D, 미네랄 칼슘 등은 세포 자멸을 조절하는 데 도움이 된다고 증명되어 왔다. 페놀, 타닌, 플라보놀, 안토시아닌이 함유된 블루베리 같은 식품은 세포 자멸을 돕는다. 올리브에 들어 있는 안토시아닌은 건강한 지중해식 식사를 통해 얻을 수 있는 중요한 혜택이다. 콩과 같은 수용성 식이 섬유가 많이 들어 있는 식품은 세포 자멸을 돕는다. 장내 세균이 섬유를 발효시켜 세포 자멸을 지원하는 단쇄지방산이 생성되기 때문이다. 미니 양배추나 일반 양배추와 같이 시니그린이라 불리는 화합물이 함유된 식품들 역시 세포 자멸을 돕는데, 시니그린은 장내 세균에 의해 분해되어 세포 자멸을 지원하는 화합물로 형성된다.

펙틴도 세포 자멸을 돕는다. 다양한 식물 세포에서 발견되는 복합 다당류 가운데 하나인 펙틴은 잼, 젤리, 통조림 재료의 농축제로 사용된다. 사과, 자몽, 오렌지, 살구 등에는 다량의 펙틴이 들어 있다. 보통

감귤류에 들어 있는 식이 섬유의 60~70%가 펙틴이다. 그 밖에 바나나, 비트, 양배추, 당근에서도 펙틴을 얻을 수 있다.

반면에 세포 자멸을 방해하는 것들도 있다. 만성 염증은 세포 자멸을 방해해 암이 성장하도록 만든다. 벤젠이나 톨루엔(염료나 화약 등의 원료), 프탈레이트 등 여러 독성 화학 물질도 세포 자멸을 억제한다. 프탈레이트는 유연성을 높이기 위해 플라스틱 비닐에 주로 사용된다. 현재 이 물질들은 음식, 건축, 가구, 자동차 산업의 플라스틱 제품 등에 폭넓게 쓰인다. 당신이 새로 구입한 자동차가 암을 유발할 수도 있다. 신차 냄새와 코팅된 실내 유리창이 프탈레이트 오염을 보여 주는 본보기다. 프탈레이트는 화장품, 향수, 헤어스프레이, 농약, 목재용 마감재, 방충제, 솔벤트, 윤활유, 그리고 음식 산업 등에 광범위하게 사용된다. 이 독성 화학 물질들은 우리가 사는 환경 도처에 널려 있어 우리 몸의 조직 내에 생물학적으로 축적이 되며, 건강에 큰 악영향을 미친다.

독성 화학 물질과 만성 염증으로 인한 세포 자멸 억제는 암을 일으키고 촉진한다. 많은 양의 신선한 과일과 채소, 그리고 고품질의 영양 보충제로 구성된 식단으로 세포 자멸을 강화하면 암을 예방하고 치유하는 데 도움이 될 것이다. 이 중요한 생물학적 과정을 지속하는 것은 필수적이다.

[혈관 신생]

혈관 신생이 암을 촉진한다. 혈관 신생은 기존에 있던 혈관에서 새로운 혈관이 자라나는 과정이다. 이것은 성장과 발달뿐만 아니라 상처 치료에 있어 정상적인 과정이다. 그러나 종양이 양성 휴면 상태에서 악성 상태로 전환되는 기본 단계이기도 하다. 암이 성장하는 데 혈관 신생은 필수 요소다. 혈관 신생이 없다면 종양은 지름 2밀리미터 이상 자랄 수 없다. 암을 예방하거나 암에서 회복되려면 혈관 신생을 억제하는 식사를 해야 한다.

종양은 다양한 성장 인자를 분비해 혈관 신생을 촉진한다. 이 성장 인자들은 종양에 모세 혈관의 성장을 유도해 종양을 자라게 한다. 종양의 성장에 필요한 영양소들을 공급하고 유독 폐기물을 제거해 주는 것이다. 우리 대부분의 몸속에는 비교적 무해하고 작은 암세포 무리들이 이미 존재하고 있다. 그런데 이 암세포 무리들이 커지기 시작하면 문제가 된다. 이 암세포 무리들이 성장하는 종양으로 변화할 때, 그리고 종양이 전이되어 몸속 다른 장기들로 퍼질 때, 필수적으로 요구되는 과정이 바로 혈관 신생이다.

암세포 덩어리 주변의 정상적인 조직들에게 분자들을 내보내라는 해제 명령을 내리면 특정 유전자들이 활성화된다. 이 유전자들이 새로운 혈관의 성장을 촉진하는데, 새로운 혈관은 정상 세포와 암세포의 복합체로부터 만들어진다. 이 혼합물은 종양 세포가 혈액으로 흘러들어 가는 것을 용이하게 해서 결국 멀리 갈 수 있도록 해 준다. 전이와 같은 차후의 성장에도 영양분 공급과 더 많은 혈관 신생이 요구된다.

혈관 신생 촉진을 막기 위해 우리가 꼭 피해야 할 특정 화학 물질들이 있다. 미국인 식단의 표준이라 할 수 있는 오메가-6 지방산의 과잉이 혈관 신생을 촉진한다. 이것이 옥수수기름, 콩기름, 해바라기씨유, 홍화씨유, 땅콩기름, 카놀라유 등 마트에서 파는 식용유들을 피해야 하는 또 다른 이유다. 과도하게 가공된 이런 식용유들은 오메가-6 함유량이 너무 많기 때문에 섭취하면 안 된다. 비소도 혈관 신생을 촉진한다. 비소는 수돗물에 첨가되는 불소에 들어 있는 오염 물질이다. 따라서 정수되지 않은 수돗물은 마시지 말아야 한다.

비스페놀 A 또한 혈관 신생을 촉진한다. 2009년 미국《소아외과 저널Journal of Pediatric Surgery》의 한 연구에서는 비스페놀 A에 노출된 동물들에게서는 노출되지 않은 동물들보다 전체 종양의 크기, 무게, 혈관 밀도의 수치가 50% 이상 더 높다는 것을 발견했다. 비스페놀 A는 통조림 내벽의 플라스틱뿐만 아니라 여러 가지 플라스틱 제품에서 발견된다. 미국 질병 관리 본부에 따르면 미국인의 90% 이상이 몸속에 비스페놀 A가 축적되어 있다고 한다. 통조림 식품과 캔 음료뿐만 아니라 플라스틱 병에 들어 있는 물과 음료수도 피하라.

디젤 자동차의 배기가스도 혈관 신생 촉진제다. 2009년 〈사이언스 데일리〉에 발표된 연구에 따르면 디젤 자동차의 배기가스는 새로운 혈관 생성을 촉진하는 화학적 신호(혈관 내피 생성 인자)를 활성화한다. 이것이 성장하는 종양의 먹이가 될 수 있다. 디젤 배기가스에 노출되면 산소 농도가 낮을 때의 혈관 성장에 필수적인 단백질(저산소증 유도 인자) 수치를 올린다. 또한 종양 성장을 억제할 수 있는 물질을 생성하는 효소 활동을 떨어뜨릴 수 있다. 더 나아가 디젤 배기가스에 노출된 조직들은 암을 일으키고 촉진하는 만성 염증을 일으킨다. 디젤 배기가스는 최대한 피하라. 만약 당신이 도로 근처에 살고 있다면 반드시 고품질의 공기 청정기를 사용해 자신과 가족들을 보호하라.

혈관 신생을 방해하는 것이 종양의 성장과 전이를 멈추는 길이다. 오메가-3 지방산 DHA는 혈관 신생을 억제하는 것으로 알려져 있다. 채소에서 발견되는 몇 가지의 플라보노이드 역시 혈관 신생을 방해하는 것으로 알려져 있다. 마늘, 셀러리, 녹차에서 혈관 신생을 억제하는 영양소들이 발견되었다. 미네랄 셀레늄도 혈관 신생을 억제한다. 이것이 고품질의 멀티비타민을 매일 섭취해야 하는 또 다른 이유이기도 하다. 암을 예방하고 암에서 벗어나기 위해서는 좋은 영양소를 섭취하고 환경의 독소들을 피해 혈관 신생을 억제해야 한다.

암세포들을 자라지 못하게 하려면

──── ── ── ──── 자동차 운전과 암 촉진에 대한 비유를 다시 떠올려 보자. 암의 성장을 막으려면 액셀러레이터에서 발을 떼고, 브레이크를 밟고, 시동을 끄고, 자동차를 주차하면 된다. 최고의 전략은 암의 성장을 막는 것이다. 우리 대부분의 몸속에는 아주 작은 미세 암세포들이 있다는 것을 기억하라. 이런 미세 종양들을 차고 안에 있는 자동차라고 생각하자. 당신이 일련의 행동들을 하지 않는 한 자동차는 계속 그 자리에 머무를 것이고 어떤 곳으로도 가지 않을 것이다. 이제 당신이 할 수 있는 일을 알려 주겠다. 자동차를 차고 안에 그대로 두어라! 암을 차고 안에 가둬 두는 것이 차고 밖으로 나가 과속을 해서 당신 몸에 신체적 손상을 준 암을 멈추려고 애쓰는 것보다 훨씬 쉽다.

우리 몸속의 이런 미세 암세포 무리들은 성장할 수 있기만을 기다리고 있다. 그러나 이 세포들은 콜라겐과 엘라스틴으로 만들어진 결합 조직에 둘러싸여 있으며 이 결합 조직이 차고의 역할을 한다. 종양이 이런 한정적인 환경 속에 분리되어 있으면 성장할 수 없다. 암세포가 차고에서 벗어나 성장하려면 암세포는 콜라겐 분해 효소를 만들어 내야 한다. 콜라겐 분해 효소는 미세 암세포 무리를 둘러싸고 있는 결합 조직을 녹이고 암세포들이 차고에서 밖으로 나와 조직을 통해 이동하게끔 만든다. 콜라겐 분해 효소는 암이 퍼지는 데 중요한 역할을 하는 데, 암세포가 더 많은 효소를 만들어 내 콜라겐이 효소에 더 취약하게 만듦으로써 암세포의 성장과 전이를 가속화한다.

콜라겐 분해는 자연스러운 과정이다. 면역 세포는 이 분해 방식을 통해 조직 사이에 길을 내어 들어간다. 손상되거나 감염된 조직에 접근해 스스로 해야 할 일을 하기 위해서다. 이것은 유용한 과정인데 보통 잘 통제가 된다. 그러나 통제를 벗어날 경우 심각한 감염, 만성 염증, 그리고 암이 발생한다.

자연의 섭리는 콜라겐 분해 과정을 통제해 우리를 감염, 염증, 암으로부터 보호하도록 되어 있다. 하지만 우리의 잘못된 식단은 자연의 통제 시스템에 도움이 안 된다. 강하고 건강한 콜라겐은 충분한 양의 비타민 C에 달려 있다. 대부분의 우리에게는 비타민 C가 충분하지 않다. 서투르게 형성된 콜라겐은 손상에 더 민감하다. 특히 중요한 영양소는 아미노산 리신인데 우리 대부분 리신을 충분히 얻지 못한다. 리신은 콜라겐을 만드는 데 사용될 뿐만 아니라, 콜라겐 분해 효소가 콜라겐을 공격하려고 달라붙는 콜라겐 분자 부위에 부착되기도 한다. 만약 당신에게 건강한 콜라겐이 있다면, 리신이 이런 부위들에 부착되어 콜라겐 분해 효소를 막아 주고 콜라겐 분해를 억제할 것이다. 리신은 차고 출입문의 효과적인 잠금장치가 된다. 리신은 감염과 만성 염증을 억제할 뿐만 아니라 암을 예방하고 기존에 있던 암이 전이되는 것을 막는다.

비타민 C, 케르세틴, 프롤린, 리신 등은 강한 콜라겐을 만드는 데 필수적이다. 당신이 암에 걸렸다면 이런 영양소들을 반드시 보충해야 한다.

우리는 이번 장에서 암이란 무엇이며 암이 어떻게 생성되는지에 대해 탐구해 보았다. 또한 세포 속 산소 호흡의 결핍이 암의 주요 원인이라는 것을 알게 되었다. 암의 생성 과정, 암을 성장시키고 퍼지게 하는 생물학적 스위치를 켜는 것과 촉진제에 대해서도 주목해 보았다.

이번 장에서 설명한 모든 스위치와 촉진제가 반드시 모든 상황에 작용하는 것은 아니다. 그렇지만 이런 것들에 주의를 기울인다면 당신은 암의 예방과 치유에 최선을 다하는 것이다.

암은 생물학적 과정이다. 암에 걸리려면 그 과정의 스위치를 켜면 된다. 당신이 그 과정의 스위치를 켤 수 있다면, 끌 수도 있다. 어떤 문제라도 원인을 제거하면 해결된다. 좋은 소식은 당신이 이제 원인을 알기에 이 과정을 통제할 수 있다는 것이다. 그러므로 당신은 암을 꺼버릴 수도 있고 꺼져 있는 상태를 유지할 수도 있다.

대부분의 미국인, 특히 50세 이상 사람들 몸속에는 꽤 많은 미세 암세포 무리가 있다. 우리의 유일한 선택은 미세 종양들이 더 이상 성장하지 못하게 하는 것이다. 만약 당신의 미세 종양들이 이미 성장하고 있을지라도 그것들이 진단되기까지는 몇 년이 걸린다. 이 말의 의미는 당신에게는 이런 미세 종양들이 문제가 되기 전에 생활 방식을 바꿔 미세 종양들이 사라지도록 할 만한 시간이 있다는 뜻이다. 지금 당장 가공된 기름, 설탕, 소금, 밀, 유제품, 과량의 동물성 단백질을 피하라. 당신이 먹는 음식과 환경 속 독소들도 피할 수 있는 한 피하라. 이 모든 것은 암의 과정을 통제하는 데 매우 중요한 일이다. 잘 먹는다는 것은 그리 대단하고 복잡한 일이 아니다. 가공식품을 피하라는 것이다. 신선한 채소를 더 많이 먹고 고품질의 영양 보충제 프로그램을 따르라. 이제부터는 여섯 가지 경로가 어떻게 건강과 질병, 더 나아가 암의 과정에 대한 당신의 통제력 증진에 도움을 줄 수 있는지 자세히 살펴보도록 하자.

제 4 장

영양의 경로

우리 인간들이 소비하는 음식은 과거 10만 년 동안보다
지난 100년 동안에 훨씬 더 극심한 변화를 겪어 왔다.
우리가 우리 몸에 집어넣은 음식은
현재의 유행성 질병과 만성 질환의 씨앗이다.

—랜들 피츠제럴드(《100년 동안의 거짓말》 저자)

21세기의 획기적인 약은 음식이다.

—진 카퍼(《음식 : 기적의 약》 저자)

혈당을 높이는 식습관을 유지하면서 암을 이기려고 하는 것은
나무에 휘발유를 붓고 있는 사람 옆에서 불을 끄려고 하는 것과 같다.

—패트릭 퀼린(《암을 이기는 영양 요법의 힘》 저자)

모든 질병의 원인 중 가장 중요한 것은 영양 결핍이다. 심장병, 암 같은 만성 질환들뿐만 아니라 감기, 독감 같은 전염성 질환들도 마찬가지다. 세포의 기능 장애라는 하나의 질병, 그리고 결핍과 독성이라는 두 가지 원인만 존재한다는 점을 기억하라. 사실 '질병'이라는 것은 존재하지 않으며 그저 이 단어가 우리에게 주입되었을 뿐이다. 의료계에서는 수천 가지 상황에 여러 이름을 붙여 질병이라 부른다. 또한 불행한 희생자들에게 큰 피해를 줄 수 있는 엄청난 힘을 질병이라는 단어에 부여한다. 이런 체계는 개인의 권한을 빼앗는 것이다. 이른바 질병이라고 불리는 모든 것은 한 가지 조건으로 인한 증상들일 뿐이다. 그 조건이란 바로 세포의 기능 장애다. 세포는 정상적인 기능을 하거나 못하거나 둘 중 하나다. 기능 장애를 일으킬 때 세포는 수천 가지의 다른 질병이 아니라 수천 가지의 다른 증상을 만든다. 질병이란 세포가 오작동하는 것이지 우리가 발견하는 증상들이 아니라는 의미다. 생명을 유지하기 위해 복잡한 일들을 하는 세포에게 필요한 영양소가 공급되지 못하면 세포는 기능 장애를 일으킨다.

영양은 건강의 문을 여는 열쇠

──── ── ── ── 병에 걸리고 싶다면 미국인의 표준 식

단SAD : Standard American Diet으로 식사를 하면 된다. SAD에는 주요 영양소들이 결핍되어 있고 독성 화학 물질이 가득하다. 이민자가 미국으로 이주해 SAD를 받아들이면 암 발병 위험성이 높아진다. 2009년《암 역학, 생체 지표와 예방Cancer Epidemiology, Biomarkers and Prevention》저널의 한 연구는 플로리다에 살고 있는 남미 출신 사람들이 그들의 고향에서 사는 사람들보다 암 위험성이 40%나 높다는 결과를 발견했다. 암을 유발하는 식습관은 암을 도와주는 내부 환경을 만든다. 암을 치유하고자 한다면 암을 돕지 않는 환경을 만드는 식사를 해야 한다. 즉 항암 식습관으로 바꾸어야 한다. 항암 식습관은 대부분의 사람에게 암을 유발하는 기존 식습관에 대한 근본적인 변화를 요구한다.

당신이 할 수 있는 일 가운데 가장 최악의 일은 바로 그 자리에 머무는 것이다! 암을 유발하는 SAD를 먹는 사람에게는 식습관 변화가 가장 중요하다. 한 번에 한 단계씩 내디디면서 개선해 나가면 된다. 당신의 삶에서 설탕을 빼는 것부터 시작하라. 그리고 건강한 오일로 만든 드레싱을 곁들인 샐러드를 많이 섭취하라. 고품질의 영양 보충 프로그램을 시작하라. 음식을 선택해야 할 때 대부분의 사람은 대체로 잘못된 선택을 한다. 이제는 잘못된 선택 앞에서 과감하게 돌아서라. 매번 올바른 선택을 한다면 결과는 극적으로 바뀔 것이다. 이것에 광적으로 신경을 쓸 필요도 없고 완벽해지려 애쓸 필요도 없다. 차근차근 밟아 가는 단계들이 결국 당신을 암이 없는 삶으로 데려가 줄 것이다.

좋은 식습관이 답이다
─── ──── ──── 과일과 채소 위주의 식습관은 암의 위험성을

50%나 낮추고 어떤 경우에는 75%까지도 낮출 수 있다! 영양이 결핍되면 새로운 세포들이 비정상적으로 형성되고 그 세포들에게 화학적 불균형이 생긴다. 그 결과 세포의 기능 장애와 질병이 발생한다. 예를 들어, 필수 영양소인 비타민 D의 결핍이나 오메가-6 지방산의 과잉은 면역력을 억제하고 암이 성장하는 데 필요한 환경을 촉진한다.

당신이 먹는 것이 곧 당신이다. 몸속 모든 세포는 당신이 먹고 마신 것들로 만들어진다. 그런데 문제는 역사적으로 건강에 좋고 영양가 높은 우리 조상들의 식단과 오늘날 우리가 먹는 가공된 화학 식품 사이에는 엄청난 차이가 있다는 것이다. 잘못된 음식을 먹을 경우 세포들이 정상적으로 형성되어 작동하는 것은 불가능하다.

DNA 분석에 의하면 우리 식습관이 극적으로 바뀌어 온 지난 4만 년 동안 정작 인간 DNA의 변화는 아주 적었다. 우리 유전자들은 여전히 수렵 채취인들과 같고 당시 그들이 먹던 것과 같은 영양소들을 필요로 한다. 하지만 우리는 현재 그런 영양소들을 얻지 못하고 있어 비극적인 만성 질환과 암이 유행하고 있는 것이다. 현대인들의 식단은 생물학적으로 부적합한 설탕, 곡물, 유제품, 가공식품으로 넘쳐 나고 있다. 신선한 채소를 많이 먹는 나라의 암 발병률이 더 낮다는 사실을 뒷받침하는 자료들은 이미 충분하다.

건강과 생물학적 젊음을 유지하며 질병을 예방하고 치유하기 위해 누구든지 할 수 있는 가장 중요한 방법은 올바른 식사를 하는 것이다. 그런데 대부분의 사람은 자신은 이미 좋은 식습관을 가지고 있다고 오해한다. 이 터무니없는 착각 때문에 일부 사람들만 변화의 필요성을 자각하고 있다. 일반적인 미국식 식습관으로는 건강한 삶을 절대로 유지할 수 없다. 엄격한 식습관을 지킨다 하더라도 어떤 음식이 정말 건강한 음식인지 잘못 알고 있다면 도움이 되지 않는다. 실제로 미국 국립 과학원의 1998년 보고서에 따르면, 좋은 식습관을 지녔다 할지라도 필요한 모든 영양소를 섭취하는 것은 불가능하므로 영양 보충제가 필요하다고 한다.

이제는 우리 몸이 요구하는 것들을 공급해 주는 식습관으로의 큰 변화가 필요하다. 더불어 고품질의 영양 보충제도 섭취해야 한다.

2000여 년 전 현대 의학의 아버지인 히포크라테스는 "음식이 약이 되게 하라"라고 말했다. 히포크라테스는 그 당시에도 옳았고 지금도 여전히 옳다. 하지만 불행하게도 현대 의사들은 히포크라테스를 무시한 채 약을 처방하고 있다. 세포는 약으로 만들어지는 것이 아니라 영양소로 만들어진다. 만약 당신이 어느 한 군데라도 아프다면, 이는 영양소 부족이 문제의 전부는 아니라 하더라도 문제의 일부라고 확신해도 좋다. 그러므로 의사가 약을 처방해 줘도 영양 결핍이 해결되지는 않는 것이다. 당신이 약을 복용하는 동안에는 독소가 가득한 화학 물질들이 세포를 오염하고 영양 결핍을 일으켜 당신을 더욱 병들게 하고 계속 아프게 만든다. 처방 약은 독소로 질병을 일으키지만 영양소들은 질병을 예방하고 치료한다. 질병을 예방하고 치료하고 싶다면 세포에게 영양소를 공급해야 한다. 질이 나쁜 식단이 당신을 병들게 한 경우, 약이 당신의 문제를 해결해 주지 않는다. 당신이 선택하는 모든 음식, 당신이 먹는 한 입 한 입이 당신 건강에 영향을 미친다. 당신은 끼니마다 건강을 증진하거나 악화하는 선택을 하는 것이다.

당신 세포들은 중대한 일들을 한다. 그러나 세포들이 필수 영양소들을 정기적으로 얻지 못하면 그 중요한 일들을 할 수가 없다. 필수 영양소가 없으면 세포들은 기능 장애를 일으키는데, 그중 단 한 가지라도 만성적으로 결핍된다면 당신은 아프게 된다. 모든 영양소는 하나의 팀으로 함께 활동하고 하나라도 만성적으로 부족하면 전체 시스템과 건강을 약화시킬 것이다. 평균적인 미국인들은 만성적으로 여러 가지 필수 영양소가 결핍된 상태다. 1996년 미국 농무부에서 실시한 개인의 식품 섭취 조사에 따르면, 미국인 70% 이상이 하루 권장량의 아연을 섭취하지 못하고 있다고 한다. 80%는 비타민 B6를, 75%는 마그네슘을 충분히 섭취하지 못하고 있다. 그리고 이는 겨우 세 가지 영양소에 대한 이야기일 뿐이다. 더군다나 이 하루 권장량이라는 것도 결핍성 질환을 예방할 최소한의 양을 말하는 것이다. 하루 권장량은 최상의 건강을 유지하기에는 충분하지 않은 양이다. 건강한 상태를 유지하기 위해서는 하루 권장량보다 몇 배는 더 섭취해야 한다. 대부분의 사람이 필요한 양만큼도 섭취하고 있지 않다는 것이다.

의학 전문가들은 우리 조상들이 오늘날의 우리보다 영양소를 네 배 이상 섭취했다고 추정한다. 그리고 어떤 영양소들은 스무 배 또는 쉰 배나 더 많이 섭취했다고 한다. 환경과 생활 방식 변화로 인해 우리에게는 더 많은 영양소가 필요해졌음에도 불구하고 섭취는 오히려 줄었다. 대부분의 사람은 우리 몸에 쌓이는 환경적 독소들의 부담, 그리고 우리에게 필요한 영양소들이 극적으로 늘어났음을 알지 못한다. 한편으로는 영양소와 건강을 위해 음식을 먹는다는 개념이 현대 사회에서는 일반적이지 않으며, 많은 사람에게 이 개념은 충격으로 다가온다. 대부분의 사람은 맛있고 먹기 편리한 음식을 선택한다. 문제를 더 심각하게 만드는 것은, 의사들이 종종 암 환자들에게 원하는 것은 무엇이든지 잘 먹으라고 권하고 있다는 것이다. 이것이야말로 참으로 무책임하고 무지한 짓이다.

영양소로 암의 스위치를 켤 수도 있고 끌 수도 있다. 어떤 음식들은 암을 촉진하는 반면, 어떤 음식들은 건강을 증진한다. 당신은 어떤 음식이 이런 작용을 하는지에 대해 알아야 한다. 이제 우리는 단 한 가지의 영양소라도 만성적으로 결핍되면 우리를 아프게 할 수도, 암을 유발할 수도 있다는 것을 알게 되었다. 많은 사람이 오직 식습관을 크게 바꾸는 것만으로도 암에서 벗어났다. 만약 당신이 암 환자인데도 기존 식습관을 완전히 바꾸지 않는다면, 당신이 어떤 암 치료법을 선택했든지 결국은 그 치료를 고의적으로 방해하는 것이다.

우리는 대부분 자라면서 먹어 오던 식습관대로 먹는다. 그러나 미국식 식단은 특별하다고 표현하는 것이 가장 적합할 것 같다. 역사상 그 누구도 그런 음식을 먹지 않았다. 현대인의 식단은 생물학적으로 건강한 삶을 만드는 데 도움이 될 수 없다. 역사적으로 전례가 없는 일이다. 의학의 선구자이자 획기적인 책《정신과 기본적인 영양Mental and Elemental Nutrients》의 저자 카를 파이퍼 박사는 "인간의 평균적인 식단은 생쥐에게도 영양상 부적합할 정도이며 인간에게는 더더욱 필요한 것을 충족시켜 주지 못하는 것이다"라고 결론지었다. 그만큼 현대식 식단은 아주 엉망이다. 대부분의 우리가 먹는 음식은 쥐가 건강한 삶을 유지하는 데에도 도움이 안 된다. 그런데 우리는 그런 음식을 우리 아이들에게 먹이고 있다! 요즘 아이들은 건강이 대체로 좋지 않다. 이 아이들은 자신들의 부모들보다 더 젊은 나이에 죽는, 200년 만에 나타나는 첫 세대가 될 것으로 예상된다. 당뇨, 천식, 알레르기, 인지 / 행동 장애가 유행하고 있으며, 암은 이제 어린이들에게 자동차 사고 다음으로 가장 큰 사망 원인이 되었다.

만약 당신의 암이 전이되었다면 이제 선택하라. 식습관을 바꾸든지,

아니면 생을 포기하든지. 당신의 담당 의사는 당신을 살릴 수 없다. 오직 당신만이 스스로를 살릴 수 있다. 당신의 면역 시스템에게 일할 기회를 주어야 한다. 당신의 식습관을 바꾸는 것부터 시작하라.

당신이 새롭게 개선된 식단에 익숙해질 때가 되면 당신의 입맛도 바뀔 것이다. 예전의 식습관을 그리워하지 않게 되고 당신이 지금까지 경험해 보지 못한 최상의 기분을 느끼게 될 것이다. 그리고 음식에 대해 완전히 새로운 방식으로 생각하게 될 것이다. 지금 이 음식이 건강을 파괴할 것인지 아니면 건강을 유지해 줄 것인지와 같은 방식으로 말이다. 건강한 느낌보다 더 좋은 음식 맛은 없다! 이 말을 기억하라.

대다수의 사람은 암의 원인이 유전적 변이라고 알고 있다. 사실 유전적 변이의 원인 가운데 가장 중요한 한 가지가 영양소 결핍이다. 영양소가 단 몇 가지만 결핍되어도 그 결과는 유전자 손상으로 이어진다. 이것은 방사선에 의한 손상과 동일하거나 더 많은 피해를 입히는 수준이다. DNA가 손상되면 회복이 필요하기에 신체에 DNA 회복 시스템이 존재한다. 그런데 영양소 결핍은 DNA를 망가뜨리는 것으로만 끝나지 않는다. 영양이 부족하면 회복 시스템 작동이 어려워지기 때문에 문제가 더욱 복잡해진다.

당신이 먹는 음식들은 암의 발병과 암으로 인한 사망 여부에도 영향을 미친다. 아주 적은 양의 영양소 결핍조차도 DNA와 면역 체계에 상당한 영향을 미쳐 당신이 감염되고 암에 걸리기 쉽게 만든다. 모든 세포는 암의 스위치를 켜거나 끄는 것과 같은 통제 기능을 포함한 많은 기능을 잘 수행하기 위해 매일 필수 영양소 공급에 의존한다. 이런 영양소 공급 여부가 당신 건강에 결정적 요인으로 작용한다.

또한 당신이 먹는 것은 당신의 기분과 행동, 학습 능력, 생각하는 능력, 기억력 등에도 영향을 미친다. 좋지 않은 영양의 선택은 삶을 최대한 향유할 수 있는 능력에도 영향을 끼친다. 우울증에 걸리거나 심지어 폭력, 자살, 또는 범죄적 행동을 하는 사람의 경우에도 잘못된 영양의 선택으로부터 영향을 받은 것이다. 병들거나 병들지 않는 것의 차이는 바로 당신의 식습관에 있다. 감기와 독감에 걸리고 안 걸리고의 여부, 노화 촉진과 노화 지연의 여부, 암에 걸리고 안 걸리고의 여부는 바로 식습관의 차이에 의한 것이다. 우리는 마트에서 장을 볼 때 카트 안에 공장에서 만든 박스, 단지, 병, 봉지 등을 가득 채워 나오면서 그것들을 음식이라 부른다. 아니다, 그것들은 쓰레기다! 음식은 건강에 도움이 되지만, 쓰레기는 건강을 해치는 것으로 결코 먹어서는 안 된다. 굉장히 믿기 어렵겠지만, 대부분의 미국인은 식품비 1달러 중 90센트를 쓰레기를 구입하는 데 쓴다. 가공식품은 영양소가 부족하고 독성이 많다. 이런 음식은 우리의 건강을 완전히 파괴하고 악화하는 요인이 될 것이다.

미국인들은 자신들이 전 세계에서 가장 잘 먹는 사람들이라고 생각한다. 그렇지 않다. WHO에 의하면 전 세계 인구 중 10억 명이 음식이 부족해 굶어 죽는다고 한다. 충분한 칼로리조차도 섭취할 수 없다니, 엄청난 비극 아닌가. 정말 충격적인 뉴스, 아마도 최악의 비극적인 뉴스는 굶어 죽는 또 다른 10억 명의 집단이 있다는 것이다. 이들은 음식을 얻을 수 없어서 죽는 것이 아니라 잘못된 음식을 먹기 때문에 죽는다. 3억 명의 미국인이 바로 이 두 번째 집단의 일부에 속한다. 대부분의 미국인은 영양소 결핍으로 굶어 죽고 있다! 잘못된 음식을 선택한 결과, 우리의 세포들은 대규모의 기능 장애를 일으키고 있으며 전례 없는 암과 만성 질환의 급속한 확산을 경험하고 있다. 우리는 더 나은 음식을 선택해야 한다.

우리의 잘못된 음식 선택은 어떻게 시작되었을까

모든 일은 1700년 후반 산업 혁명과 함께 시작되었다. 석탄 연료를 사용하는 증기 엔진이 기계를 기반으로 하는 제조 방식을 도입했고, 사람들이 공장에서 일하기 위해 농장을 떠나 도시로 이주하면서 우리 삶이 영원히 바뀌어 버렸다. 신선한 농산물을 생산하던 농촌 인구의 축소로 인해 식품을 장기간 저장하기 위해 유통 기한을 정하고 가공 처리해야 할 필요가 생겼던 것이다. 이것이 지금까지도 계속되고 있는 식습관으로의 급격한 변화의 시작이었다. 오늘날 우리는 칼로리의 대부분을 불과 몇 백 년 전에는 존재하지도 않던 음식에서 얻고 있다. 흰 밀가루, 정제된 설탕 등의 가공식품은 '이상적인' 대안으로 취급되고 있지만 이런 식품들의 유통 기한은 거의 영원하다. 가공식품은 칼로리를 공급하며 에너지를 만들어 주고 당신의 배고픔도 해결해 주지만 필수 영양소가 부족하다. 산업 혁명이 시작되고 얼마 지나지 않아 통조림, 냉동, 방사선 처리(식품을 저장하기 위한 가공 방식) 등 유통 기한을 늘리는 여러 가지 가공법이 개발되었다.

가공은 영양소를 빼앗아 가는 강도와도 같다. 우리는 가공으로 유통 기한과 편리함은 얻었지만 영양소를 잃었다. 뿐만 아니라 우리 몸에 독소를 생성하고 쌓이게 한다. 질병의 두 가지 원인인 결핍과 독성을 주는 것이다. 유통 기한을 늘려 주는 방부제, 음식을 맛있게 보이게 하는 인공 색소, 부족한 맛을 대체하는 향료, 풍미를 높이는 화학조미료,

안 좋은 맛을 가리고 식감을 향상시키는 소금, 수분 유지를 돕는 화학 물질들, 제조 공정을 원활하게 해 주는 식품 제조용 자재 등의 독소들이 가공식품에 첨가된다. 음식 구입비 90%가 이런 독성, 영양 결핍, 질병 유발 가공식품에 쓰이고 있다. 몇몇 사람만이 그 밖의 다른 것들도 조금 먹고 있다. 당신이 구입하는 것들은 질병이다!

마트(나는 이것을 질병을 파는 가게라고 부른다)에 가서 식료품 카트 안에 암을 포함해 상상할 수 있는 모든 질병을 담고 소중한 돈을 지불하는 사람들을 보고 있자면 나는 우울해진다. 통상적으로 식료품 카트에서 진짜 음식을 찾기는 힘들다. 빵, 쿠키, 구운 식품들, 아침 식사용 시리얼, 통조림 식품, 냉동 피자, 우유, 치즈, 유제품, 과일 주스, 탄산음료, 독성 화학 물질이 뿌려진 과일과 채소, 많은 영양을 유지하기에는 너무 오래된 식품들, 다양한 형태로 정제된 설탕, 가공된 기름들, 수소 경화 지방(예를 들어 마가린), 인공 색소, 화학조미료, 방부제, 양식 어류와 사육장에서 길러진 가축의 고기로 가공된 식품 등으로 식료품 카트가 채워진다. 카트 안에는 당뇨, 심장 질환, 관절염, 알츠하이머병, 골다공증, 노화 촉진, 그리고 암이 들어 있는 것이다. 암을 사기 위해 많은 돈을 낭비한 지 수십 년이 지난 지금도 사람들이 여전히 돈을 지불하고 암을 구입한다는 사실에 나는 경악을 금치 못한다.

건강한 식습관의 핵심은 불순한 음식을 선택하지 않는 것이다. 가능한 한 자연 상태에 가장 가까운 음식을 섭취해야 한다. 이는 신선하고 가공되지 않은 음식 속의 영양소들을 최대한 많이 얻을 수 있는 유일한 방법이다. 오늘날의 식품 품질은 터무니없이 저하되어 있다. 현대식 화학 농법, 다 익기 전의 수확, 식품 가공, 저온 살균, 방사능 처리, 식품 저장, 식품 운송의 조합은 건강한 삶에 요구되는 영양소의 품질

저하를 공모하는 것이다. 화학 비료는 토양 속의 미네랄을 대체하지 못한다. 오늘날의 토양은 필수 미네랄이 고갈되어 있다. 만약 토양 속에 미네랄이 없다면 미네랄은 식물 속으로 들어갈 수 없고, 당신이 그 식물을 섭취했을 때 필요한 것들을 얻을 수 없다. 농산물이 다 익기도 전에 수확하면 썩기 전에 음식을 얻는 데는 도움이 될 것이다. 그러나 농산물은 익기 하루 또는 이틀 전에야 비로소 많은 영양소가 생성되기 때문에 이런 방식은 영양 성분을 80%까지 낮춘다.

유통에도 문제가 있다. 농산물은 익었을 때 수확하고 그 후 곧바로 섭취해야 한다. 대부분의 사람은 수확한 후 시간이 지날수록 농산물의 영양소가 줄어든다는 것을 모르고 있다. 마트에 있는 농산물의 평균 수명이 2주라는 것과 심지어 어떤 상품은 1년 이상 지난 것도 있다는 사실은 주목할 만하다. '신선한' 사과는 평균적으로 10개월 정도되었고 쉽게 1년을 넘기기도 한다. 그것들은 여전히 사과 모양을 하고 있지만 영양분 가치는 매우 낮다. '신선한' 오렌지에는 대개 비타민 C가 전혀 포함되어 있지 않다는 연구 결과도 있다. 소위 '신선한' 오렌지로 불리는 것은 초록색 상태에서 수확한 후 창고에 저장했다가 인위적으로 색을 칠해 신선한 상품인 양 판매된다. 사실 유기농이 아닌 오렌지의 색상이 균일한 이유는 인공 염료를 껍질에 첨가했기 때문인데, 이것이 오직 유기농 오렌지만을 먹어야 하는 이유다. 식품은 매우 건실해 보이지만 영양소는 그렇지 않다. 영양소는 쉽게 사라지거나 파괴된다. 예를 들어 시금치는 3일이 지나면 엽산을 60% 잃는다. 아스파라거스, 브로콜리, 녹색 콩과 같은 채소들은 농산물 코너에 도착하기 전 이미 50%의 비타민 C를 잃는다. 이런 채소들을 조리하면 25%의 비타민 C, 70%의 비타민 B1, 그리고 50%의 비타민 B2가 추가적으로 손실된다.

지난 25년간 식도암 발병률은 350%나 상승했다. 식도암은 서양에서 발병하는 어떤 암들보다도 빠르게 늘어나고 있다. 연구 조사에서는 식도암이 선진국에서 매년 5~10% 늘어나고 있다고 밝히고 있다. 2002년 《암 연구와 임상 종양학 저널Journal of Cancer Research and Clinical Oncology》에 발표된 독일의 한 연구에 따르면 비타민 C, 비타민 E, 베타카로틴, 엽산 보충제는 모든 식도암의 위험성을 상당히 줄여 준다고 한다. 오늘날 식단에는 이런 영양소들이 부족하기 때문에 식도암이 증가하는 것이다. 비타민 C를 보충하면 식도암 위험을 66% 줄일 수 있고, 비타민 E를 보충하면 놀랍게도 87%나 줄일 수 있다.

미네랄 결핍도 중요한 문제다. 노벨상 수상자인 라이너스 폴링 박사는 "미네랄 결핍을 모든 아픔, 모든 질환, 모든 질병의 원인으로 봐도 좋다"고 말했다. 게다가 1992년 지구 정상 회담Earth Summit에서는 미국인 99%가 미네랄 결핍 상태라고 발표된 바 있다. 미국인의 4분의 3 이상이 진단 가능한 만성 질환을 앓고 있는 것은 너무나 당연한 일이다. 당신에게 아무런 증상이 없더라도 영양분의 가치는 적고 독성이 있는 음식을 섭취하고 있다면, 당신은 질병의 초기 단계에 있을 가능성이 높다.

미국에서 재배된 채소들은 영양학적 함량이 상당히 부족하다. 2001년 《영양 전문가Nutrition Practitioner》라는 국제 저널의 한 연구에서는 1940년부터 1991년까지의 음식 안에 들어 있는 칼슘 수치를 조사했다. 조사 결과 평균적으로 50년 동안 채소 칼슘 함량이 46%나 감소한 것으로 나타났다. 칼슘은 암 예방에 도움이 되는데 요즘에는 칼슘 함량이 더욱 낮아졌다. 예를 들어 반세기 전의 당근 1개에 들어 있던 영양소들을 현재 똑같이 얻으려면, 같은 양의 칼슘을 얻기 위해 당근을 2개 먹어야 하고, 같은 양의 마그네슘을 얻기 위해 4개를 먹어야 하며, 같은 양의 아연을 얻기 위해서는 20개까지 먹어야 한다. 얼마나 많은 사람이 이 정도의 채소를 추가적으로 먹고 있을까? 모든 신체적 작용은 미네랄의 기능과 상호 작용에 달려 있다. 단 한 가지 미네랄 결핍만으로도 신체의 전체적인 균형이 무너진다.

안타깝게도 주류 의학 의사 대부분이 영양학 및 생화학을 교육 받지 못했기 때문에 그로 인해 환자들의 문제를 더욱 악화시키는 진단을 내리고 있다. 수많은 암 전문의가 환자들에게 암이 영양과는 아무 관련이 없다며 무엇이든지 먹어도 괜찮다고 말한다. 전이된 흑색종(피부암의 하나) 재발로 고통받던 48세의 암 환자 스테이시가 대표적인 사례다. 스테이시는 담당 의사들에게 식습관에 대해 질문했고 의사들로부터 원하는 것은 무엇이든 먹어도 된다는 답변을 들었다. 한 의사는 그녀에게 영양은 암과 전혀 관련이 없다고도 말했다. 그 의사는 어떤 음식이든지 그녀를 행복하게 해 주는 음식을 먹으라고 했고 아이스크림을 처방전으로 써 주겠다는 농담도 했다. 대부분의 의사처럼 그 의사도 질병을 일으키는 데 영양소가 중요한 역할을 한다는 것을 알지 못했다. 실제로 스테이시의 암 전문의는 대기실에 있던 암 환자들에게 사탕을 나눠 주기도 했다. 휘발유가 화재를 촉진하듯이 설탕이 암을 촉진한다는 사실을 모르는 것이다.

스테이시는 재발된 흑색종이 '장골 하부로 많이 전이' 되었다는 진단을 받았다. 그녀는 즉각 수술을 권유 받았지만 거절했다. 그녀의 암 전문의는 진료실 밖 복도까지 쫓아와서 "당장 수술 날짜를 잡아야 합니다! 지금 당장 말입니다!"라고 이야기할 정도로 단호했다. 스테이시는 자신에게 사형 선고가 내려졌다는 사실을 충분히 알고 있었다. 그런 상태의 암에 관한 비관적인 통계를 감안할 때, 그녀는 주류 의학이 절대 자신을 살릴 수 없다는 것을 알고 있었다. 살고 싶다면 그녀는 이제 자신의 건강을 스스로 책임져야 하는 것이다.

스테이시는 유기농 채소들을 구입해 즙을 짜서 마셨고 영양 보충제들을 복용했다. '확실한 전이'라는 진단을 받고 3개월이 지난 후 시행한 모든 검사 결과는 그녀가 암으로부터 해방되었다는 것을 보여 주었다. 방사선 전문의가 검사 결과를 듣고는 스테이시를 불렀다. 그녀는 암을 치료하기 위해 자신이 했던 일들에 대해 설명해 주었다. 그 의사는 "음, 당신이 하고 있는 것이 무엇이든 계속하세요"라고 간단히 언급했다. 그는 스테이시에게 어떤 질문도 하지 않았고 그녀가 어떻게 이토록 놀라운 일을 해냈는지에 대해 궁금해하지도 않았다. 어떤 의학적 치료도 하지 않고 있는 스테이시는 현재 여전히 건강하고, 자신이 먹을 유기농 채소들을 직접 재배하고 있다. 이처럼 영양을 통해 암의 스위치를 켜거나 끌 수 있다.

스테이시가 처음 흑색종 진단을 받은 2003년 이후 4명의 가족 및 친구들도 흑색종 진단을 받았다. 나의 형이 5명의 친구에게 애원한 것처럼 그녀도 그들에게 자연적인 방법으로 치료를 하라고 호소했다. 그러나 그들은 주류 의학 치료법인 수술, 항암 요법, 방사선 요법을 선택했고, 결국 모두 죽었다.

나는 스테이시에게 이 책의 독자들을 위한 메시지를 부탁했다. 그녀는 다음과 같은 글을 써 주었다.

"질병과 성공적으로 싸우고 면역 체계를 잘 형성하기 위해서는 세포들이 필요로 하는 것들을 공급해 주는 것이 무척이나 중요하다. 또한 우리는 모든 독성 요소를 없애야 한다. 독성 요소들에는 부정적인 태도도 포함된다. 나는 세포들이 우리의 생각을 엿듣고 있다고 강력하게 믿는다. 우리는 최근에 무엇이든지 우리에게 충격을 주었거나 분노를 불러일으킨 것들을 살펴보고 그것을 다루어야 할 필요가 있다. 《다시는 결코 아프지 말라》라는 책을 발견하게 된 것은 나에게 큰 행운이었다. 내가 정답을 찾고 있던 중에 우연히 발견한 책들 가운데 하나였다. 이 책은 질병으로부터 살아남거나 죽게 되거나의 차이를 무엇이 만드는지에 대한 기본적이고 핵심적인 메시지를 제공해 주었다. 이 책은 내가 추구해야 할 변화들에 대한 궁금증을 이해하게 해 주었다. 우리는 다른 사람들로 하여금 우리 몸에 대한 결과를 결정하도록 해서는 안 된다. 따라서 나쁜 예측을 하고 있는 의사가 우리의 질병이 어떻게 진행될 것인지를 결정하도록 허용해서는 안 된다. 이것은 전적으로 환자 자신이 결정해야 한다.”

암의 생성 과정이 매우 복잡한 이유는 수백 개의 유전자와 수많은 생화학적 과정이 연관되어 있기 때문이다. 그러나 대자연은 우리에게 자연 치유력을 주었다. 암의 생성 과정만큼이나 복잡한 것이 과일과 채소 안의 화학 물질들이다. 이 물질들은 암 생성 과정의 모든 단계를 방해한다. 실제로 과일과 채소 안의 화학 물질들이 암세포들을 죽일 수 있고 정상적인 세포들로 되돌릴 수도 있다는 것이 입증되었다. 과일과 채소는 암을 예방할 뿐만 아니라 암을 치유할 수도 있다! 과일과 채소는 결핍과 독성이라는 질병의 두 가지 원인을 해결해 암세포를 정상 세포로 복구한다. 그러나 표준적인 암 치료법들은 그 자체로 결핍과 독성을 일으킨다. 그런 치료법들은 세포를 정상으로 되돌리지도 못하고 할 수도 없다. 그러므로 그 치료법들이 통하지 않는 것이다.

건강을 만드는 핵심은 좋은 영양이다. 당신의 첫 번째 과제는 식습관을 바꾸는 것이다. 당신을 아프게 만든 식습관을 그대로 유지한다면 당신은 질병에서 벗어나지 못한다.

영양이 암 스위치의 켜기와 끄기를 통제한다

──── ─ ──── ──── ──── ──── 암을 치유한다는 것은 암이라는 과정을 중단하는 것을 말한다. 이것은 종양을 축소하거나 잘라 내는 것이 아니다. 암의 생성 과정을 중단하려면 특정한 생화학적 과정이 뒷받침되어야 하고 어떤 것들은 억제되어야 한다. 암을 켜고 끄는 것과 관련된 세 가지 핵심 과정이 바로 염증, 세포 자멸, 혈관 신생이다. 염증은 암을 포함한 모든 만성 질환의 바탕이다. 염증은 암의 원인이자 암을 촉진하는 요소로 암의 생성 과정에 필수적인 요건이다. 대부분의 미국인은 만성 염증을 가지고 있다. 염증은 DNA를 망가뜨리고 세포막을 훼손하며 세포로의 산소 운반을 약화시킨다. 그리고 염증은 암세포를 둘러싼 천연 보호막의 투과성을 높여서 종양이 성장할 수 있도록 만든다. 암세포가 계속 성장하려면 염증이 필요하다. 그러므로 염증을 중단시키는 것은 암 치료에 필수적이다. 세포 자멸은 세포가 비정상이 되었을 때 세포 스스로 죽는 과정을 말한다. 세포 자멸은 암으로부터 우리를 보호한다. 건강한 세포 자멸을 유지하거나 세포 자멸 능력의 복구를 도와주는 일은 암을 예방하고 암을 치유하기 위해 필수적이다. 혈관 신생은 새로운 혈관이 자극을 받아 종양이 커지도록 먹이를 주고 성장시키는 과정이다. 따라서 혈관 신생은 억제해야 한다.

2005년 미국 암 연구 협회의 '제4회 국제 암 예방 연구 회의'에서 이와 관련된 5건의 연구가 발표되었다. 이 특별한 연구들은 브로콜리, 양배추, 징코빌로바(은행잎 추출물), 마늘 같은 특정 채소와 약용 식물들이 암을 예방할 수 있고, 어떤 경우에는 암의 성장을 멈출 수도 있음을 입증했다.

음식물 속의 화합물과 신체의 세포 및 DNA 사이에는 아주 많은 화학적 상호 반응이 존재한다. 식물 속 화학 물질들은 세포의 신호 및 유전자에게 내리는 명령을 바꾸기 때문에 염증을 줄이고 세포 자멸을 늘리며 혈관 신생을 억제할 수 있다. 신선한 과일과 채소를 식단에 첨가하면 당신은 삶의 어떤 시기에서든 건강상의 이익으로 보상을 받을 수 있다. 브로콜리가 유방암을 치료할 수 있다는 사실을 많은 연구가 증명하고 있다. 당근은 폐암을 치료할 수 있으며, 생강과 양파 및 마늘은 종양 크기를 줄여 준다. 호두에 관한 새로운 자료도 있다. 호두에 관한 연구는 2010년 3월에 열린 미국 화학 학회의 연례 회의와 〈사이언스 데일리〉를 통해 발표되었다. 호두는 종양의 성장 조절 및 신진대사와 관련된 여러 유전자에 유익한 영향을 미친다고 한다. UC 데이비스 암 센터 연구원 폴 데이비스는 "연구 결과 전립샘암에 걸린 쥐가 호두를 섭취하면 종양의 성장이 억제된다는 사실이 드러났다. 이 연구는 호두가 환자들에게도 유익할 수 있다는 희망을 준다"라고 말했다. 추가적인 연구를 통해 호두, 양파, 당근 등 진짜 음식들이 질병과 암으로부터 우리를 보호하고, 반대로 가공식품은 질병과 암을 일으킨다는 것이 입증되었다.

암을 일으키고 촉진하는 수많은 요인은 염증도 일으키고 촉진한다. 염증이 많은 사람일수록 암에 더 잘 걸린다. 염증이 많은 암 환자들의 암은 더욱 공격적이어서 전이도 잘될 뿐만 아니라 환자를 사망에 이르게 할 가능성도 높다. 그러므로 우리는 염증을 처리해야 한다. 과일과 채소에는 만성 염증 예방과 완화를 돕는 항염증 물질들이 들어 있다. 이런 건강한 음식들과 항산화 보충제 및 오메가-3 오일을 충분히 섭취하고, 경화유나 오메가-6 오일이 최대한 적게 들어 있는 식사를 한다면 암을 일으키지 않는 건강한 내부 환경을 만들 수 있다.

신선한 과일과 채소를 많이 섭취하는 사람들은 암 발병률이 낮다. 과일과 채소 안에 함유된 영양소들은 플라보노이드라 불리는 수천여 종의 화합물이다. 이 화합물은 하나의 과일이나 채소만으로도 얻을 수 있는데, 모두 하나의 팀으로 이루어져 함께 일한다. 플라보노이드들이 다 함께 일하게 하려면 다양한 과일과 채소를 먹는 것이 중요하다. 플라보노이드는 세포 자멸을 돕고 혈관 신생을 억제한다. 또한 염증을 완화하는 데 도움이 되는 항산화 물질로서 다른 여러 가지 기능을 수행한다. 암세포를 진압하고 심지어는 사멸하는 것으로도 알려져 있다. 플라보노이드 기능 가운데 하나가 NFkB라는 세포 신호 전달 분자의 조절을 돕는 것이다. NFkB라는 화합물은 통상적으로 모든 세포에서 발견되는데, 이 화합물은 유전자들에게 염증성 화학 물질을 생성하도록 명령을 하고 종양 세포들의 성장을 촉진한다. 당신이 암에 대해 걱정하고 있다면 이 화합물을 원하지는 않을 것이다. NFkB의 세포 신호 전달 활동을 조절하는 플라보노이드가 충분하지 않으면 종양 세포들은 성장하고 염증성 화학 물질이 생성된다. 플라보노이드가 충분하면 NFkB의 신호 효과는 억제되고 염증은 줄어들며 종양은 성장을 멈춘다. 어떤 경우에는 종양이 사라지기도 한다. 케르세틴, 쿠르쿠민, 엘라그산 같은 플라보노이드는 콜리플라워, 브로콜리, 미니 양배추 등 흔한 채소와 과일에 함유되어 있다. 플라보노이드는 암의 스위치를 켜고 암의 성장과 전이를 촉진하는 데 필수적인 수많은 세포 신호 분자를 억제하는 것으로 알려져 있다. 또한 종양이 주변 조직에 침투할 수 있도록 촉진하는 효소를 억제한다. 따라서 플라보노이드가 풍부한 식사를 하는 것이 필수적이다.

1993년에 발표된《세포 생화학 저널Journal of Cellular Biochemistry》의 한 연구는 당근과 다른 여러 가지 채소 속에 들어 있는 산화 방지제 베타카로틴이 강력한 암 억제제라는 것을 밝혔다. 베타카로틴은 치료하지 않으면 암으로 발전될 세포를 정상으로 복구해 암의 발병을 예방한다. 6개월 동안 암 환자 5명 중 4명이 베타카로틴 보충제를 매일 복용한 결과 종양 크기가 극적으로 줄어들었다. 또 다른 카로틴인 리코펜은 밝은 적색 카로티노이드인데, 토마토와 수박 같은 적색 과일과 채소에서 발견된다. 혈중 리코펜 수치가 높은 남성은 전립샘암 위험성이 매우 낮다.

필요한 영양소를 얻는 데 있어 한 가지 문제는 우리 대부분 음식을 익혀 먹는다는 것이다. 음식을 익히는 것은 우리 식단에서 또 다른 주요 변화 중 하나다. 당근을 익히면 75%의 비타민 C, 70%의 비타민 B1, 50%의 비타민 B2, 그리고 60%의 비타민 B3가 손실될 수 있다. 온도가 높을수록, 익히는 시간이 길수록, 더 많은 영양소가 손실된다. 익힌 요리는 우리 몸에서 귀중한 영양소들과 파이토케미컬(식물성 화학물질)을 이용할 수 있는 가능성을 떨어뜨린다. 사과, 비트, 양배추, 콜리플라워 등을 조리하면 식품이 지닌 대부분의 항암 효과가 손실된다. 따라서 이런 음식은 되도록 익히지 말고 생으로 먹는 것이 좋다. 꼭 필요하다면 브로콜리와 시금치 같은 채소들은 가볍게 찌거나 재빨리 볶는 정도로 조리하는 것이 좋다.

우리 몸은 스스로 효소를 생성하지만 우리는 음식을 통해서도 효소를 얻는다. 음식을 익히면 건강 유지에 필요한 효소들이 비활성화된다. 조리하는 과정에서 손실된 효소를 보충하기 위해서는 우리 몸이 효소를 더 많이 생성해야 하므로 몸은 스트레스를 받는다. 효소 섭취야말로 조리하지 않은 음식을 먹어야 하는 중요한 이유이자 왜 조리된 음식들이 만성 질환 유행에 기여하는지에 대한 이유이기도 하다.

나 역시 익히지 않은 음식 섭취를 점점 줄였다. 미국 농무부 통계에 따르면 지난 한 세기 동안 신선한 사과의 평균 섭취량이 4분의 3 이상 감소했고, 신선한 양배추는 3분의 2 이상, 그리고 신선한 과일들은 3분의 1 이상 그 섭취량이 줄었다. 또 가공 처리된 채소 소비가 100% 증가했고, 가공 처리된 과일 소비량은 1000% 증가했다. 만약 당신이 꼭 조리된 음식을 먹어야 한다면 메인 코스의 음식을 먹기 전 샐러드처럼 조리되지 않은 음식을 먼저 먹는 것이 최선이다. 조리된 음식은 인체에 지극히 맞지 않는 것으로 마치 바이러스에 노출된 것처럼 면역 반응을 일으킨다. 《지방과 오일Fats and Oils》의 저자이자 과학자인 우도 에라스무스는 "조리된(또는 죽은) 음식을 먹을 때 위장과 소화관의 조직에서는 방어 반응이 일어난다. 이 반응은 감염 및 종양 주변에서 발견되는 반응과 유사하며 백혈구의 축적, 부종, 그리고 위와 장의 조직에서 고열과 같은 온도 상승을 수반한다"고 했다. 조리된 음식을 먹기 전 조리되지 않은 음식을 먹는다면 이런 반응은 일어나지 않는다.

당신의 조리법이 큰 차이를 만든다. 굽기, 튀기기, 오븐 요리처럼 높은 온도에서 음식을 조리하면 영양소가 파괴될 뿐만 아니라 엄청나게 강력한 발암 물질이 생성되어 음식에 독을 만든다. 높은 온도에서 굽는 요리법은 붉은 고기, 가금류(닭, 오리, 거위 따위)의 고기, 생선 등의 단백질에 반응을 일으켜서 헤테로사이클릭 아민이라는 발암성 화학 물질을 생성한다. 또 다른 종류의 발암 물질인 다환 방향족 탄화수소는 고기즙 액체가 열원에 떨어질 때 형성되는데 그때 연기가 일어나면서 그 연기가 고기를 오염시키는 것이다. 높은 온도로 굽는 요리법은 이렇게 두 가지의 강력한 발암 물질을 동시에 만든다. 검게 탄 고기는 최악이다. 절대로 탄 고기를 먹어서는 안 된다. 심지어 바싹 구워낸 고기에도 많은 독성이 있다. 고온에서 조리한 고기를 먹는 사람들이 암에 더 잘 걸린다는 사실을 수많은 연구가 증명하고 있다. 바비큐를 하든지 튀기든지 또는 굽든지 간에 고온으로 고기를 조리하면 발암 물질이 생성된다. 1990년 《암 연구Cancer Research》라는 국제 학술지의 한 연구는 이런 발암 물질을 많이 섭취한 엄마에게서 태어난 아이는 암에 걸릴 위험이 높다고 발표했다. 이제는 소아암마저도 유행 중이다. 요즘은 거의 모든 부엌에 전자레인지가 있다. 전자레인지로 조리한 음식은 결핍과 독성을 불러일으켜 암을 촉진하므로 매우 위험하다. 전자레인지로 조리하면 식품의 영양소를 파괴할 뿐만 아니라, 위험한 독성과 발암 물질을 만들어 몸에 독소를 쌓이게 한다. 전자레인지로 조리한 음식을 먹을 경우 세포 간의 통신을 망가뜨리고, 면역 체계에 스트레스를 주며, 혈중 산소 운반 능력을 떨어뜨리는 결과를 낳는다. 이 모든 것이 암의 생성 과정을 일으키고 촉진한다.

스위스 연방 공과 대학의 한스 헤르텔 박사와 베르나르 블랑 박사는 1995년 4월호/5월호 과학 매거진 《넥서스Nexus》를 통해 연구 결과를 발표했다. 전자레인지로 조리한 음식을 먹은 실험 지원자들의 피에서 병리학적 변화가 발견되었고, 그들의 혈액 샘플을 분석한 결과 림프구(백혈구)와 헤모글로빈의 감소로 인해 면역력이 손상되었음이 입증되었다. 감소된 헤모글로빈은 혈액의 산소 전달 능력을 떨어뜨려 세포에 공급되어야 할 산소량을 줄인다. 부족한 산소, 손상된 면역 체계, 그리고 발암성 화합 물질을 생성하는 전자레인지로 조리한 음식의 조합은 암을 일으킨다.

뿐만 아니라 전자레인지로 만든 음식은 영양소를 파괴한다. 2003년 국제 학술지《식품 및 농업 과학 저널Journal of the Science of Food and Agriculture》의 연구에 따르면 전자레인지로 조리한 브로콜리에서 97%의 항산화 물질이 손실되었다. 그에 비해 브로콜리를 쪘을 때는 11%만이 손실되었다. 오늘날의 식품들은 영양소가 이미 결핍되어 있다. 왜 전자레인지를 사용해 상황을 더 악화시키는가. 조리를 꼭 해야 한다면 찌는 방법을 통해 영양소 손실을 최소화하라.

십자화과의 채소들(양배추, 브로콜리, 케일, 브뤼셀 콩나물, 순무, 콜리플라워, 무, 청경채, 미나리)처럼 쉽게 구할 수 있는 많은 식품이 암을 예방하고 치유하는 데 큰 영향을 미친다는 것은 수십 년간의 연구들이 분명히 입증했다. 암과 싸우는 음식들은 모두 다량의 파이토케미컬(식물성 화학 물질)을 함유하고 있다. 이 화학 물질은 질병과 환경 스트레스로부터 식물을 보호하는 자연의 방식이다. 파이토케미컬은 과일과 채소에 화려한 색을 입히며 앞에서 말한 건강한 채소들의 암 예방 능력을 담당하고 있다. 신선한 과일과 채소를 다양하게 섭취하면 수천 가지의 여러 식물성 화학 물질을 신체에 제공할 수 있으며 질병에 대한 방어력을 크게 높일 수 있다.

앞에서 언급했듯이 케르세틴과 같은 플라보노이드는 세포 자멸을 돕는다. 쿠르쿠민, 비타민 E 호박산염, 녹차 추출물, 레스베라트롤도 세포 자멸을 돕는 것들이다. 오메가-3는 혈관 신생을 억제하지만 니코틴은 혈관 신생을 촉진한다. 이것이 흡연이 암을 일으키고 건강에 해로운 또 다른 이유다. 이에 대한 처방은 간단하다. 신선한 과일과 채소를 더 많이 먹고 오메가-3를 더 보충해 오메가-6와 오메가-3의 비율을 맞춰라. 그리고 당연한 말이지만 담배는 피우지 마라!

어떤 음식들은 종양의 성장과 전이를 촉진하는 것으로 알려져 있다. 설탕, 오메가-6 오일의 과잉, 경화유, 동물성 단백질 과잉, 유제품은 모두 암을 촉진한다. 암세포는 정상 세포와 다르다. 암세포는 에너지를 만들기 위해 설탕에 완전히 의존한다. 성장하는 종양에게 먹이를 주려면 설탕을 많이 먹으면 된다. 암의 생성 과정을 멈추게 하는 한 가지 방법은 암세포가 증식하는 데 필요한 음식을 중단해 암세포를 굶겨 죽이는 것이다. 혈중 당 수치를 높이면 암세포의 성장을 돕게 된다. 나아가 설탕은 종양이 성장하고 전이되도록 돕는 강력한 촉진제인 혈중 인슐린 수치를 높인다. 설탕, 과일 주스, 그리고 곡물과 같은 탄수화물은 인슐린을 증가시킨다. 인슐린 수치를 정상화하는 것은 암의 위험성을 낮추기 위해 할 수 있는 가장 중요한 일 가운데 하나다.

옥수수기름, 홍화씨유, 해바라기씨유, 땅콩기름, 콩기름, 카놀라유 같은 오메가-6가 많이 함유된 기름들은 암의 진행을 돕는 것으로 알려져 있다. 절대 이런 기름들을 섭취하지 마라. 이런 기름들을 사용해 만든 구운 음식과 샐러드용 드레싱을 포함한 수천 가지의 식품도 절대로 먹지 마라.

과량의 동물성 단백질, 특히 유제품의 단백질이 암을 촉진한다.《무엇을 먹을 것인가》의 자료들에 따르면 동물성 단백질 섭취의 양이 발육과 일상적인 회복에 쓰이는 수준을 넘어서면 암을 유발할 수 있다고 한다. 그리고 '하루 70그램 대 7.1그램'이라는 연구를 통해 평균적인 미국인들이 중국 시골에 사는 사람들보다 열 배나 많은 동물성 단백질을 먹는 것으로 밝혀졌다. 동물성 단백질의 과잉 섭취는 실험동물들의 암 스위치를 100% 켤 수 있었다. 동물성 단백질이 많은 식단은 에스트로겐을 증가시키고 과도한 에스트로겐은 유방암과 전립샘암을 포함한 여러 암을 촉진하는 것으로도 알려져 있다. 과량의 동물성 단백질은 신체를 산성화하는데 암은 산화된 환경에서 잘 성장한다. 또한 동물성 단백질은 다량의 아미노산 메티오닌을 함유하고 있다. 메티오닌 과잉은 암을 촉진하는 것으로 알려져 있다.

먹지 말아야 할 4대 유해 식품과 피해야 할 음식들

──── ─ ── ─ ─────── ── ─── 내가 '4대 유해 식품'이라고 부르는 것들은 절대 먹지 말아야 한다. 4대 유해 식품은 설탕, 밀가루, 가공된 기름, 유제품과 과량의 동물성 단백질이다. 이 식품들은 질병의 주요 원인이며, 암의 스위치를 켜고 암을 촉진한다.

[설탕]

설탕은 암을 일으키는 주요인이다. 설탕을 많이 섭취하는 사람들이 암을 가장 많이 앓고 있다. 지난 한 세기 동안 우리 식단의 가장 큰 변화 가운데 하나는 엄청난 양의 정제된 설탕이다. 우리 유전자는 여전히 수렵과 채취 시대의 그것과 같아서 정제된 설탕의 부담을 생물학적으로 감당할 수 있게 만들어지지 않았다. 이런 생물학적인 조건 때문에 설탕은 신진대사에 치명적인 독이 되고 암의 스위치를 켜며 암을 촉진한다. 설탕이 우리를 죽이고 있다.

당신이 암에 걸리면 설탕이 당신의 암세포를 먹여 살린다. 그러므로 당신이 설탕을 많이 먹을수록 암은 빨리 성장할 것이다. 설탕을 먹으면 DNA에 손상을 주는 염증성 활성 산소가 넘치도록 많이 생성된다. 설탕은 세포의 산소를 결핍시키고 산소가 결핍된 세포는 암세포가 된다. 설탕은 노화 과정도 가속화한다. 혈당이 조금만 상승해도 활성 산소가 생성되어 염증을 유발한다. 설탕은 만성 질환 및 퇴행성 질환 유행에 가장 큰 기여를 하는 치명적인 신진대사성 독이다. 노벨상을 두 번이나 수상한 화학자 라이너스 폴링 박사는 "설탕은 미국인 식단에서 가장 위험한 식품"이라고 말했다.

우리가 아이들에게 상을 주거나 아이들을 달랠 때 주는 달콤한 음식들이 우리의 평범한 식단 일부가 되었다. 이것은 우리 신체에 생화학적 혼란을 초래한다. 아무리 낙관적으로 보려 해도 결국 단것들은 위험하다. 최악의 경우에는 목숨도 위협한다.

평균적인 미국인들은 설탕에서 칼로리의 약 20%를 얻고 있으며 젊은이들은 그 두 배를 얻는다. 설탕은 우리의 정상적인 생화학 작용에 끊임없이 심한 분열을 일으킨다. 2티스푼의 설탕(탄산음료 1캔에는 10~13티스푼의 설탕이 들어 있다)이라도 막대한 영양 결핍과 독성을 불러일으켜 심각한 세포 기능 장애를 6~8시간 동안 지속시킨다. 설탕은 호르몬, 지방, 탄수화물, 단백질, 미네랄의 신진대사를 방해한다. 이 모든 것이 면역, 소화 과정, 심혈관계, 신경계 및 호르몬과 효소 생성에 영향을 미친다. 설탕을 하루에 여러 번 먹는다면 우리 몸은 지속적인 생화학적 혼란에 빠질 것이다. 신체의 균형을 깨뜨려서 더 이상 적절한 소통을 하지 못하게 만들고 자가 조절 및 자가 치유를 하지 못하게 한다. 이것이 질병이다!

설탕 섭취는 아무것도 먹지 않는 것보다도 더 나쁘다! 《영양의 역사 A History of Nutrition》에서 엘머 매콜럼은 물만 먹은 동물이 물과 설탕을 함께 먹은 동물보다 훨씬 오래 살았다는 실험 결과를 언급했다. 설탕을 섭취하면 설탕을 대사하기 위한 특정 영양소가 요구된다. 비타민 B, 칼슘, 마그네슘, 크롬, 아연 등이 그것들이다. 설탕은 이런 영양소들을 함유하고 있지 않다. 그러므로 당신이 먹는 설탕을 처리하기 위해 뼈, 치아 및 기타 조직들은 이런 필수 비타민과 미네랄을 잃을 수밖에 없다. 이로 인해 당신 몸속의 비축물이 대폭 줄어들고 영양이 결핍되며 몸의 균형이 깨져 질병에 걸리기 쉬워진다. 음식 섭취 목적은 영양 공급이다. 그러나 설탕은 그 반대다. 베스트셀러 《다이어트 불변의 법칙》의 저자이자 영양학자인 하비 다이아몬드는 가공되고 정제된 설탕을 '생명을 앗아 가는 치명적인 맹독'이라고 부른다.

암세포는 설탕을 발효해 에너지를 만들기 때문에 설탕이나 흰 밀가루, 흰 감자와 같이 빠르게 당으로 대사되는 물질들은 암에게 먹이가 되어 상황을 악화시킨다. 암세포는 정상적인 세포보다 몇 배나 더 많은 설탕을 필요로 한다. 그러므로 당신이 혈중 당 수치를 높이는 것은 암세포에게 설탕을 더 많이 사용할 수 있게 해 주는 것이다. 설탕은 암을 먹여 살린다. 당신이 불길에 땔감을 던져 주는 동안에는 불이 꺼질 수 없는 것과 같다.

몸속에서 설탕은 산성의 형태다. 매일 설탕을 섭취하면 지속적으로 산성이 과도한 상태가 되는데 이것이 암을 유발하고 촉진한다. 설탕은 혈류로 순식간에 흡수되어 체세포에 빠르게 분포된다. 이 과정은 너무도 순식간이라서 당을 효과적으로 연소하고 대사시키기에는 이용 가능한 산소가 충분하지 않다. 그 결과는 불완전 연소 및 피루브산이라는 유독한 산의 형성이다. 피루브산은 뇌와 신경계에 축적되고 조직들을 망가뜨려 신경 질환을 유발한다. 설탕을 매일 먹으면 몸이 심하게 산성화되는데, 이때 우리 몸이 산을 중화하고 신체 불균형을 바로잡는 과정에서 칼슘 및 마그네슘과 같은 소중한 미네랄이 뼈와 치아에서 손실된다. 이런 산화된 상태 하나만으로도 당신의 신체적 화학 작용은 근본적으로 변화되어 암을 포함한 수많은 만성 질환을 야기한다.

설탕은 또한 비타민 C 대사를 방해하고 면역력을 떨어뜨린다. 설탕과 비타민 C는 비슷한 화학 구조를 가지고 있기 때문에 서로 경쟁하며 세포 속으로 들어간다. 설탕을 많이 섭취하면 설탕이 비타민 C를 이겨서 세포 속에서는 비타민 C 결핍이 일어나게 된다. 면역 세포가 정상적인 기능을 하려면 많은 양의 비타민 C가 필요하다. 사실 백혈구는 감염에 맞서 싸우기 위해 다른 세포들보다 쉰 배나 더 많은 비타민 C를 필요로 한다. 정제된 설탕은 소량일지라도 면역 체계를 억제해 당신을 감기, 독감, 모든 유형의 감염, 그리고 심지어는 암에도 걸리기 쉽게 만든다.

정제된 설탕은 순식간에 흡수되어 정상적인 한계 이상으로 혈당을 증가시켜 위기를 초래하는데, 이때 인체는 췌장에서 인슐린을 분비함으로써 이 위기에 대응한다. 인슐린은 세포에게 설탕을 흡수해 에너지로 태우거나 지방으로 저장해 혈당을 낮추라는 신호를 보낸다. 이 인슐린이 과잉 생성되면 혈중 인슐린 수치는 몇 시간 동안 비정상적으로 높아진다. 유감스럽게도 인슐린 과다 분비는 부정적인 결과들을 쏟아 낸다. 염증 및 암의 성장과 전이에 강력한 촉진제 역할을 하는 것이다.

당신이 몸에 할 수 있는 가장 해로운 일 가운데 하나는 혈중 인슐린을 증가시키는 것이다. 인슐린 증가는 당신이 설탕을 먹을 때마다 일어난다. 인슐린은 암을 일으키는 스위치다. 만약 당신이 설탕을 하루에 여러 번 먹는다면 인슐린은 하루 종일, 그것도 날마다 높은 상태가 된다. 일부 연구자들은 인슐린이 만성 질환의 가장 큰 원인이 될 수도 있다고 한다. 미국 예일 대학 의과 대학의 예방 연구 센터 소장이자 《임상 진료에서의 영양 섭취Nutrition in Clinical Practice》의 저자인 데이비드 카츠 박사는 다음과 같은 말을 했다.

"인슐린이 모든 질병을 통제할 수 있을까? 잘은 모르지만, 그 역할의 후보자인 것만은 분명하다."

가장 건강하게 오래 사는 사람들은 설탕을 가장 적게 먹고 인슐린이 가장 낮은 사람들이다.

인슐린은 암의 스위치를 켤 뿐만 아니라 암을 촉진하기도 한다. 암세포는 정상적인 세포보다 여섯 배에서 열 배나 많은 인슐린 수용체를 가지고 있다. 인슐린은 세포 성장을 자극해 암세포 성장을 촉진한다. 또한 인슐린 과잉은 인슐린 유사 성장 인자 결합 단백질-3IGFBP-3의 생성을 억제한다. IGFBP-3는 암세포 확산을 억제하고 암세포를 죽게 만들어 세포 자멸을 돕는다. 당신은 자신에게 매우 유익한 것을 억제하고 싶지 않겠지만, 당신이 설탕을 먹으면 이런 일이 일어난다.

인슐린이 증가할 때마다 인슐린 유사 성장 인자IGF라는 또 다른 호르몬이 염증과 암의 성장 및 전이를 자극한다. IGF의 임무는 세포 성장을 자극해 암세포를 더 빠르게 성장시키는 것이다. 또한 IGF는 염증 인자 생성을 촉진하고 염증은 암의 성장 및 전이에 없어서는 안 되는 것이다.

　대부분의 미국인은 남녀 모두 호르몬 불균형으로 고통받고 있다. 설탕은 호르몬 불균형을 유발해 암을 포함한 여러 가지 건강상의 문제를 일으키는 주체다. 설탕은 인슐린을 증가시키고 과도한 인슐린은 에스트로겐을 증가시키는데, 이런 불균형은 호르몬 시스템 전체의 균형을 깨뜨린다. 더불어 설탕은 당신을 뚱뚱하게 만들고, 지방 세포는 당신이 이미 가지고 있는 초과분에 더해 추가로 에스트로겐을 생성한다. 과도한 에스트로겐은 전립샘 비대증, 전립샘암, 유방암을 유발한다. 과도한 에스트로겐은 보호 단백질에서 철분을 제거하고 몸속의 철분 함량을 높여(심한 염증을 일으킴) 암을 일으킨다. 설상가상으로 우리는 이미 상업적으로 사육된 소와 가금류(닭, 오리, 거위), 그리고 비유기농 식품의 농약으로부터 수많은 에스트로겐 유사 화학 물질을 무의식적으로 흡수해 오고 있다. 에스트로겐 유사 화학 물질인 비스페놀 A는 대부분의 식품, 음료수 캔, 플라스틱 물병, 폴리카보네이트(합성수지) 용기와 같은 식품 및 음료의 플라스틱 용기에서 녹아 나온다.

　문제는 더 남아 있다. 설탕을 대사하는 작용은 세포를 파괴하는 재앙의 또 다른 원인이다. 최종 당화 산물AGEs은 설탕 분자가 아미노산과 반응할 때 형성되는데 우리가 음식을 먹기 전 그 음식 안에서 형성되거나 음식을 먹은 후 우리 몸속에서 형성된다. AGEs는 요리 과정에서, 특히 음식이 갈색으로 변할 때 형성된다. AGEs를 공급할 가능성이 있는 식품으로는 베이컨, 핫도그, 절이거나 훈제한 고기, 구운 콩 등이 있다. AGEs는 체내에서도 형성된다. 혈액 속 당이 상승되면 당은 단백질, 지방, 효소, 심지어는 세포의 DNA와도 반응을 일으킨다. 아침 식사로 계란과 오렌지 주스를 먹으면 설탕과 단백질을 동시에 혈액 속에 투입하므로 AGEs가 형성된다. 단백질 위주 식사 후 달콤한 디저트를 먹어도 AGEs가 생성된다.

일단 신체의 중요한 분자가 AGEs를 형성하기 위해 반응하면 활성산소로 인한 손상이 더욱 쉽게 일어난다. AGEs는 DNA뿐만 아니라 DNA를 복구하는 데 필요한 효소까지도 망가뜨린다. 손상된 효소는 산소 호흡과 에너지 생성을 포함한 세포 내부의 중요한 기능들을 차단한다. 또한 AGEs는 다양한 신체 조직들에 흡수되어 오랫동안 머무르며 만성 염증을 일으킨다. 이때 면역 세포는 AGEs를 제거하려고 한다. 그러나 당신이 설탕을 많이 섭취해 AGEs가 많이 생성되면 면역력이 고갈되어 감염 및 암에 취약해진다. 이 모든 것이 암의 스위치를 켜고 암을 촉진하는 데 기여한다. 당신 삶에서 설탕을 내던져 버린다면 AGEs에 대해 걱정할 필요가 없다.

미국인들은 연간 1인당 72.5킬로그램의 설탕을 집어삼킨다. 한 사람이 거의 200그램을 매일같이 먹는 것이다! 반면에 브로콜리는 연간 3.8킬로그램밖에 먹지 않는다. 암의 스위치를 켜고 암을 촉진하는 72.5킬로그램의 영양가 없고 열량만 높은 독성과 암을 예방하고 치유할 수 있는 3.8킬로그램의 건강한 음식과의 대결인 것이다. 우선순위가 분명히 잘못되어 있다.

식단에서 설탕을 빼는 것은 당신이 할 수 있는 간단한 선택이다. 그러나 얼마나 많은 가공식품에 설탕이 들어 있는지를 알면 놀랄 것이다. 당신 식단에서 설탕을 빼내는 것은 디저트를 생략하는 것 그 이상을 의미한다.

제품의 성분표 읽는 습관을 들여라. 성분표를 읽을 때는 설탕이라는 단어만 찾아봐서는 안 된다. 다음은 제품에 설탕이 들어 있다는 것을 알려 주는 몇 가지 식품 목록이다(이것이 전부가 아니고 더 많이 있다).

설탕	사탕수수 시럽	액상 과당	말토덱스트린
첨채당	엿기름	과당	물엿
황설탕	현미 조청	포도당	메이플 시럽
사탕수수	옥수수 시럽	락토오스	당밀
정제 설탕	덱스트로스	말토오스	흑설탕
유기농 설탕	과즙	사탕수수액	
원당	농축 과즙	꿀	

설탕이 들어 있는 음식을 먹을 때는 설탕의 그램 수를 확인하고 섭취할 양을 제한하라. 만약 당신이 먹으려고 하는 음식에 4그램 이상의 설탕이 들어 있다면 그 음식은 불합격 처리하라. 어차피 피해야 할 가공식품인 쪄 낸 콩 통조림을 생각해 보라. 일반적으로 이 제품의 성분표에는 흰 콩, 물, 당밀, 설탕, 과당, 황설탕이 있을 것이다. 이 제품에는 네 가지 다른 종류의 설탕이 들어 있는 것이다. 보통의 통조림 캔은 20그램의 설탕을 함유하고 있다. 일반적인 샐러드용 드레싱에도 설탕이 들어 있으며, 스파게티 소스, 팬케이크 시럽, 절인 고기, 요구르트, 케첩은 말할 것도 없다. 건강을 위해 당신의 삶에서 설탕 및 모든 가공식품을 제거하라. 가공식품을 먹지 않는다면 설탕이 첨가된 것에 대해 걱정할 필요가 없다. 설탕은 유효 기간을 늘려 주고 맛을 향상시켜 주기 때문에 대부분의 가공식품에 첨가된다. 신선한 브로콜리, 해바라기 새싹, 브라질너트, 현미는 성분표가 필요하지 않으며 설탕이 첨가되지 않았다. 신선한 자연식은 삶을 단순하고 건강하게 만든다.

앞에 나열한 모든 감미료를 피하는 과정에서 단맛이 꼭 필요할 때는 순수한 스테비아 추출물을 조금 사용하면 좋다. 스테비아는 자연적인 달콤한 맛으로 칼로리가 없는 허브다. 실제로 설탕보다 백배나 더 달콤하면서도 혈당이나 인슐린 상승을 일으키지는 않는다.

인공 합성 감미료는 선택 사항이 되지 못한다. 그런 것들은 모두 신체에 독이 된다. 대부분의 다이어트 탄산음료에 사용되는 아스파탐은 특히 독성이 심한 것으로 알려져 있다. 아스파탐 분자의 분해 생성물 중 하나가 포름알데히드다. 포름알데히드는 세포에 축적되어 DNA를 망가뜨리고 암을 유발한다. 다이어트 탄산음료를 한 캔이라도 마시면 암을 유발하는 DNA 손상이 일어날 수 있다. 캔을 마실 때마다 그 위험성은 점점 증가한다. 아스파탐은 흥분 독소로서 혈액 뇌관문을 관통해 뇌와 신경계를 망가뜨릴 수 있다. 또한 아스파탐은 뇌졸중과 심장마비의 위험성을 높인다. 스플렌다는 최신 인공 감미료이며 아스파탐처럼 뇌에 침투하지는 않지만 여러 가지로 신체에 부정적인 영향을 미칠 수 있다. 스플렌다 역시 부자연스럽고 인공적인 화학 물질이기 때문이다. 스플렌다의 부작용으로는 피부의 발진 및 홍조, 공황 장애와 같은 불안 증세, 현기증과 저림 증상, 설사, 부기, 근육통, 두통, 방광 문제, 심각한 위장 장애 등이 있다. 동물 실험 연구에 따르면 스플렌다는 창자 속 유익균을 50%나 감소시키고, 창자의 pH 수치를 높이며, 몸무게를 늘리는 데도 기여한다.

[밀가루]

대부분의 사람은 흰 밀가루가 영양분이 부족하기 때문에 본인들에게 좋지 않다는 것을 인지하고 있다. 흰 밀가루가 만들어질 때 통밀에 있던 72%의 아연 및 85%의 비타민 B6를 포함한 스무 가지 이상의 필수 영양소가 심각하게 고갈된다. 이 영양분들을 한 움큼 다시 첨가하면 그 밀가루는 '강화 밀가루'라고 불리게 된다. 흰 밀가루는 주로 전분이며 신속하게 설탕으로 대사되어 설탕이 일으키는 것과 똑같은 문제들을 일으킨다. 흰 밀가루를 먹는 것은 설탕을 먹는 것과 거의 동일하다.

설탕과 마찬가지로 흰 밀가루는 혈당, 인슐린, 에스트로겐을 상승시키며 염증성 화학 물질과 활성 산소의 홍수를 야기한다. 이 모든 것이 암의 스위치를 켜서 암을 촉진한다. 일반적인 미국인들은 매년 약 90킬로그램의 이런 독성 쓰레기를 먹는다.

흰 밀가루를 먹느냐고 물어보면 대다수의 사람들은 먹지 않는다고 주장한다. 그들이 매우 좋아하는 수많은 음식의 주요 성분이 흰 밀가루라는 점을 지적하면, 사람들은 자신들이 얼마나 많은 양의 흰 밀가루를 먹고 있는지 알게 되고 충격에 빠진다. 많은 사람이 아침 식사로 시리얼과 빵, 저녁 식사로 롤빵, 베이글, 프리첼, 쿠키, 팬케이크, 파스타, 피자 또는 파이 한 조각을 먹을 때도 자신이 흰 밀가루를 먹고 있다는 사실을 인식하지 못한다. 이것들은 모두 흰 밀가루이며, 이 모든 음식은 염증을 일으키고 건강에 심각한 손상을 입힌다. 또한 비타민과 미네랄의 대사 작용 및 호르몬의 균형을 방해한다. 그리고 '통밀' 빵이나 '전곡' 시리얼이라고 표시된 것들조차도 대부분 흰 밀가루로 만들어진다.

흰 밀가루에 대한 문제들이 잘 알려져 있다고는 하지만 대부분의 사람은 곡물 그 자체만으로도 문제가 될 수 있고 밀이 모든 곡물 가운데 최악의 곡물이라는 점은 모르고 있다. 오늘날 우리가 먹는 밀은 우리 선조들이 섭취하던 밀과는 다르다. 현대의 밀은 단백질 함량을 늘리기 위해 잡종 교배된 것이다. 증가된 단백질 가운데 일부는 글루텐, 일부는 렉틴으로 이루어져 있다. 밀, 호밀, 귀리, 보리와 같은 특정 곡물에서 발견되는 단백질의 한 유형인 글루텐은 사람에게 심한 알레르기를 일으킨다. 밀의 단백질 함량을 높임으로써 글루텐 함량이 많아지고 알레르기를 심하게 일으키는 밀이 만들어진 것이다. 연구자들은 인구의 절반 정도가 글루텐에 대해 대사적으로 알레르기성 반응을 나타낼 수 있다고 추정했으나, 대부분의 사람은 밀에 대한 자신들의 민감성을 인식하지 못하고 있다. 그들은 잦은 감기, 우울증, 습진 및 과민성 대장 증후군을 비롯한 다양한 건강 문제로 고통받고 있다. 하지만 글루텐이 문제라는 것은 전혀 모른다. 글루텐에 대한 면역 반응은 활성 산소와 염증을 생성하고, 몸을 더욱 산성화하는 산성 물질을 만들어 낸다. 과로한 면역 체계, 활성 산소로 인한 손상, 염증 및 산증은 암의 스위치를 켜고 촉진하는 것을 돕는다. 글루텐 민감증이 만성 질환을 확산시킨다고 해도 과언이 아니다.

곡물은 약 1만 년 전까지만 해도 인간의 식단에서 아주 적은 부분을 차지했다. 그러나 오늘날 곡물은 소비되는 음식의 절반 정도를 차지하고 있다. 모든 식물은 바이러스, 박테리아, 곰팡이, 포식자들로부터 스스로를 보호하기 위한 천연 독소를 함유하고 있다. 우리의 유전자는 과일과 채소의 독소를 처리하기에는 적합하지만 상대적으로 최근 곡물에 첨가된 특수한 독소를 처리하기에는 적합하지 않다. 인류학적 연구 결과에 의하면 우리가 곡물을 먹기 시작했을 때부터 건강이 나빠졌다고 한다. 유아 사망률이 증가했고, 수명이 단축되었으며, 전염병이 증가했고, 뼈 질환과 충치가 발생했다.

곡물에는 영양소가 포함되어 있지만 먹기 위해서는 보통 조리를 해야 한다. 하지만 조리를 하면 영양분의 가치가 크게 떨어진다. 효모가 들어 있는 구운 음식은 특별한 문제가 되기 때문에 암 환자는 절대로 먹으면 안 된다. 많은 연구가 빵과 여러 가지 제과 제빵 제품들을 암과 연관시킨다. 그 이유는 제품들이 함유하고 있는, 빵을 만드는 데 사용된 효모의 신진대사 폐기물인 발암성 곰팡이 독소 때문이다. 게다가 곡물에는 파이테이트라는 항영양소가 들어 있다. 파이테이트는 칼슘과 함께 반응해 당신이 칼슘을 사용하지 못하게 한다. 결국 칼슘 결핍으로 이어지는 것이다.

또한 곡물에는 단백질의 한 종류인 렉틴이라는 물질이 들어 있다. 렉틴은 소화관 조직을 상하게 하고 영양소 흡수를 줄일 수 있다. 2008년《미국 실험 생물학 학회 연합 저널FASEB Journal》, 2000년 국제 학술지《소화관GUT》, 1999년 의학 전문지《랜싯》, 1995년 국제 학술지《소아 알레르기와 면역학Pediatric Allergy and Immunology》, 1993년《영국 영양 저널British Journal of Nutrition》에 발표된 연구들과 다른 수많은 자료가 곡물과 연관된 가장 큰 문제는 렉틴일 수 있다고 밝혔다. 렉틴은 식물이 곤충으로부터 스스로를 보호하기 위해 사용하는 일종의 방어용 당단백질 화합물이며 강력한 천연 살충제다. 렉틴은 토마토나 감자와 같은 콩과 및 가짓과 식물에서 발견되지만, 밀, 귀리, 호밀, 그리고 쌀과 같은 볏과 식물의 씨앗에서도 예외적으로 많이 발견된다. 렉틴은 이런 식품의 단백질 함유물의 일부지만 현대의 잡종 교배된 밀에는 특히 많은 양의 렉틴이 들어 있다.

수세기 동안 선택적으로 품종 개량된 밀은 단백질 함량이 증가되었고 그에 비례해 렉틴의 농도도 높아졌다. 단백질 양이 늘어나면 영양

측면에서는 바람직할 수 있겠지만, 그것이 가진 독성 때문에 건강 관점에서는 많은 양의 렉틴은 바람직하지 않다.

렉틴은 광범위한 pH와 온도를 통해 분해되는 것에 대한 저항력이 있는 매우 안정된 분자다. 조리, 발아, 발효 및 소화 과정에서도 살아남는다. 체내에서 분해되는 것에 대한 강한 저항력을 갖고 있으며, 안정을 유지하기 위해 축적되고 조직에 흡수되는 경향이 있다. 정상적인 생물학적 과정을 방해하는 것이다. 우리는 현재 렉틴을 많이 함유한 밀을 다량 소비하고 있으며, 이는 조직에 축적되어 우리 몸에 지속적으로 독을 쌓게 한다. 역설적이게도 통밀은 하얀 밀가루보다 더 많은 렉틴을 함유하고 있어서 흰 밀가루보다 건강에 더 큰 위협이 될 수 있다.

렉틴은 박테리아와 곰팡이 세포막에 있는 수용체 부위에 부착해 그 기능을 방해하도록 고안되었다. 이것은 밀을 박테리아와 곰팡이에 의한 감염으로부터 보호하는 놀라운 일을 한다. 하지만 사람들도 정확히 동일한 수용체 부위를 가지고 있다! 밀 섭취는 암의 스위치를 켜고 암을 촉진하는 것과 함께 인류의 건강에 치명적인 영향을 미치는 것으로 보인다. 실제로 렉틴은 신체 대부분의 조직에 직접적인 손상을 줄 수 있으며, 이는 밀을 소비하는 사람들에게서 만성적 염증성 질환이 더 많이 발병하는 이유를 설명하는 데 뒷받침이 된다. 렉틴으로 인해 생성된 염증은 DNA를 손상하고 암의 스위치를 켜서 암을 촉진한다.

우리가 밀을 먹을 때 렉틴은 우리 위장 기관을 손상시켜 소화관 조직에 상처를 입히고 구멍을 뚫어 큰 분자들이 잘 침투할 수 있도록 만든다. 이것을 장 누수 증후군이라고 한다. 일단 장에 누수가 생기면 글루텐을 포함한 소화되지 않은 분자들이 혈류 속으로 들어간다. 면역계는 이 분자들을 침입자로 보고 공격해 염증을 일으킨다. 창자 투과성이 높아지면 염증성 장 질환, 소아 지방변증, 다발성 경화증, 습진 및 기타 수많은 문제를 비롯해 자가 면역 증후군과 만성 염증을 야기한다. 렉틴은 소화관 조직을 손상할 뿐만 아니라 소화관 조직을 통과해 염증성 화학 물질이 생성되도록 신체 곳곳을 자극한다. 이 모든 결과는 전신의 만성 염증이다. 이는 암의 스위치를 켜고 암을 촉진하며, 암을 방어하기 위한 신체의 첫 번째 방어선인 면역 체계 손상의 결과를 낳는다. 또한 이런 면역 반응은 신체에 산의 양을 늘려서 암의 스위치를 켜고 암을 촉진하는 산성 환경을 조성한다.

렉틴은 소량만으로도 몸 전체에 극심한 악영향을 미친다. 매우 낮은 농도의 렉틴이라도 창자 세포 및 면역 세포에서 인터류킨-1, 인터류킨-6, 인터류킨-8과 같은 염증성 화학 물질 생성을 촉진한다.

렉틴은 면역에 필수적인 흉선에 손상을 입히며 혈액 속의 면역 세포를 직접적으로 훼손한다. 뿐만 아니라 갑상샘에도 손상을 준다. 렉틴에 반응해 생성된 항체는 신체의 다른 단백질들과 교차 반응을 일으켜 갑상샘 질환인 하시모토병을 비롯한 자가 면역 질환을 일으킨다. 자가 면역 질환은 면역 기능을 억제하고 염증을 일으켜 암의 발병에 기여한다. 렉틴은 글루텐의 영향과는 완전히 별개로 소아 지방변증 발병에 직접적인 역할을 하는 것으로 밝혀졌다. 또한 혈액 뇌관문을 통과해 뇌세포를 직접 손상할 뿐만 아니라 신경을 감싸는 미엘린초에 달라붙어 이를 훼손한다. 렉틴은 인슐린 저항성(당뇨병) 및 체중 증가를 유발할 수 있는 인슐린 유사 성질을 나타낸다. 게다가 유전자에 신호를 보내 표피 성장 인자와 같은 화합물의 생성을 야기하는데, 이 화합물이 증가할 때 암의 위험성도 높아진다. 렉틴은 혈소판 점착과 혈전을 자극하기도 한다. 간단히 말해 렉틴은 암의 스위치를 켜고 암이 몸 전체로 확산되는 것을 수월하게 만든다.

사람들은 대부분 밀이 좋은 음식이라고 생각한다. 그러나 밀은 독소이며 질병의 주요 원인이라는 충분한 증거들이 있다. 만성 질환을 앓고 있는 사람, 특히 암 환자는 밀이 함유된 모든 제품을 피해야 한다.

[가공된 기름]

잘못된 기름을 먹으면 암의 스위치가 켜지고 좋은 기름을 먹으면 암의 스위치는 꺼진다. 부적합한 기름으로 구성된 비정상적인 세포막은 아마도 산소 결핍과 암을 일으키는 가장 중요한 원인일 것이다.

사실상 마트에서 구입하는 경화유, 카놀라유, 옥수수기름, 목화씨유, 땅콩기름, 홍화씨유, 콩기름, 해바라기씨유, 그리고 대부분의 올리브유를 포함한 많은 기름은 잘못된 기름들이다. 세포막(세포의 내부와 외부를 분리하는 벽)이 마트에서 파는 이런 가공된 기름으로 구성되면 세포 속으로 유입되는 산소 전달이 억제돼 산소 결핍을 유발하고, 이는 결국 암의 스위치를 켜고 암을 촉진하는 결과를 낳는다. 암을 예방하거나 치유하려면 이런 기름들을 섭취해서는 안 된다.

신체의 세포가 오래되어 낡아지면 새로운 세포가 만들어진다. 세포막은 주로 기름으로 만들어지는데, 신체 회복력을 건강하게 유지하기 위해 매일 매 순간 수백만 개의 새로운 세포가 생긴다. 세포막은 세포에 출입하는 것들을 통제하는 까다로운 일을 맡고 있다. 잘못된 것들은 내보내고 올바른 것들은 들어오게 하며 필수 영양소를 운반하고 대사성 폐기물을 제거한다. 이 모든 것을 올바르게 수행하는 것은 매우 복잡한 작업이다. 하지만 세포막은 모든 일을 아주 잘 수행한다. 다만 당신이 처음부터 세포막을 제대로 구성해 놓았다는 전제 아래에서 말이다. 세포막을 제대로 구성하려면 각 세포들에게는 올바른 기름들이 정확한 비율로 공급되어야 하고, 이 올바른 기름들은 세포가 만들어질 때 사용할 수 있어야 한다. 좋은 기름들이란 가공되지 않은 고품질의 코코넛오일, 생선 기름, 아마인유, 올리브유를 말한다. 당신이 올바른 기름들을 정확한 비율로 섭취하지 않으면 세포막은 제대로 만들어지지 못한다.

한 번 더 강조하지만 산소 결핍(산소 호흡 부족)이 암의 주요 원인임을 기억하라. 혈액 속에 산소가 충분하더라도 산소가 세포막을 통과해 세포 속으로 들어가지 못한다면 세포는 이를 이용하지 못한다. 잘못된 기름으로 부적절하게 구성된 세포막은 세포 내 산소 전달을 억제할 뿐만 아니라 다른 필수 영양소 운반을 방해하고 대사 폐기 물질을 세포 밖으로 배출하는 것도 방해한다. 그 결과 세포에 결핍과 독성이 일어나고 세포의 기능 장애 및 온갖 종류의 질병이 생긴다.

사람에게는 필수 지방산이라는 특정 기름이 필요하다. 필수 지방산에는 두 가지가 있는데, 오메가-3와 오메가-6다. 우리에게는 두 가지 모두 필요한데, 이 기름들을 각각 적절한 비율로 섭취하는 것이 중요하다. 연구자들은 오메가-6와 오메가-3의 비율은 1:1이 이상적이라 평가한다. 또 새로운 세포가 형성될 때 바로 사용할 수 있도록 준비되어 있어야 한다.

대부분의 미국인은 마트에서 파는 일반적인 기름들을 섭취하기 때문에 오메가-6 지방산 섭취량이 너무 많고 오메가-3 지방산 섭취량은 너무 적다. 역사적으로 우리는 각각 1:1로 거의 같은 양의 기름을 섭취했다. 그러나 지금 우리 식단의 비율은 약 20:1이고 일부 사람들은 심지어 50:1 정도로 좋지 않다. 간단히 말하자면 우리는 오메가-6 섭취량이 너무 많고 오메가-3 섭취량은 매우 적다. 유감스럽게도 약 90%의 미국인은 오메가-3 지방산이 결핍되어 있다. 《식품 영양학의 세계 평론World Review of Nutrition and Dietetics》의 1991년 연구에 따르면, 미국인 20%는 혈액 속 오메가-3가 너무 적어서 표준검사로는 측정할 수조차 없다고 한다. 이것은 재앙이다. 수많은 연구 결과 오메가-6 지방산 과잉은 면역 체계를 억제하고 암을 일으키는 것으로 나타났다. 암의 성장과 전이를 강력하게 촉진하는 것이다. 더불어 과잉된 오메가-6는 인슐린 수치를 높이는데, 인슐린 수치 상승은 암을 유발하고 염증을 늘리며 면역력을 억제한다. 반대로 오메가-3가 이 모든 부정적인 것을 억제하고 종양의 성장도 막는 것으로 밝혀졌다.

마트에서 파는 일반적인 기름과 지방은 가공식품, 패스트푸드, 그리고 레스토랑 음식에도 사용된다. 이런 기름 및 지방은 화학적으로 불균형을 일으킬 뿐만 아니라 오메가-6 지방산은 너무 많이, 오메가-3 지방산은 너무 적게 공급한다. 또한 이런 제품들은 심하게 가공 처리한 것들이다. 가공 처리를 한 식품은 가열, 화학 물질 및 산화의 영향을 받아 식품의 분자 구조가 크게 변화되어 신체에 독성을 일으킨다. 마트의 기름은 대부분 맑고 투명하게 보이도록 하고 유통 기한을 연장하려는 목적으로 가공을 거친 것들이다. 이런 표백 및 탈취 과정은 대개 트랜스 지방 형성이 대량 발생하는 섭씨 160도를 훨씬 넘어서는 섭씨 260도 정도에서 이루어진다. 섭씨 200도 이상에서는 과산화 지질이라고 하는 강력한 독성 물질이 형성되는데, 과산화 지질이나 트랜스 지방에 안전한 수준이라는 것은 없다. 가공된 기름은 신체에 심한 손상을 줄 수 있는 일련의 산화 현상을 촉발한다. 게다가 식용유, 특히 콩기름 및 옥수수기름의 약 40%가 제조 과정에서 용매 잔류물을 함유하게 되는데, 이런 용매는 세포 자멸을 억제한다고 알려져 있다.

가공된 기름의 또 다른 문제점은 대부분의 세포가 연료로 기름을 선호한다는 것이다. 에너지를 생성하려면 연료는 대사 장치(효소)에 의해 산소와 결합되어야 한다. 효소는 매우 특정한 분자와 결합해 상호작용하도록 설계되어 있는데, 가공된 기름들은 열, 산소 및 수소화에 노출되어 분자 구조가 바뀌어 버렸다. 따라서 세포에 산소가 충분하더라도 에너지를 생성할 수 없는 경우가 생긴다. 엉성한 기름 분자는 적절한 효소에 맞지 않을 것이고 그러면 에너지로 처리될 수 없기 때문이다. 즉 잘못된 연료가 공급되는 것이다. 올바른 연료가 없으면 산소 호흡은 억제된다.

새로운 세포를 만들 때 올바른 건축 자재를 사용할 수 없다면 당신의 신체는 어떻게든 사용 가능한 다른 건축 자재를 가지고 세포를 만들 것이다. 고품질 합판이 없어서 일반 판자로 집을 짓는다고 생각해 보라. 필수 지방산과 같은 좋은 기름은 생명의 건물을 짓는 중요한 기본 구성물이다. 또한 건강한 세포막을 만드는 데 꼭 필요하며, 신체의 필수 화학 물질을 만들기 위한 원료다. 잘못된 기름의 분자는 우리 몸에 맞지 않고, 세포의 구조와 기능을 위태롭게 하며, 그로 인해 신체 균형을 유지하는 데 꼭 필요한 세포 간의 소통을 방해한다. 또한 잘못된 기름은 영양분이 세포 속으로 들어가고 유독성 폐기물이 세포 밖으로 배출되는 과정을 방해한다. 더불어 세포의 전기적 성질도 손상시킨다.

가공된 기름은 본래 가지고 있던 천연 항산화제가 손실되고 유독성 방부제 및 기타 물질이 첨가된 것인데, 이런 물질들 역시 산소 운반을 방해한다. 샐러드용 드레싱, 구운 음식, 튀긴 음식, 아침 식사용 시리얼, 식당 음식 등 우리가 먹는 모든 가공식품은 독소를 지닌, 생물학적으로 부적절한 기름으로 만들어진다.

경화유는 특히 문제가 된다. 경화유는 전례 없이 위험한 기름이며, 제과 제빵 제품들에서 아침 식사용 시리얼, 땅콩버터에 이르기까지 수많은 식품에서 발견된다. 이 기름은 트랜스 지방을 포함해 다양한 비자연적 분자를 함유한 인공 지방으로 당신의 몸에서 독성을 일으킨다. 지금 일부 제품들은 트랜스 지방이 없다고 성분표에 표기를 해 놓았는데 사실은 우리를 현혹하는 것일 수 있다. 트랜스 지방은 1회 섭취량이 0.5그램 이상인 경우에만 표기한다. 그 0.5그램조차도 유독한 양이지만, 트랜스 지방을 표기하지 않거나 라벨에 '트랜스 지방이 없는' 제품이라고 표기하기 위해 식품 제조사는 트랜스 지방의 1회 섭취량이 0.5그램 미만으로 떨어질 때까지만 조정한다. 따라서 오늘날의 식품 성분표들은 종종 당신이 일반적으로 섭취하는 양보다 훨씬 더 적은 양을 1회 섭취량이라고 표기하고 있다. 그러므로 식품의 성분표를 주의 깊게 읽어야 한다. '마가린' 또는 '베지터블 쇼트닝'(수소 첨가 지방)으로 표기된 것들도 모두 경화유다. 경화유가 들어 있는 식품은 절대로 섭취하지 마라.

우리 식단에서 오메가-6와 오메가-3 지방산의 균형이 깨지면 신체에 염증이 생긴다. 이것이 매우 중요한 이유는 염증이 모든 만성 질환의 공통분모이며 암의 생성 과정에 필수적인 요소이기 때문이다. 두 종류의 필수 지방산 모두 프로스타글란딘이라 불리는 체내의 화학 물질을 생성한다. 염증성 프로스타글란딘은 오메가-6 지방산에 의해 생성되는데 면역계를 압박해 염증, 심장 질환, 암을 증가시킨다. 그러나 충분한 양의 오메가-3 지방산이 존재하면 항염증성 프로스타글란딘이 생성되어 오메가-6 지방산들을 상쇄해 균형을 맞춘다. 오메가-3의 항염증성 프로스타글란딘은 염증, 종양 성장, 혈압, 수분 유지, 혈소판 점착성, 콜레스테롤 수치 등을 억제한다. 과잉된 오메가-6는 체내의 비타민 E 양을 급격히 줄여 DNA와 조직을 손상하는 활성 산소를 늘리고 종양의 성장과 전이를 촉진한다. 또한 너무 많은 오메가-6 지방산은 면역 체계를 억제하는데, 이는 숨어 있는 암과 발전되지 않은 암을 활성화할 수 있다. 더불어 필수 지방산 불균형은 혈류를 늦추고 혈액의 흐름을 작은 모세 혈관으로 제한해 적혈구 응집을 유발함으로써 세포로의 산소 전달을 방해한다.

오메가-6와 오메가-3 지방산의 엄청난 불균형이 일어나는 주된 이유는 가공식품에 사용되는 잘못된 기름의 과잉 소비 때문이다. 그리고 이 불균형의 두 번째 이유는 '진짜' 생선, 고기, 계란 소비의 감소다. 예를 들어 오늘날 시중에서 판매하는 연어를 비롯한 수많은 어류는 대부분 인공적인 환경에서 양식되었다. 양식 어류는 바다와 강이라는 자연적인 환경에서 먹던 정상적인 먹이와는 반대로 곡식을 먹기 때문에 지방산 비율이 잘못되어 있다. 곡물을 먹은 소고기와 닭고기 역시 지방산 비율이 바뀌었다.

진짜 계란(자연식을 먹은 암탉이 낳은)에는 약 300밀리그램의 오메가-3 지방산 DHA가 함유되어 있음을 참고하라. 마트에서 파는 일반적인, 곡물을 먹은, 계란인 척하는 그것은 평균 18밀리그램 정도가 함유되어 있으며, 오메가-6 지방산의 함량이 높다. 이것이 얼마나 중요한지 알고 있는가? DHA는 종양 성장과 관련된 유전자를 억제하고 종양 억제 유전자 및 종양의 세포 자멸과 관련된 유전자를 활성화해(종양 세포의 죽음) 암의 생성 과정을 중단시키는 것으로 밝혀졌다. 놀라운 일은 아니지만 2009년 3월 25일 〈사이언스 데일리〉에 발표된 한 연구에 따르면 오메가-3 지방산이 진행성 전립샘암조차도 예방한다고 한다. 이것이 DHA가 풍부한 고품질의 생선 기름이 항암 식단의 일부가 되어야 하는 이유다. 오메가-3가 결핍된 식품들은 우리 건강에 큰 손상을 입힌다는 것을 기억하라.

거의 모든 소는 도살되기 전에 사육장으로 끌려가 '살찌어진다'. 대부분의 미국인처럼 혹시 당신도 곡물 사료를 먹고 자란 소고기를 먹고 있다면 오메가-3와 오메가-6 지방산의 비율은 악화되었을 것이다. 천연 소고기는 오메가-3 지방산이 풍부하지만 곡물 사료를 먹고 자란 소고기는 오메가-6 지방산이 풍부하다. 소고기를 먹고 싶다면 풀을 먹고 자란 유기농 소고기를 먹어라. 건강식품 마트의 온라인 사이트에서도 구할 수 있을 것이다. 그냥 유기농 고기를 먹는 것만으로는 충분하지 않다! 그것은 단지 동물들이 유기농 곡물을 먹었음을 의미한다. 그 고기는 농약의 함량은 낮겠지만 지방산 비율은 여전히 잘못되어 있다.

필수 지방산은 거의 모든 자연식품에서 발견된다. 다른 점은 오메가-6와 오메가-3 지방산의 함량과 비율이다. 아마인유는 필수 지방산이 가장 풍부한 원천 가운데 하나다. 기타 풍부한 원천으로는 생선, 녹색 잎채소, 견과류 및 씨앗이 있다. 작은 커피 분쇄기로 신선하게 갈아 낸 아마인은 신선한 샐러드에 훌륭한 첨가제가 될 수 있다. 필수 지방산을 적절하게 균형을 이루어 섭취하고 싶다면 가공된 기름과 가공식품을 피하라. 대신 신선한 유기농 채소와 과일, 생견과류 및 유기농 생선, 유기농 육류로 식료품 장바구니를 채워라. 요리 및 샐러드용 드레싱에는 고품질의 올리브유를 사용하라(대부분의 일반 올리브유에는 독성 기름이 섞여 있다). 아마인유는 샐러드에도 훌륭하다. 건강을 위해 올리브유와 아마인유를 혼합해 사용하라.

세포 속에 가능한 한 산소를 많이 공급하기 위해서는 세포가 반드시 적절한 기름으로 만들어져야 한다. 마트의 기름들, 모든 경화유, 이런 기름들을 함유한 식품들을 피하라. 곡물 사료를 먹인 육류, 계란, 생선을 피하라. 이런 식품들에는 오메가-6 지방산이 너무 많이 들어 있다. 연구 결과 오메가-6 섭취량을 줄이면 종양의 성장이 멈추는 것으로 밝혀졌다. 반대로 오메가-6 섭취량의 증가는 죽어 가는 종양을 '구조' 해 다시 살릴 것이다.

항암성 기름으로 올리브유, 코코넛오일, 아마인유, 생선 기름이 있는데 그것들은 당연히 가공되지 않은 고품질의 기름이어야 한다. 그런데 많은 브랜드는 그 기대에 부합하지 못한다. 산소를 세포 속으로 운반하는 데 필요한 유분이 신체에 공급될 수 있도록 고품질의 아마인유와 생선 기름을 보충해야 한다. 중요한 것은 세포막을 올바른 기름으로 만들지 않으면 세포로의 산소 이동이 제대로 이루어지지 않는다는 사실이다. 암을 예방하거나 치유하고 싶다면 당신이 먹는 기름을 바꿔야 한다!

[유제품과 과량의 동물성 단백질]

유제품과 과량의 동물성 단백질 모두 암의 스위치를 켜고 암의 생성 과정을 촉진한다. 동물성 단백질이 너무 많은 식단은 암을 촉진하고 동물성 단백질이 적은 식단은 극적으로 암을 억제한다. 미국인들은 유제품과 동물성 단백질을 지나치게 많이 먹도록 속아 왔다. 현재 미국인들은 세계 최대의 우유 제품 소비자들이며 동물성 단백질도 열 배 정도 지나치게 많이 소비한다. 단백질은 조직의 구조뿐만 아니라 호르몬, 효소와 같은 필수 분자를 구성하는 데 필요하며, 이런 모든 분자는 지속적인 교체가 필요하다. 필수 영양소인 단백질이 없으면 생명을 유지할 수 없으나 성장에 필요한 양을 초과하는 단백질은 암을 촉진한다.

▶유제품

우유 섭취는 자연스러운 것이 아니며 건강에도 해롭다. 당신은 이런 이야기가 생소할 수도 있겠지만, 자연계에서는 어느 한 종이 다른 종의 우유를 마시거나 젖을 뗀 이후에도 계속 우유를 마시는 일은 어디에서도 찾아볼 수 없다. 인간만이 이런 행위를 한다. 그 결과 심장병, 골다공증, 당뇨병, 감염, 관절염, 알레르기, 암으로 고통을 겪고 있다. 대부분의 미국인은 유제품에 관해 세뇌를 당해 왔다. 나도 분명히 세뇌당했다. 나는 우유, 치즈, 요구르트가 건강에 좋고 식단에서 필수적인 요소라고 믿으며 자랐다. 유제품이 건강에 좋지 않다는 누군가의 주장을 처음 들었을 때 나는 그 사람이 미쳤다고 생각했다. 우리는 이미 설탕 섭취로 인한 파괴적인 영향과 인슐린 수치 상승으로 인한 신체의 영향에 대해 살펴보았다. 우유 또한 인슐린 수치를 올려 암을 촉진한다. 그 누구도 우유를 마시거나 우유가 함유된 제품을 섭취해서는 안 된다.

우유를 많이 섭취하는 사람일수록 암에 더 잘 걸린다. 텔레비전 광고들은 사람들에게 우유가 '몸에 좋다'고 말하지만, 우유는 독이 들어 있는 수프다. 59개의 생물학적 활성 호르몬, 수십 개의 알레르기 항원,

52개의 강력한 항생 물질, 농약, 제초제, 폴리염화 비페닐, 다이옥신 (안전한 수준의 이백 배 정도), 피, 고름, 배설물, 용매, 바이러스, 과도한 박테리아, 그리고 방사선 화합 물질까지 들어 있는 것이 우유다.

우유에는 59개의 생물학적 활성 호르몬이 들어 있다. 그중 하나가 강력한 성장 호르몬인 인슐린 유사 성장 인자-1^{IGF-1}이다. IGF-1은 세포 성장을 지시한다. 세포 성장 지시는 우유를 먹어야 하는 아기들에게는 좋을 수 있겠지만 성인에게는 암을 촉진하는 것이다. IGF-1의 수치가 높은 사람들이 암을 가장 많이 경험한다. IGF-1은 유방암, 대장암, 전립샘암의 급속한 성장 및 증식의 한 요인으로 알려져 있으며, 필시 모든 암에서 나름의 역할을 수행할 가능성이 높다.

우유와 전립샘암 사이의 강력한 연관성은 수많은 연구가 증명해 왔다. 우유는 IGF-1뿐만 아니라 다른 수많은 성장 촉진 인자(세포 증식을 활발하게 하는 폴리펩타이드)도 함유하고 있다. 학술지 《전립샘^{Prostate}》에 실린 2010년의 한 연구에 따르면 유제품 섭취가 늘어남에 따라 전립샘암 발병 위험이 200% 이상 상승하는 것으로 밝혀졌다.

유전자가 조작된 성장 호르몬^{rBGH}을 투여 받은 소는 특별히 IGF-1을 많이 함유한 우유를 생산한다. 우유를 한 잔만 마셔도 체내 IGF-1양이 두 배로 늘어난다. 아이스크림을 만들 때 사용하는 대부분의 우유는 rBGH로 처리된 젖소에서 나온 것이며, 아이스크림 하나에는 우유 한 잔보다 열두 배나 많은 강력한 암 가속 장치가 들어 있다. IGF-1이 크림에 농축되어 있기 때문이다. IGF-1은 암의 로켓 연료와 같다. 대부분의 아이스크림에는 설탕과 인공 색소, 향료, 가공 보조제 같은 유독성 화학 물질이 쌓여 있으며, 농후제, 유화제, 안정제로 사용되는 카라기난이 들어 있다. 카라기난은 인체에 염증을 일으키고 면역력을 억제하는 효과가 있으며, 분해된 카라기난은 발암 물질로 알려져 있다. 모든 식품은 아니지만 대부분의 식품에 분해되지 않은 카라기난이 사용된다. 하지만 소화기 계통에서 카라기난이 분해된다는 증거가 있다. 카라기난은 요구르트, 커스터드, 젤리, 크림치즈, 코티지치즈 및 기타 유제품뿐만 아니라 초콜릿 제품, 파이의 속 재료, 샐러드용 드레싱, 수프, 두유에도 사용되고 가공육과 치약에 지방 대체물로도 쓰인다.

거의 모든 우유는 살균되고 균질화되어 있다. 살균과 균질화 과정은 우유의 화학적·물리적 특성을 크게 변화시키는데, 이런 이유 때문에 우유는 영양소가 적어지고 독성이 많아지며 발암성이 높아지게 된다. 낙농업계가 제시한 그릇된 권고로 인해 수백만 명이 비싼 대가를 치렀다. 뉴스 기사에서는 적절한 칼슘 섭취를 위해 우유를 마시라고 알려 주지만 불행히도 우유 섭취량이 가장 많은 나라에서 골다공증 발병률이 가장 높다.

우유와 유제품은 건강한 식품이 아니다. 과거 많은 사람이 농부였을 때 그들이 기르던 젖소의 전통적인 우유 역시 건강에 좋은 것은 아니었지만 그래도 지금처럼 재앙까지는 아니었다. 반면에 오늘날의 우유는 독성 수프다. 오늘날의 우유는 사람의 건강에 위협이 되는 거짓된 식품으로 심하게 가공되었고 알레르기까지 일으킨다. 미국인들은 세계 최대의 우유 소비자들이다. 유제품 소비량이 높은 다른 국가들과 마찬가지로 미국은 세계에서 가장 높은 골다공증, 당뇨병, 심장 발작, 알레르기, 암 발병률을 가지고 있다.

《여자가 우유를 끊어야 하는 이유》라는 책을 쓴 지질학 교수 제인 플랜트의 경우를 생각해 보자. 플랜트 교수는 식습관을 바꾸고 자신의 삶에서 우유를 배제해 스스로 유방암을 치유했다. 42세에 처음 암 진단을 받은 그녀는 5년 동안 '근치 유방 절제술, 추가적인 수술 3회, 방사선 요법 35회, 여러 번의 화학 요법, 그리고 폐경 유도용 난소 방사선 요법'을 받았음에도 불구하고 암이 네 번이나 재발했다. 주류 의학의 암 치료법이 어떻게 실패하는지를 직접 경험한 그녀는 유방암을 단순한 식이 요법 변화로 치료하고 예방할 수 있다는 메시지를 전하고 있다. 플랜트 교수는 특히 우유는 암을 촉진하는 성장 인자와 호르몬을 함유하고 있다고 지적했다. 그녀는 높은 수치의 성장 인자가 암세포의 촉진과 확산을 초래한다는 원리에 대해 명확한 설명을 해 주고 있다. 현재 그녀의 식단은 암으로부터 몸을 보호하는 식품들로 구성되어 있다. 플랜트 교수는 히로시마에서 유방암에 걸릴 확률이 서구에서 암에 걸릴 확률의 절반밖에 안 된다고 지적한다. 아시아 여성들은 우유를 대량 소비하는 유럽이나 미국으로 이주할 때만 유방암에 걸릴 확률이 급격히 증가한다.

성장 인자와 성장 호르몬 문제 외에도 우유 단백질이라는 문제가 있다. 현재까지 수행된 연구들 중 가장 크고 가장 포괄적인 영양 연구는 세계적으로 유명한 영양학자 콜린 캠벨의 연구다. 그는 이 연구 결과를 《무엇을 먹을 것인가》라는 책으로 묶었다. 캠벨은 암에 대한 가장 강력한 촉진제가 우유 단백질이라는 사실을 발견했다. 젖소 우유의 주요 단백질인 카세인은 암 진행 과정의 모든 단계에서 암을 촉진한다.

젖소 우유의 카세인은 사람이 소화하기 힘들다. 소화되지 않은 카세인 분자는 강한 알레르기를 일으키기 때문에 사람들의 절반 정도가 우유에 알레르기 반응을 보인다. 유제품 알레르기는 심각한 건강 문제를 일으키며 수많은 질환을 유발한다. 유제품 단백질에 대한 지속적인 면역 반응은 인체를 만성 염증 상태로 만드는데 이것이 암을 촉진한다. 실험 결과 카세인은 동물들 암의 스위치를 100% 켜는 것으로 나타났다. 이것만으로도 이미 안 좋은 상황이지만 젖소의 우유에는 암, 특히 백혈병과 림프종을 촉진하는 바이러스도 들어 있다. 미국 낙농업계 가축의 절반 이상이 이런 바이러스들에 감염되어 있다. 감염된 가축들 근처에 사는 사람들은 백혈병 발병률이 훨씬 높다.

살균된 우유는 산성 식품이다. 대부분의 미국인은 이미 너무 많은 산성 식품을 먹고 있는데 우유는 거기에 더해 건강상의 균형까지 깨뜨린다.《다이어트 불변의 법칙》의 저자이자 영양학자인 하비 다이아몬드는 다음과 같이 주장한다.

"고단백 육류와 유제품이 혈액을 산성화해 뼈의 칼슘을 빼낸다는 것은 기정사실이다. 그로 인해 인체가 섭취하는 것보다 더 많은 양의 칼슘을 잃거나 배출하게 된다. 이런 적자는 기본적으로 뼈에 비축된 칼슘에서 충당될 수밖에 없다."

생각해 보자. 우유가 칼슘 손실과 골다공증을 유발하는데, 골다공증을 앓고 있는 사람들은 더 많은 우유를 마시도록 교육 받는다! 칼슘은 정말로 필요한 것이지만 우유를 마시면 칼슘을 잃게 된다. 비타민 D는 칼슘 대사에 매우 중요하다. 이것이 대부분의 우유가 비타민 D 첨가로 '강화된' 이유다. 그러나 2001년《미국 임상 영양 저널》의 연구 결과 우유 섭취량이 많은 사람일수록 비타민 D 수치가 더 낮은 것으로 밝혀졌다. 칼슘과 비타민 D 모두 암 예방에 꼭 필요하다. 그러나 산업용 우유는 좋은 공급원이 되지 못한다.

사람들에게 우유를 마시지 말라고 말하면 그들은 종종 "그럼 대체 어디서 칼슘을 얻을 수 있나요?"라고 묻는다. 그러면 나는 전 세계 사람의 70%가 우유를 마시지 않는다고 알려 준다. 그렇다면 그 사람들은 어떻게 칼슘을 보충하는지가 궁금할 것이다. 그들은 식물성 식품으로부터 칼슘을 얻는다. 케일, 브로콜리, 콜라드 등의 녹색 채소에 칼슘이 들어 있다.

《생식하는 삶The Raw Life》의 저자인 폴 나이슨은 "오늘날 세상에 존재하는 대다수 질병의 원인은 유제품이다"라고 말했다. 워싱턴의 한 유명 소아과 의사인 러셀 부나이 박사는 건강상의 이로움을 최대한 얻기 위해 미국인 식단에서 취해야 할 변화 한 가지는 "우유 제품을 제거하는 것"이라고 말했다.

▶ 과량의 동물성 단백질

전체 단백질의 하루 권장량은 50~60그램이다. 대다수의 미국인은 이 두 배를 섭취하는데 동물성 단백질만으로도 하루 평균 섭취량이 약 70그램이 된다. 미국인들의 동물성 단백질 섭취량 평균은 전체 단백질에 대한 하루 권장량보다 많다. 대조적으로 미국인들보다 훨씬 건강한 대부분의 시골 중국인들은 하루 평균 동물성 단백질 섭취량이 7그램(달걀 하나에 들어 있는 양 정도)으로 미국인의 평균 섭취량에 비하면 10분의 1 수준에 불과하다. 동물성 단백질 과잉은 암, 비만, 심장병, 당뇨병, 골다공증, 신장 질환, 안구 질환, 뇌 질환 및 자가 면역 질환을 유발한다. 동물성 단백질이 과잉된 식단은 신체의 에스트로겐 비율을 변화시켜 균형을 깨뜨린다. 체중 감량을 위해 고단백 식사를 하는 사람들은 이런 위험성을 인식해야 한다. 동물성 단백질에는 아라키돈산이라는 지방이 많이 들어 있는데, 연구 결과 아라키돈산은 종양의 성장 및 전이와 연관이 있다고 한다. 하루 평균 7그램 이하의 동물성 단백질 섭취는 가치 있는 목표가 될 수 있다. 달걀 하나나 생선 한 조각 또는 손바닥 크기의 육류 정도면 적당하다. 하루 권장량의 나머지는 식물성 단백질이어야 한다.

고기, 특히 붉은색 고기는 철분을 함유하고 있다. 철분은 필수 영양소이고 혈중 산소 전달을 위해 필요하지만 과도한 철분은 암의 성장 및 전이를 가속화한다. 암은 철분에 따라 성장하고 철분은 활성 산소 발생 장치와도 같아 DNA를 손상할 수 있다. 붉은 고기를 먹는 사람들은 폐암 발생률이 300%나 높다. 혈중 페리틴 검사를 통해 철분 수치를 측정할 수 있다. 이 검사는 아무 의사나 찾아가 받을 수 있다. 만약 당신의 페리틴 수치가 높으면 문제가 되며 철분 수치를 낮춰야 한다는 의미다.

동물성 단백질을 소량 섭취하는 것은 괜찮다. 그러나 양식 어류를 먹어서는 안 되며, 계란과 고기는 꼭 유기농이어야 한다. 좋은 규칙을 제시하자면 동물성 단백질을 메인 요리가 아닌 조미료 정도로 섭취하는 것이다. 동물성 단백질을 끼니마다 혹은 매일 섭취할 필요가 없다. 당신은 대부분의 단백질을 식물성 식품에서 얻어야 한다. 대부분의 사람은 단백질 원료로 육류와 유제품만을 생각하도록 교육 받아 왔기 때문에 식물성 단백질에 대해서는 생각조차 하지 못한다. 시금치에는 소고기만큼 많은 단백질이 들어 있다는 점을 참고하라.

다음은 콜린 캠벨이 《무엇을 먹을 것인가》에서 내린 결론이다.

- 성장에 필요한 양을 초과하는 과량의 동물성 단백질 섭취는 암을 촉진한다.
- 동물성 단백질이 적은 식단은 암을 억제한다.
- 고단백 식사를 하는 아이들일수록 암 발병 가능성이 높아진다.

- 암이 발병한 경우 저단백 식사를 하라. 저단백 식사가 차후의 암 성장을 극적으로 막아 준다.
- 동물성 식품을 주로 먹는 사람들이 만성 질환에 잘 걸린다.
- 젖소 우유의 단백질은 강력한 암 촉진제이며, 카세인(우유에 들어 있는 단백질)은 우리가 섭취하는 음식에서 암을 가장 많이 유발하는 물질 가운데 하나로 추정된다.

캠벨을 비롯한 많은 사람이 놀라움을 금치 못했다! 그의 연구의 충격적인 결론은 과량의 동물성 단백질이 지금까지 발견된 가장 강력한 질병 촉진제 가운데 하나라는 것이다. 성장과 일상적인 회복에 필요한 양 이상의 동물성 단백질은 동물 실험에서 100% 암의 스위치를 켰다. 실험동물에게 동물성 단백질을 먹인 결과 암의 스위치를 켰고, 반대로 그만 먹임으로써 암의 스위치를 끌 수 있었다.

과량의 동물성 단백질이 만성 질환의 주요 원인인 것으로 밝혀졌다. 캠벨의 연구에 따르면 비만, 알츠하이머병, 골다공증, 당뇨병, 심장병, 신장 질환, 안구 질환 및 다른 질환들이 동물성 단백질의 섭취와 연관이 있다. 식물성 단백질은 암을 촉진하는 효과가 없으며 많이 섭취해도 안전하다. 다음은 동물성 단백질을 줄이는 몇 가지 방법이다.

- 채소를 먼저 먹는 식습관을 가져라.
- 고기 대신 신선하고 익히지 않은 샐러드를 메인 코스로 구성하라. 소량의 고품질 동물성 단백질 또는 단백질이 풍부한 새싹 채소를 메인 코스인 샐러드에 추가해도 좋다.
- 아보카도는 몸에 좋은 필수 지방을 함유하고 있으며 식단에서 고기

를 대체하는 데 사용할 수 있다.

- 견과류와 씨앗들(날것이나 물에 불린 것, 싹이 튼 것)은 단백질과 건강한 지방의 좋은 원료이며 만족감을 줄 수 있다.
- 렌틸콩은 멕시코 요리 조리법에서 다진 고기, 셰퍼드 파이(으깬 감자 안에 고기를 넣어 만든 파이), 미트볼, 고기소를 채운 고추의 대체 식품으로 간편하게 사용할 수 있다.
- 고기를 먹을 때는 굽고 타고 갈색으로 변한 것이 아닌지 확인하라. 지방질이 불꽃으로 흘러들어 갈 때 다환 방향족 탄화수소라 불리는 위험한 발암 물질이 형성된다. 고온에서 고기를 조리하면 헤테로사이클릭 아민이라는 발암 물질이 생성된다. 고온에서 조리된 모든 단백질에는 동물 실험에서 암을 유발하는 것으로 밝혀진 여러 가지 화학 물질이 함유되어 있다. 바비큐는 화염과 높은 온도 때문에 고기를 요리하는 데 있어서 최악의 방법이다.
- 고기는 저온·장시간 조리에 적합한 냄비(슬로 쿠커)를 이용해 저온에서 천천히 조리하는 것이 가장 좋다. 저온으로 하룻밤 동안 하는 요리가 가장 이상적이다.

요약하면, 식단에서 동물성 단백질 양에 변화를 줌으로써 암의 스위치를 꺼 버릴 수 있다. 암을 예방하려면 동물성 단백질을 가끔씩 소량 섭취하는 것으로 제한하라. 암을 치료하고자 한다면 우유 및 모든 유제품, 그리고 대부분의 동물성 단백질을 피하라. 우리가 먹는 단백질의 최소 90%는 채소, 통곡물, 콩류, 렌틸콩, 씨앗류, 견과류 및 새싹 채소와 같은 식물성 식품으로부터 얻어야 한다. 생선과 해산물이야말로 가장 건강한 형태의 동물성 단백질이며, 원시인의 식단과 가장 흡사한 식품이다. 신선한 생선을 가끔 먹는 것이 가장 안전하게 동물성 단백질을 섭취하는 방법이다. 양식 생선 또는 통조림 생선은 선택 사항이 될 수 없다. 양식 어류는 독소를 갖고 있으며 지방산 조합 비율이 잘못되어 있다. 통조림은 영양이 파괴되고 독소가 들어 있어 여러 가지 문제를 일으킨다. 태평양이나 알래스카와 같이 오염이 적은 지역의 어류를 선택하거나 수은 함량 검사를 받은 브랜드를 선택하면 수은에 대한 노출을 제한할 수 있다.

[소금]

소금은 사람들이 흔히 소비하고 있는, 건강을 상하게 하는 또 다른 물질이다. 대다수의 사람이 잘 모르고 있는데, 식탁에 올라오는 일반 소금은 질병의 원인이 되며 제3장에서 배웠듯이 과량의 나트륨은 암 발병률을 높이고 전이를 가속화한다. 소금을 너무 많이 섭취하면 나트륨이 과잉되고 상대적으로 칼륨은 결핍되는데, 이것이 세포 속 칼륨과 나트륨 비율을 역전시켜 세포의 기능 장애와 질병을 유발한다. 평균적인 미국 남성의 하루 소금 섭취량은 1만 밀리그램을 넘어선다. 2010년 1월 《뉴잉글랜드 의학 저널》연구에 비추어서 그 수치를 한번 살펴보자. 하루 소금 섭취량을 3000밀리그램으로 줄이면 심장 마비와 뇌졸중을 충분히 예방할 수 있고, 그로 인해 국가 의료 기관은 24조 원의 비용을 절약할 수 있다.

우리에게는 나트륨이 필요하다. 나트륨은 신경이 적절하게 기능하도록 도와주며 영양소 흡수, 몸속의 물과 미네랄 균형을 유지하는 데도 도움이 된다. 인체는 하루에 약 220밀리그램의 나트륨을 필요로 한다. 정제된 소금 한 티스푼에는 약 2300밀리그램의 나트륨이 들어 있는데, 우리에게 필요한 양의 약 열 배나 된다. 하루 나트륨 섭취량을 1000밀리그램 미만으로 유지하거나 티스푼 절반보다 적은 양을 섭취하라(과도한 발한이나 만성 설사와 같은 특수한 상황에서는 좀 더 많은 양이 필요할 수도 있다). 심지어 정부도 과도한 나트륨 섭취에 대해 걱정하고 있다. 현재 미국에서는 성인들에게 하루에 티스푼의 3분의 2 이상은 먹지 말 것을 권장한다. 그러나 실제로는 약 5%만이 실천하고 있다.

우리 몸은 칼륨이 풍부하고 나트륨 함량은 적은 자연식품만 먹도록 설계되어 있다. 불행하게도 현재 우리는 나트륨이 잔뜩 들어 있는 가공식품으로 먹거리를 바꾸었는데 바로 그런 변화가 우리를 병들게 하고 있다. 심지어 '건강한' 채식 레스토랑에서 식사를 하는 것도 건강에 큰 위험이 될 수 있다. 다음 사항들을 잘 생각해 보자. 말린 완두콩 수프를 먹으면 당신은 1430밀리그램의 나트륨을 섭취하게 된다. 레스토랑의 '건강한' 이탈리아 샐러드용 무지방 드레싱을 먹으면 1350밀리그램의 나트륨이 추가된다. '건강한' 저지방 머핀을 2개 먹으면 1400밀리그램의 나트륨을 더 추가하게 된다. 당신의 뜨거운 파스타 위에 뿌려진 버섯 마리나라 소스는 318밀리그램을 또 추가한다. 몇 가지 샐러드 고명을 올리면 400밀리그램이 더 추가되고, 디저트용 초콜릿 푸딩은 177밀리그램을 추가한다. 단 한 끼 식사에 최대 5075밀리그램의 엄청난 나트륨이 들어 있는 것이다. 하지만 우리 몸은 하루에 220밀리그램만을 필요로 한다.

우리에게 나트륨을 많이 공급하는 음식들은 바로 빵, 파스타, 피자 크러스트와 같은 곡물로 만든 것들이다. 토마토소스와 치즈에는 더 많은 나트륨이 들어 있다. 일반적으로 통밀빵 한 조각에는 약 100밀리그램의 나트륨이 들어 있다. 또 다른 공급원으로는 가공육, 소시지, 조리된 치킨 도시락과 기타 조리 및 포장 판매용 고기 등이 있다. 60그램의 칠면조 가슴살 가공육에는 709밀리그램의 나트륨이 들어 있다. 채소로 만든 수프와 소스, 통조림 채소를 포함한 가공된 채소에서도 많은 나트륨이 발견된다. 감자칩과 감자튀김 같은 제품은 말할 것도 없다. 완두콩 통조림 반 컵에는 390밀리그램이 들어 있고, 채소 소고기 수프 통조림 한 컵에는 780밀리그램이 들어 있다. 저지방 우유 한 잔에는 107밀리그램의 나트륨이 들어 있고, 30그램의 체다 치즈에는 180밀리그램이 들어 있다. 콘프레이크 한 컵에는 200밀리그램이 들어 있다. 많은 사람이 이런 음식들이 함유하고 있는 나트륨의 양에 대해 잘 모르고 있다!

나트륨 섭취량이 너무 많으면 당신의 뼈는 약해진다. 2000밀리그램의 소금을 먹을 때마다 당신은 약 23밀리그램의 칼슘을 잃을 것이다. 칼슘은 암을 예방하는 데 꼭 필요하다. 하지만 대부분의 사람은 생물학적으로 이용할 수 있을 만큼의 칼슘을 섭취하지 않는다. 당신이 이런 칼슘 손실을 대체하지 않는다면, 그리고 하루 평균 5000밀리그램의 나트륨을 섭취한다면, 당신 뼈의 칼슘은 1년에 2.5%까지 손실될 수 있다. 단 10년 만에 뼈의 25%가 손실된다는 말이다! 이런 이유 때문에 나이가 많은 사람일수록 점차 뼈가 약해지는 경향이 있고, 오늘날에는 젊은 사람들조차도 약한 뼈로 인해 고생하고 있다. 과도한 나트륨은 고혈압 위험도 높인다. 이는 심장 질환과 뇌졸중의 주요 원인이다. 실제로 하루에 나트륨을 4000밀리그램 이상 섭취하는 사람은 1500밀리그램 미만을 섭취하는 사람에 비해 뇌졸중 발병 위험이 두 배나 높다. 과도한 나트륨의 또 다른 파급 효과로는 만성 피로, 신경 장애, 조기 노화, 체중 증가, 면역 기능 장애 및 암이 있다. 나트륨 과잉은 암을 유발하고 암의 전이도 가속화한다.

대자연은 우리에게 필요한 나트륨과 칼륨의 균형을 알려 주고 있다. 그 예로 인간의 모유에는 나트륨보다 세 배나 많은 칼륨이 들어 있다. 그러나 우리는 칼륨보다 나트륨을 네 배나 더 섭취하고 있다! 패스트 푸드는 소금으로 가득 차 있다. 우리 소금 섭취량의 약 75%는 가공식 품 섭취로부터 온 것이다. 저염식 식사를 하는 데는 많은 노력이 필요 하겠지만 당신은 할 수 있다. 수많은 식당이 소금을 너무 많이 사용한 다. 조금만 사용해 줄 것을 요청하라. 성분표를 주의 깊게 읽어라. 당 신 몸은 당신에게 고마워하며 더 나은 건강으로 보답할 것이다. 칼륨 을 늘리려면 신선한 과일, 채소, 견과류, 씨앗류, 곡물을 섭취하라. 칼 륨 함량이 높은 식품들로는 바나나, 오렌지, 아보카도, 토마토, 브로콜 리, 리마 콩, 멜론, 오이, 파파야, 망고, 키위, 시금치가 있다. 이런 음식 들은 우리 몸을 건강하게 만드는 데 필요한 다른 많은 영양소도 함께 함유하고 있다.

[글루탐산염]

글루탐산염은 가공식품이나 패스트푸드는 물론 식당에서도 음식의 맛을 좋게 하는 데 사용하는 흥분 독소로 알려진 화합물이다. 가장 잘 알려진 글루탐산염으로는 글루탐산 소다MSG가 있다. 글루탐산염은 뇌종양 환자에게 특히 위험하다. 종양의 성장과 공격성을 크게 높이 는 것으로 밝혀졌기 때문이다.

글루탐산염은 몸에서 엄청난 양의 활성 산소를 생성하는데, 활성 산 소로 인한 손상은 암을 유발하는 것으로 알려져 있다. 글루탐산염이 많이 들어 있는 식품을 매일 섭취하면 세포, 조직, DNA에 활성 산소로 인한 손상이 심하게 일어난다. DNA가 지속적으로 손상되면 암의 스위치가 켜질 것이다. 염증 결과는 암 환자에게 특별한 위험 요소인 침입성과 전이를 촉진할 뿐만 아니라 종양의 성장도 가속화한다.

사람들은 매일같이 글루탐산염에 노출되고 있는데 그 이유는 모든 가공식품 가운데 80% 정도가 글루탐산염을 내포하고 있기 때문이다. 글루탐산염은 천연 조미료, 향신료, 식물성 단백질 가수 분해물, 식물성 단백질, 카세인 나트륨, 입상 콩 단백, 콩 단백질 추출물 등의 단어로 식품 성분표를 교묘하게 위장하고 있다. 글루탐산염은 아기들의 분유 속에도 카세인 형태로 들어갈 수 있다. 당신이 마음먹고 찾기 시작하면 얼마나 많은 식품 안에 글루탐산염이 들어 있는지를 알게 돼 충격을 받을 것이다. 글루탐산염은 우리 주위에 널려 있다. 상업용 피자와 대부분의 패스트푸드에도 굉장히 많은 양이 들어 있는 것으로 알려져 있다. 글루탐산염은 뇌와 신경계를 망가뜨린다. 또한 DNA를 손상하고 당뇨병, 비만, 심장 마비를 일으키는 것으로 알려져 있다. 글루탐산염을 피하라!

[유전자 조작 식품]

우리의 건강을 위협하는 새로운 것들 가운데 하나가 바로 유전자 조작 식품이다. 유전자 조작 식품은 제초제에 대한 내성 증가나 영양 성분 개선과 같은 원하는 특성을 향상시키기 위해 실험실에서 변형한 것이다. 유전자 조작은 한 생물체의 유전 물질을 다른 생물체의 영구적인 유전자 정보에 삽입하는 방법으로 만들어진다. 생명 공학자들은 박테리아 유전자를 가진 감자, 인간 유전자를 가진 돼지, 소 유전자를 가진 생선, 생선 유전자를 가진 토마토, 수천 가지 식물, 동물, 곤충의 조합과 같은 수많은 새로운 창작물을 설계했다. 현재 이 창작물들은 급속도로 특허를 얻어 우리 주변에 방출되고 있다.

유전자 조작 식품은 잠재적인 위험성이 가장 높은 실험 가운데 하나다. 물론 이 실험의 장기적인 효과가 무엇인지에 대해서는 아무도 모르지만, 수백만 명이 무의식적으로 이런 음식들을 매일 먹고 있다. 유전자 조작 식품들은 지구상의 모든 생명체에 변화를 줄 수 있는 잠재적 위험성을 내포하고 있음에도 그것이 가져올 끔찍한 결과에 대한 고려는 거의 하지 않고 우리 환경 속에 지속적으로 방출되고 있다. 미국 의회는 이것을 규제하는 단 하나의 법안도 통과시키지 않았고, 어느 누구도 안전성에 대한 조사에 책임감을 가지고 있지 않는 듯하다. 유전자 조작 식품은 안전하지 않다!

식품 안전 센터에서는 마트에서 파는 가공식품 가운데 70%가 유전자 조작 원료를 함유하고 있다고 추정한다. 이미 시장에 나와 있는 주요 유전자 조작 식품으로는 하와이에서 재배된 흰 감자, 토마토, 콩, 옥수수, 카놀라 및 파파야가 있다. 이 중 옥수수, 카놀라, 콩은 수많은 가공식품 재료로 사용된다. 마트에서 판매하는 시리얼, 이유식, 아기 분유, 샐러드용 드레싱, 칩, 쿠키와 빵의 형태로 포장된 식품들에는 유전자가 조작된 카놀라유, 콩기름, 콩가루, 콩 레시틴, 콩 단백질, 옥수수기름, 옥수수 전분, 옥수수 시럽 가운데 몇 가지는 꼭 들어 있다. 이것이 현실이다. 그러나 40%의 미국인만이 자신들이 구입하는 대부분의 식품이 유전자 조작 식품이라는 사실을 알고 있다. 25%의 소비자들은 유전자 조작 식품이 미국 내에서 판매되지 않는다고 생각한다. 유전자 조작 식품은 수많은 가공식품을 피해야 하는 또 다른 이유다.

현재 미국에서 재배되는 90% 이상의 콩과 70% 이상의 옥수수가 유전자 조작 식품이며, 유기농 옥수수와 유기농 콩의 절반이 유전자 조작으로 오염되어 있다. 당신이 유전자 조작 식품 섭취를 걱정하고 있다면, 옥수수와 콩은 더 이상 미국에서 선택할 수 있는 음식이 아니다. 유기농 옥수수와 유기농 콩으로 만든 제품들조차도 오염되어 있다. 유전자 조작 농장 식물의 꽃가루가 바람에 날려 종자 배포 과정에서 씨앗이 섞이고 때로는 그 농장의 기계가 다른 농장에서 사용되었기 때문이다. 이미 엄청난 오염이 발생했으며 유전자 조작이 되어 있지 않다고 적혀 있는 성분표조차도 신뢰할 수 없다.

이것이 암과 어떤 관련이 있는지 궁금하지 않은가? 유전자 조작 식품 도입 이후 암 발병률이 급증했으며, 유전자 조작 식품이 여기에 기여했다고 하는 데는 믿을 만한 이유가 있다. 1994년 미국 FDA는 유전자가 조작된 소의 성장 호르몬 rBGH 판매를 승인했다. 이 제품을 젖소에게 투여해 젖소가 더 많은 우유를 만들어 내도록 한다. 그 결과 이런 젖소의 우유에서 인슐린 유사 성장 인자-1 IGF-1이 500%나 증가했다. 앞에서 언급했듯이 IGF-1 수치가 높은 사람일수록 암에 걸릴 확률이 높다. 이런 우려 때문에 유럽 연합은 1994년부터 rBGH 사용을 금지했으며, 캐나다는 1999년에 금지했다. 실제로 rBGH는 미국을 제외한 모든 선진국에서 금지되었다. 이제 이 사실을 알고도 암을 유발하는 우유를 당신 자녀들에게 계속 먹이겠는가?

스코틀랜드의 조직 질환 최고 전문가이자 애버딘 왕립 병원의 소화기관 병리학자인 스탠리 유언 박사는 유전자 조작 식품이 암을 일으킬 수 있다고 경고했다. 그는 유전자 조작 식품의 촉진제로 콜리플라워 모자이크 바이러스를 사용하는 것과 그로 인한 예측할 수 없는 건강상의 악영향에 대해 우려하고 있다. 이 바이러스는 작은 엔진처럼 사용되어 이식된 유전자가 스스로를 발현하도록 유도한다. 유언 박사는 이 바이러스가 전염성이 있기 때문에, 우리가 이런 음식들을 먹을 때 위장이나 결장의 성장 인자로 작용해 폴립(인체 내에, 특히 비강에 생기는 작은 덩어리)의 성장을 촉진할 수 있다고 지적했다. 폴립은 더 빠르게 더 크게 성장할수록 암이 될 확률이 높아진다. 유전자 조작 식품을 동물에게 먹이는 연구에서는 이미 전암 세포 성장으로 보이는 것을 발견했다.

우리의 면역 체계는 암에 대한 최전방 방어선이다. 1995~1998년에 스코틀랜드 로웨트 연구소의 아파드 푸스타이 박사는 유전자 조작 감자에 대한 연구에서 유전자 조작 감자를 먹인 쥐의 장이 손상되고 면역계가 훼손되었다고 밝혔다. 이는 천연 감자를 먹인 쥐에서는 발견되지 않았다. 데이터를 공개한 직후 푸스타이 박사는 직장에서 해고당했다. 유전자 조작 종자를 공급하는 사람들은 이런 종류의 지식들이 대중화되는 것을 싫어한다. 그리고 그들은 성공했다. 예상한 일이지만, 다른 과학자들은 푸스타이 박사 연구를 잇는 작업을 일부러 서두르지 않고 있다.

우리 내장에 있는 박테리아는 질병에 대한 면역 방어에 탁월한 역할을 한다. 오늘날 사람들 대부분 건강이 위태로워진 것은 질이 나쁜 식단, 염소 처리된 물, 예방 접종, 특히 항생제 복용 등으로 박테리아의 자연적인 균형이 깨졌기 때문이다. 놀랍게도 유전자 조작 식품을 한 번만 섭취해도 건강한 박테리아의 유전적 구조가 변화되는 것으로 밝혀졌다. 사람에게 유전자 조작 식품을 섭취하게 한 실험의 증거가 2004년 세계적인 학술지 《네이처 바이오테크놀로지Nature Biotechnology》를 통해 유일하게 발표되었다. 이 논문에서는 유전자 조작 식품들이 우리의 건강한 박테리아에 유전자를 삽입해 남은 생애 동안 장에 농약을 농축하는 결과를 낳을 수도 있음을 보여 주었다. 한 번만 먹어도 일어날 수 있는 일이다. 일부 연구자들은 이런 일이 유전자가 조작된 작물 주변에 살던 꿀벌들이 꽃가루에 접촉하다 대량으로 사망한 사건의 원인이 될 수 있다고 한다. 꿀벌을 부검한 결과 대장암으로 인해 죽은 것으로 보인다고 했다. 우리 건강도 이미 끔찍한 피해를 입었는지 모른다.

지난 10년간 제한적인 연구들이기는 하지만 유전자 조작 식품이 인간, 가축, 야생 동물, 환경 등에 심각한 위험을 초래할 수 있다는 사실이 밝혀졌다. 인체에 미치는 영향으로는 독성, 항생제 내성, 면역력 억제, 알레르기, 암 위험의 상승이 있다. 《씨앗의 속임Seeds of Deception》 및 《유전자 룰렛Genetic Roulette》의 저자인 제프리 스미스는 유전자 조작 식품은 안전하지 않으며 도입되지 말았어야 한다는 증거를 압도적으로 많이 제시하고 있다. 유전자 조작 옥수수를 먹인 쥐들이 3주 안에 죽었는데, 쥐들의 간과 췌장에 문제가 발생한 것이다. 오스트리아 정부가 후원한 한 연구에 따르면 소, 돼지, 양이 유전자 조작 옥수수를 먹은 후 불임이 되었다고 한다. 양은 유전자 조작 목화밭에 방목된 후 죽었다. 알레르기 문제도 드러났다. 미국으로부터 유전자 조작 대두를 수입한 영국에서 콩 알레르기가 50%나 급증한 것이다. 이를 고려해 볼 때 콩은 가장 빠르게 상승하고 있는 알레르기의 원인일 것이다.

환경에 미치는 영향을 살펴볼 때, 지금 농업계에서 사용하는 유전자 조작은 통제 불능의 생물학적 오염을 일으킬 수 있고, 수많은 미생물, 식물, 동물을 멸종 위기에 빠뜨릴 수 있다. 또한 위험하고 기이한 유전 물질로 인해 지구상의 모든 생명체를 잠재적으로 오염시킬 수도 있다.

유전자 조작 식품을 먹지 마라. 이런 물질의 대부분은 가공식품 안에 들어 있다. 가공식품은 쓰레기다. 가공식품은 인간이 섭취하기에 부적합한 것이며, 당신의 건강을 파괴하고 결국 당신을 병들게 할 것이다.

음식 섭취에도 궁합이 있다

──── ────── ──── ──── 음식은 먹는 방법이 중요하다. 음식 조합이 잘못되었을 경우 소화가 제대로 되지 않는다. 음식이 제대로 소화되지 않는다는 것은 영양학적 가치를 온전히 얻을 수 없다는 의미다. 또한 소화되지 않은 음식은 위험한 독소 생성을 촉진하거나 독성을 불러일으킨다. 영양 결핍과 독성의 조합은 결국 암의 생성 과정에 기여한다.

소화를 위해서는 동일한 화학적 환경을 필요로 하는 음식들로 식사를 해야 한다. 각기 다른 음식들이 제대로 소화되기 위해서는 각기 다른 조합의 소화액이 필요하다. 곡물로 만든 탄수화물이 많은 음식들(빵, 파스타, 쌀밥 등)은 몸속에서 분해되고 그 속에 들어 있는 영양분을 사용하기 위해 알칼리성 환경을 요구한다. 반면에 단백질은 강한 산성 환경을 요구한다. 그러므로 탄수화물과 단백질을 동시에 먹으면 문제가 생긴다. 탄수화물을 분해하기 위해 우리 몸이 알칼리성 성분을 소화 계통에 방출하는 동시에 단백질까지 분해하려고 산을 방출하기 때문이다. 산과 알칼리는 서로 중화되므로 어느 것도 제대로 소화되지 못하는 일이 벌어진다. 이 잘못된 조합을 분해하기 위해 귀중한 소화 효소가 더욱 많이 소화 계통에 쏟아짐으로서 그만큼 효소가 낭비되는 것이다. 당신 몸은 소화를 위해 매우 열심히 일해야 하므로 몸이 둔하게 느껴질 수도 있다. 탄수화물은 소화가 가장 활발히 진행되는 창자에 들어가기 전 단계인 위장에서 머무는 시간이 짧다. 탄수화물이 단백질과 같이 위장에 들어가면 통과하지 못하고 막히게 된다. 그곳에서는 소화되기까지 더 오랜 시간이 필요하기 때문이다. 그러면 탄수화물은 발효되기 시작해 독소를 생성한다. 그리고 가스, 팽창, 복부 불편(체함), 산성 소화 불량증(위산 과다), 영양 흡수 결핍 등 수많은 문제를 일으킨다. 대부분의 사람은 탄수화물과 함께 단백질을 섭취하기 때문에(고기와 밥 또는 고기와 감자를 같이 먹는 식단) 소화 불량이 일반화되어 버렸다. 미국에서는 사람들이 제산제(위 속의 산을 중화하는 약)를 구입하는 데 연간 20억 달러(2조 원) 이상을 소모하고 있다!

과일은 소화에 필요한 모든 효소를 본래 가지고 있으므로 탄수화물이나 단백질보다 훨씬 짧은 시간에 소화계를 통과할 수 있다. 멜론 같은 일부 과일들은 15분에서 20분 동안만 위장에 머물고, 다른 과일들은 머무는 시간이 약간 더 길지만 단백질은 말할 것도 없고 탄수화물만큼 길지가 않다. 식사를 많이 하고 디저트로 과일을 먹으면 위장이 이미 가득 차 있는 상태에서 효소가 음식을 휘저어 섞는다. 과일은 곧바로 지나갈 수 있도록 만들어졌는데 이런 상황에서는 통과가 불가능해진다. 음식들의 뒤쪽에 걸려 버리는 것이다. 과일이 탄수화물과 함께 위장에 남아 있게 되면 과일과 탄수화물이 혼합되고 발효가 된다. 그리고 독소를 생성해 몸 전체에 독소가 퍼진다. 과일이 단백질과 위장에 남아 있게 되면 소화 능력은 악화되고 단백질이 부패해 마찬가지로 강력한 독소가 몸에 퍼진다. 소화 장애로 인해 이미 섭취한 음식에서 영양소들을 얻을 수가 없으므로 당신은 금방 배고픔을 느낄 것이다. 몸이 영양 부족 상태가 되었기 때문이다. 당신은 배고픔을 충족시키기 위해 더 많은 것을 먹겠지만 실상은 몸에 훨씬 더 많은 독소를 퍼뜨리는 것이다.

우리의 소화 체계는 현재 미국에서 '보편적인' 식사가 되어 버린 이런 음식들을 먹도록 만들어지지 않았다. 당신이 이런 음식들을 즐길 수는 있다. 그러나 음식을 먹는 새로운 방법을 익힌다면 음식이 주는 혜택을 최대치로 얻을 수 있다. 하루에 세 끼 식사를 한다면 한 끼는 과일을 먹고 다른 한 끼는 탄수화물, 그리고 나머지 한 끼는 단백질(꼭 동물성 단백질일 필요는 없음)을 먹도록 하라.

과일은 훌륭한 아침 식사다(당신에게 혈당 문제가 없을 경우). 위가 비어 있을 때 과일은 바로 통과할 수 있다. 그리고 몸은 생명을 주는 모든 비타민, 미네랄, 미량 무기질, 효소를 쉽게 흡수할 수 있는데 그 덕에 우리는 원기 왕성해진다. 아침에 과일을 섭취하면 활발한 소화가 필요하지 않으므로 몸의 '휴식 시간'도 연장된다. 점심 식사는 신체가 쉽게 알칼리성 환경을 제공하는 탄수화물과 채소로 이루어진 식사, 또는 소화계가 산성 환경을 조성하게 하는 단백질과 채소로 이루어진 식사로 할 수 있다. 어느 쪽을 선택하든 몸은 모든 좋은 것을 끌어내 세포를 회복시키고 연료를 보충하는 데 사용할 것이다. 음식을 소화하는 데 신체의 모든 에너지를 쓰지 않아도 되기 때문에 점심 식사 후 졸리지도 않는다. 우리 몸이 불가능한 일로 어려움을 겪지 않아도 되므로 기분도 나아진다. 몸이 분해되고 흡수된 영양소들을 온전히 사용할 수 있으므로 당신은 활력을 얻는다. 게다가 당신은 발효 부산물에 의한 독성으로부터도 해방된다. 저녁 식사는 탄수화물 또는 단백질을 채소와 함께 먹으면 좋다. 이 방법이 최적의 소화를 이끌어 낸다.

미국 음식 문화의 일반적인 식습관은 소화에 좋지 않은 조합을 끊임없이 만들어 내고 있다. 미국인들은 푸짐한 고기 샌드위치나 고기와 탄수화물을 같이 먹는 식사를 좋아한다. 오늘날 가장 인기 있는 음식들은 형편없는 조합의 음식들로 구성되어 있다. 예를 들면 스파게티와 미트볼, 닭볶음 덮밥, 피자, 햄버거, 타코스, 모든 종류의 샌드위치, 단백질 견과류, 탄수화물이 많은 곡물 및 말린 과일 조합의 트레일 믹스(에너지바의 일종) 등이 있다. 다음의 네 가지 지침을 통해 당신은 더 나은 선택을 할 수 있다.

- 탄수화물(곡물, 감자, 고구마, 옥수수, 콩과 식물, 콩과 같은 전분 채소, 파스타 또는 빵)은 채소와 함께 먹어라. 탄수화물을 단백질 또는 과일과 함께 먹어서는 안 된다.
- 단백질(견과류, 씨앗류, 소량의 고기 또는 생선)은 전분이 함유되지 않은 채소와 함께 먹는다. 그리고 탄수화물과 함께 먹지 않는다.
- 과일은 따로 먹어라(감귤류 같은 신 과일, 사과, 망고, 모든 베리류, 체리, 배, 살구, 복숭아는 생견과류와 같이 먹을 수 있다).
- 멜론은 따로 먹어야 한다. 달콤한 과일은 신 과일을 먹은 후 먹는 것이 이상적이다.

신선한 과일과 채소는 최고의 항암 식단

암의 예방과 치유를 위해 누구나 할 수 있는 가장 중요한 일은 좋은 음식을 먹는 것이다. 거의 모든 미국인이 영양 결핍으로 고통받고 있다. 영양 결핍으로 유전적 손상, 면역 기능 장애, 질병의 악순환을 거듭하고 있다. 만약 당신이 선택한 음식이 당신 세포들이 요구하는 모든 영양소를 제공해 주는 것이 아니라면, 당신은 세포 기능 장애, 질병, 그리고 암을 선택하고 있는 셈이다. 소위 '음식'이라 불리는 특정 식품들은 암에 기여하는 반면, 진짜 음식은 암으로부터 당신을 보호한다. 당신은 어느 것이 진짜인지 알아야 한다. 미국인들의 표준 식단은 암을 유발한다. 반면에 항암 식단은 대부분의 암을 예방하고 치유하기도 한다.

암을 이겨 내려면 우선 암을 유발하는 나쁜 식단을 버리고 항암 식단을 받아들여야 한다. 이번 장에서는 4대 유해 식품과 피해야 할 또 다른 음식들에 대해 알아보았다. 암을 예방하고 치유하기 위해서는 4대 유해 식품(설탕, 밀가루, 가공된 기름, 유제품과 과량의 동물성 단백질)을 멀리해야 한다. 이것들은 나쁜 식단의 기본이자, 암의 시작일 뿐만 아니라 암의 성장과 전이를 돕는다.

[올바른 음식]

첫걸음은 당신 삶에서 나쁜 음식을 배제하는 것이다. 그다음 단계는 좋은 음식을 받아들이는 것이다. 주로 신선한 식물성 식품으로 구성된 식단이 항암 식단이다. 인체에는 종양의 성장을 방해하고 세포 자멸(암세포의 죽음)을 유도하는 시스템이 있고, 식물성 식품에는 암 생성 과정의 모든 단계를 방해하는 데 필요한 화학 물질들이 들어 있다. 암의 생화학적 작용은 매우 복잡해 많은 생화학적 경로에 대한 성공적인 탐색을 요구한다. 우리는 이런 과정들을 일일이 방해할 수 있는데, 기존에 생성된 암세포 무리들은 미세하고 해가 없는 상태로 유지될 수 있다. 이미 암을 진단 받은 사람들에게 적극적인 조치를 취하면 암을 간단히 사라지게 할 수 있다. 수술, 항암 요법, 방사선 요법은 필요하지 않다. 실제로 일반적인 암 치료법은 인체를 손상해 생존율을 낮춘다. 영양 개선이 훨씬 더 우수한 접근법이다. 10명의 미국인 중 오직 1명만이 과일 및 채소 섭취에 관한 미국 농무부 지침을 따르고 있다. 실제로 암은 채소 결핍 질환으로 간주될 수 있다.

과일, 견과류, 씨앗류, 콩, 신선한 생채소가 식단의 기본이 되어야 한다. 식물성 식품에는 암의 생성 과정을 방해하는 영양소와 식물성 화학 물질(파이토케미컬)이 들어 있기 때문에 과일과 채소를 많이 먹으면 모든 종류의 암 위험성이 감소한다는 것을 수백 건의 연구가 보여 주고 있다. 당신은 식단의 80%를 생과일과 생채소로 구성해야 한다. 음식을 조리하면 중요한 영양소들이 파괴된다는 것을 기억하라.

과일과 채소를 충분히 섭취하면 암의 위험성을 높이는 지방이 많은 식품에 대한 욕구가 줄어들 것이다. 과일과 채소는 발암 물질을 차단하는 천연 물질들을 함유하고 있다. 브로콜리, 양배추, 미니 양배추, 겨잣잎, 케일, 콜리플라워 같은 십자화과 채소들은 암의 위험성을 줄이는 데 가장 중요한 채소들이다. 다른 좋은 채소들로는 당근, 양파, 비트, 시금치가 있다. 좋은 과일로는 아보카도, 체리, 블랙베리, 블루베리, 파인애플, 수박, 키위, 망고, 자두, 감로 멜론 등이 있다. 일반적으로 암 환자는 당도 때문에 과일은 적당량만 섭취해야 한다. 건강한 사람이라도 과일 주스는 철저히 피해야 한다. 과일 주스는 혈당과 인슐린을 급격히 증가시키기 때문이다.

채소에 들어 있는 중요한 항암 영양소는 즙을 짜거나 믹서로 가는 방식이 생물학적 활용 가능성을 더욱 높일 수 있다. 과즙기나 강력한 믹서를 사용해 기계로 식물의 거친 세포벽을 파괴하면 식물은 더 많은 영양분을 방출한다. 실제로 같은 음식을 먹더라도 씹어 섭취하는 것보다 세 배나 더 많은 영양소를 얻을 수 있다. 암 환자의 경우에는 이와 같은 여분의 영양소 섭취가 매우 중요하다. 씹는 행위는 영양소 일부만을 이용할 수 있는 데다 대부분의 사람은 제대로 씹지도 않는다. 과즙기와 믹서의 조합이 가장 좋다. 즙은 섬유질이 거의 없고 포만감이 적기 때문에 채소를 더 많이 섭취할 수 있으며 영양소도 더 많이 얻을 수 있다. 믹서로 갈면 섬유질이 남는다. 즙은 만든 직후 마시는 것이 이상적이다. 당신이 암을 예방하거나 암의 진행을 막기 위해 할 수 있는 가장 중요한 일은 채소를 즙을 짜거나 믹서로 갈아 마시는 것이다.

시중에는 다양한 과즙기와 믹서가 있다. 매일 여러 종류의 채소를 선택해 가능한 한 많이 마셔라. 건강한 조합으로는 당근, 셀러리, 토마토, 케일, 순무 잎, 시금치, 브로콜리, 비트가 있다. 사과 또는 레몬 한 조각을 더하면 맛이 더욱 좋아진다.

섬유질은 암의 예방을 돕는다. 내장을 감싸고 있는 세포를 위해 연료를 생성한다. 또한 에스트로겐을 대사하는 장내 유익균을 도와서 유방암과 전립샘암 같은 에스트로겐 유발 암을 예방한다. 섬유질은 매우 중요한데 우리가 섭취하는 양은 몹시 부족하다. 지나치게 많은 가공식품을 먹고 신선한 과일과 채소를 충분히 먹지 않기 때문이다. 2007년《국제 역학 저널International Journal of Epidemiology》의 연구에 따르면 섬유질이 풍부한 식단은 유방암 위험성을 절반이나 줄이는 것으로 나타났다. 연구자들은 하루에 적어도 30그램의 섬유질을 섭취하도록 권장하며, 많은 전문가가 하루에 35~45그램을 섭취하도록 권장한다. 미국인들은 일반적으로 약 15그램의 섬유질을 섭취한다.

섬유질은 신체의 인슐린과 에스트로겐 수치를 정상화하는 데도 도움이 된다. 높은 인슐린 수치는 암을 유발하고 에스트로겐 수치가 높으면 유방암과 전립샘암이 생성된다. 게다가 섬유질이 많은 신선한 음식은 암의 예방과 치료에 도움이 되는 것으로 알려진 플라보노이드 및 항산화 물질을 포함해 많은 영양소를 가지고 있다. 섬유질 공급원으로는 강낭콩, 병아리콩, 흰 강낭콩, 통곡물, 콩과 식물 및 생채소가 좋다. 식품의 섬유질 함유량을 찾기 위해 성분표 보는 습관을 들여라. 앞에서 언급한 식품들은 섬유질 외에도 우수한 단백질 공급원이다. 당신의 식단에서 동물성 단백질 양을 줄임과 동시에 우수한 식물성 단백질 공급원을 늘려라.

가능한 한 과일과 채소는 유기농이어야 한다. 동물성 단백질은 무조건 꼭 유기농이어야 한다. 새싹을 포함한 채소들이 항암 식단의 기본이 되어야 하며, 섬유질과 효소, 엽록소, 미네랄, 기타 많은 영양소를 지닌 식품들은 필수적이다. 항암 식단으로 식사를 하는 것은 올바른 행동일 뿐만 아니라 필수적인 일이다.

수십 가지의 항암 화합물이 식물 속에서 발견되었다. 케르세틴을 포함한 식물성 플라보노이드는 유방암과 전립샘암을 자극하는 에스트로겐의 영향을 방해한다. 실제로 식물성 플라보노이드는 세포가 강력한 발암 물질에 노출될지라도 그 세포가 암이 되는 것을 예방해 준다. 나아가 암세포의 성장을 억제하고 사멸을 촉진한다. DNA가 산화로 인해 손상되면 정상 세포는 암세포가 될 수 있다. 그러나 올리브유는 DNA를 보호하는 데 도움이 된다. 녹차와 홍차 또한 DNA 손상을 억제하고 암세포가 분열되는 것을 막아 암의 성장을 억제할 수 있다. 실리마린 및 징코빌로바(은행잎 추출물) 같은 허브도 강력한 항암 화합물을 가지고 있다. 수많은 식물성 화학 물질이 암의 성장 메커니즘을 방해하고 억제하는 것으로 알려져 있다. 다양한 과일과 채소 속에는 카로틴이 들어 있다. 카로틴을 많이 섭취하면 암의 성장이 멈춘다는 사실이 여러 동물 실험과 인체 실험을 통해 증명되어 왔다.

유기농 샐러드, 채소, 채소즙, 새싹 채소를 가능한 한 많이 섭취하라. 케일, 시금치, 근대 같은 잎이 무성한 짙은 녹색 채소는 영양소 함량이 풍부하다. 짙은 녹색잎, 버섯, 양파의 조합은 강력한 항암 효과를 지닌 것으로 알려져 있다. 2009년《국제 암 저널International Journal of Cancer》에 실린 연구에 따르면 버섯을 다량 섭취한 여성들은 유방암에 걸릴 확률이 64%나 낮았다. 채소는 함유하고 있는 영양소 종류와 양이 각각 다르기 때문에 다양하게 먹는 것이 가장 좋다. 다음은 당신의 항암 식단에 포함해야 할 식품 목록이다.

아루굴라	당근	마늘	양파	식용 해초
아스파라거스	콜리플라워	청대콩	파슬리	시금치
비트	셀러리	케일	완두콩	호박
브로콜리	콜라드	양상추	피망	근대
미니 양배추	오이	겨잣잎	무	순무
새싹 채소	가지	오크라	봄양파	미나리
양배추				

이 식품들은 암에 대한 방어력이 높으며 치유력도 있다. 당신은 신선한 유기농 과일과 채소, 오메가-3 지방산이 풍부한 식사를 해야 한다. 메밀, 기장, 현미, 퀴노아, 아마란스 등 글루텐이 들어 있지 않은 곡물들은 가끔씩 적당량 섭취하는 것도 괜찮다. 콩과 식물 및 렌틸콩은 식물성 단백질의 훌륭한 공급원이다. 가끔은 고품질의 생선과 유기농

계란을 식단에 조금 추가해도 좋다. 새싹 채소는 훌륭한 선택이며, 항암 식단으로 강력히 추천한다. 그러나 마트에서 구입하는 새싹 채소는 위험한 박테리아와 곰팡이에 자주 오염된다. 직접 재배하는 것이 최선의 선택이다.

견과류는 좋은 식품이다. 견과류는 항암 식단의 일부가 될 수 있지만 캐슈나 땅콩(실제로는 견과가 아님)과 같은 수많은 견과류는 곰팡이로 너무 오염되어 있다. 곰팡이는 간에 들어가 매우 중요한 종양 억제 유전자를 차단하는 발암성 아플라톡신을 생성한다. 아플라톡신을 많이 섭취하는 사람들은 간암에 걸리는 경우가 종종 있다. 따라서 견과류는 유기농이어야 하고 가공되지 않은 것이어야 한다. 아몬드, 마카다미아, 브라질너트, 호두 등이 좋다. 2010년 미국 화학 학회 연례 회의에서 발표된 UC 데이비스 암 센터 연구에 따르면, 호두는 종양의 성장과 신진대사를 조절하는 여러 유전자에 영향을 미치고, 암 생성 과정을 방해하며 암의 위험성을 낮추고 종양 성장도 둔화시킨다. 이 연구진들의 실험에서 동물들에게 하루에 호두 두 줌을 섭취하게 했더니 유방암 위험성이 절반으로 떨어졌다.

물을 충분히 마시는 것도 필수적이다. 연구에 따르면 대부분의 사람, 특히 50세 이상에서는 만성적인 탈수 증세를 보인다. 작은 탈수증조차도 몸속에 있는 화학 물질에 영향을 미친다. 물은 몸에 수분을 공급하고 몸속 독성을 제거하는 데 도움이 된다. 전문가들은 하루에 적어도 여덟 컵을 마시라고 권한다. 물은 순수한 물이어야 한다. 수돗물은 적합하지 않다. 역삼투 방식으로 정수된 물을 권장한다.

많은 연구 결과에 따르면 특히 녹차와 백차를 주기적으로 마시면 대장암, 유방암, 전립샘암, 폐암, 흑색종, 난소암, 방광암을 억제할 수 있다고 한다. 차 속에 들어 있는 식물성 화학 물질(파이토케미컬)은 암세포 재생성에 필요한 신호 분자들을 억제하고 종양 침투에 필요한 효소를 차단해 암의 생성 과정을 억제한다. 녹차 추출물은 유방암이나 전립샘암과 같이 호르몬에 민감한 암을 억제하는 것으로 나타났다. 백혈병, 다발 골수종 같은 혈액암을 억제하는 것도 입증되었다. 게다가 난소암과 폐암 발병을 억제하고 진행 중인 폐암의 성장도 멈추게 한다. 방광암 발병 역시 제어한다. 고품질의 차를 매일 마실 것을 권장한다. 시판되는 차에는 많은 양의 농약과 불소가 들어 있기 때문에 고품질의 차를 선택하는 것은 필수다. 차를 많이 마실 필요는 없다. 앞의 연구들 가운데 일부는 하루에 두 잔 내지 석 잔의 백차를 사용했다.

2005년 의학 학술지 《내과학 보고서Archives of Internal Medicine》에 실린 한 연구에서는 미국 성인의 3%만이 건강한 생활 방식을 유지하고 있는 것으로 밝혀졌다. 미국인 23%만이 하루에 과일과 채소를 다섯 접시 정도 먹고 있다. 연방 가이드라인은 아홉 접시를 제시한다. 이제 우리는 암 생성 과정의 모든 단계를 방해하는 영양소가 신선한 과일과 채소 안에 들어 있음을 알게 되었다. 그러므로 당연히 항암 식단에는 많은 양의 신선한 농작물이 포함되어야 한다. 가급적이면 유기농으로 재배한 것을 익히지 않은 채로 신선하게 먹어야 한다. 연구에 따르면 유기농 식품을 먹는 사람들의 소변에는 농약이 거의 없지만 그렇지 않은 사람들 소변에는 안전 수준을 초과하는 양의 농약이 들어 있는 것으로 나타났다.

영양소로 암의 예방과 치유를 돕는 방법에는 여러 가지가 있다. 신체 스스로 조절하고 생체 항상성을 유지하려면 세포 간 소통이 이루어져야 한다. 이런 소통은 세포 성장을 조절하고 암 발병을 예방하는 데 도움이 된다. 식품 속 특정 화학 물질은 화학적인 전달 물질을 증가시켜 인체의 통신망을 원활하게 하는 것으로 알려져 있다. 셀러리와 파슬리에서 발견되는 플라보노이드, 그리고 당근, 토마토, 수박, 자몽에서 발견되는 카로틴이 효과적이라고 알려져 있다.

핵심 요점

───── 앞에서 언급한 음식들을 우리는 항암 식품이라 부르지만 사실상 이것들은 지금까지 우리가 당연히 섭취해야 했던 것들이다. 요약하자면, 만약 당신이 암에 걸렸다면 당신 식단에서 변경해야 할 중요한 목록은 다음과 같다.

- 모든 가공식품을 피하라.
- 유기농과 생채식이 아닌 음식점의 음식들을 피하라.
- 유기농 식품을 섭취하라.
- 식물성 식품으로 이루어진 식단을 우선적으로 택하라.
- 고품질의 영양 보충 프로그램을 시작하라.
- 가공된 지방과 기름을 피하라.
- 건강한 오메가-6와 오메가-3 지방산의 균형을 맞춰 섭취하라.
- 식단에 고품질의 아마인유와 올리브유를 포함하라.
- 설탕과 밀을 피하고 곡물을 최소화하라.
- 모든 우유 제품을 피하라.
- 알코올과 커피를 피하라.
- 땅콩, 옥수수, 말린 과일 같은 곰팡이가 많은 식품을 피하라.

- 구운 음식과 전자레인지로 조리한 음식을 피하라.
- 동물성 단백질을 최소화하고 먹더라도 꼭 유기농으로 섭취하라.
- 매일 신선한 채소를 즙을 내거나 믹서로 갈아서 마셔라.

모든 질병은 당신이 먹는 것으로 인해 생기거나 그것에 크게 영향을 받는다. 인체의 영양소는 무척 복잡하지만 우리가 해야 할 선택은 간단하다. 음식을 즐길 먹거리라고 생각하면서 우리를 병들게 하는 음식을 먹든지, 아니면 음식이 세포에 필수적인 원료를 공급한다는 것을 인식하고 우리를 건강하게 하는 음식을 먹든지 둘 중 하나를 선택하는 것이다. 세포는 화학 공장이다. 매 초마다 각 세포에서는 10만 개가 넘는 화학 반응이 일어난다. 매일 매 순간 당신이 살아가기 위한 기능을 유지하는 데 필요한 수백만 가지의 화학 물질이 생성되고 있다. 이런 화학 반응의 원료는 당신이 먹는 음식에서 공급된다.

단 한 가지의 필수 영양소라도 만성적으로 결핍되면 전체 시스템에 영향을 미치고 질병을 일으킬 수 있으므로 우리는 입에 넣는 모든 음식을 주의해야 한다. 한 입 한 입 먹을 때마다 영양소를 최대한 공급해야 하며, 이런 것들에 대해 생각하도록 스스로 훈련해야 한다. 우리에게 필요한 영양소를 얻으려면 진짜 음식을 먹어야 한다. 진짜 음식이란 자연이 제공하는 영양이 풍부한 것을 말한다. 불행히도 진짜 음식은 현재 공급 부족 상태다. 어떤 사람들은 진짜 음식을 거의 먹지 않는다. 그들이 먹는 것은 쓰레기다. 쓰레기는 사람이 먹어서는 안 되는 것이다. 그럼에도 우리는 이것들을 쓰레기라 부르지 않고 음식이라 부르고 있다. 질병을 일으키는 원인은 결핍과 독성 두 가지다. 현대의 가공식품은 이 두 가지 원인을 모두 지니고 있다. 이런 이유로 미국인들의 일반적인 식단은 쥐에게조차도 건강한 삶을 보장하지 못한다.

미국인들의 식료품비 90%는 질병을 일으키는 가공식품 구입에 쓰인다. 암이 왜 통제하기 어려울 정도로 유행하게 되었을까? 사람들은 돈을 내고 구입한 것으로 인해 그 대가를 톡톡히 치르고 있다!

암의 스위치를 켜고 암을 촉진하는 식품으로는 설탕, 밀가루, 가공된 기름, 유제품, 과량의 동물성 단백질 등이 있다. 아스파탐, 글루탐산염, 알코올, 불소, 염소, 커피 같은 것들도 암에 기여한다.

자연이 제공하는 것, 그것이 진짜 음식이다. 사람이 제공하는 것은 쓰레기다. 공장에서 나온 것은 영양가가 적고 독소가 많아서 당신을 병들게 할 것이다. 빵과 기타 제과 제빵 제품, 우유, 아침 식사용 시리얼, 아이스크림, 쿠키, 탄산음료, 통조림, 냉동식품, 사탕, 베지터블 쇼트닝(식물성 고체 지방), 마가린과 샐러드용 기름 등은 공장에서 나온 것들이다. 이런 것들을 갓 수확한 유기농 농산물과 대조해 보면 현재 상황이 즉시 이해될 것이다. 암세포를 억제하고 죽이는 식품으로는 브로콜리, 양배추, 미니 양배추, 겨잣잎, 케일, 콜리플라워, 보라색 포도, 빨간색 라즈베리, 딸기, 당근, 파인애플, 아몬드, 호두 등이 있다.

만일 암에 걸렸다면 당신은 다양한 영양 결핍으로 고통받고 있다는 뜻이다. 이런 결핍들을 극복하기 위해서는 반드시 식단을 바꾸고 고품질 영양 보충제를 섭취해야 한다. 우리가 영양소를 얻기 위한 식사 대신 쓰레기를 계속 먹으면, 만성 질환 유행은 계속될 것이고 인구의 절반 이상은 곧 암 환자가 될 것이다. 건강은 선택이다. 건강을 선택하는 것이야말로 우리의 도전 과제다.

그 어떤 음식의 맛도 건강한 느낌만큼 좋을 수는 없다.

제 5 장

독소의 경로

이제 인간은 지구상에서 가장 오염된 종이다.
실제로 우리는 모두 오염되어 있기 때문에
우리가 식인종이라면 인육 식용은 금지될 것이다.

—폴라 베일리 해밀턴(의사, 《독성 과부하》 저자)

우리는 한 가지 물질, 한 가지 방사선
또는 한 가지 유형의 방사선에만 노출된 것이 아니다.
또한 우리는 어느 한 시점에만 노출된 것도 아니다.
오랫동안 축적되어 왔다는 뜻이다.

—윌리엄 수크(미국 국립 환경 보건원)

독성은 모든 질병의 두 가지 원인 가운데 하나다. 오늘날 우리는 화학 물질로 얼룩진 사회에서 살아가고 있다. 거의 모든 미국인이 독성 과부하 상태다. 인체가 이토록 많은 독소에 노출된 적은 역사적으로 전무했다. 우리 몸은 인공 화학 물질의 압도적인 공격에 스스로를 보호할 수 있도록 만들어지지 않았다. 그리고 이런 화학 물질들은 우리 몸속에 오랫동안 축적된다. 잘못된 식단과 함께 지나치게 많이 쌓인 화학 물질은 20세기 후반에 생긴 화학 물질 과민 증후군 같은 수많은 기이한 질병뿐만 아니라, 만성 질환과 암에도 직접적인 원인으로 작용한다.

지난 세기에 인류는 거대하고 복잡한 화학 실험에 부지불식간에 연루되었고, 오늘날 독소의 홍수 속에서 살게 되었다. 이제 우리는 이런 화학적 실험이 우리의 건강에 치명적인 영향을 미치고 있고, 인체에 아주 중요한 생물학적 과정을 방해하며, 세포와 시스템 고장을 일으키는 원인이 된다는 것을 알고 있다. 그렇지만 이 실험은 지금도 계속되고 있을 뿐만 아니라 확장되고 있다. 매년 더 많은 독성 화학 물질이 우리 생활 속으로 유입되고 있다. 우리 몸속에 이런 수백 가지 독소가 축적되고 있는 것이다. 이 독소들은 아직 태어나지도 않은 아이들에게까지 전해지고 있으며 그들 미래의 건강까지도 손상시키고 있다. 우리 몸속에 독소가 점점 더 많아지기 때문에 나이가 들수록 더 아플 수밖에 없다. 이제 우리는 지구상에서 가장 오염된 종족이다. 이런 화학 물질들은 대규모의 세포 기능 장애, 질병, 암을 일으켜 우리 생리를 뒤죽박죽으로 만들어 놓고 있다.

은퇴할 나이쯤 되면 우리 몸속에 축적된 독소의 양은 암을 일으키기에 충분하고도 넘치게 된다. 설상가상으로 나이가 들면서 신장과 간의 해독 능력도 떨어진다. 독성 화학 물질이 많이 쌓여 있는 노인일수록 더 어려운 상황에 처하게 된다. 이런 독성의 과부하를 더욱 키우고 있는 것이 바로 대부분의 노인들이 의존하고 있는 처방 약이다. 처방 약은 실제로 독성 부담을 더해 주고, 피로, 기억력 감퇴, 방향 감각 상실의 원인이 된다. 우리 몸속에 독소가 축적되면서 질병에 대한 저항력도 급격히 떨어진다.

단지 하나하나의 화학 물질 자체가 우리 건강을 위협하는 것은 아니다. 우리 몸속에 쌓여 있는 모든 화학 물질과 조직 속에 축적된 수백 가지 화학 물질의 상호 작용 또한 건강을 위협한다. 특정 화학 물질들의 조합은 한 가지 화학 물질보다 천 배 이상의 독성을 지니게 된다. 특정 식품 첨가물로 동물 실험을 할 경우, 첨가물 하나하나가 단독으로는 피해를 주지 않지만 이것들을 조합해 먹였을 때는 동물을 죽일 수 있다. 아이는 엄마에게서 물려받은 독소들을 지닌 채 태어나는데 이는 선천적 장애, 과잉 행동 장애, 학습 장애, 소아암의 유행을 일으킨다. 무서운 사실은 수백만 가지 조합이 가능한 다양한 화학 물질의 독성, 그리고 다양한 환경 속에서 발생하는 독소들의 발암성에 대해 알려진 사실이 거의 없다는 것이다.

독소는 면역력을 떨어뜨리는데, 그 결과 인체는 과잉 생성되는 암세포를 파괴할 수 있는 능력을 상실해 버린다. 이런 암세포들이 살아남아 증식하면 조만간 암에 걸리게 된다.

인체는 어느 정도까지는 독소에 대항할 수 있지만 어느 선을 넘으면 병들게 된다. 몇몇 연구자는 우리가 이미 그 선을 넘었고 미래의 모든 생명이 위태로울 수 있다고 주장한다. 지금과 같은 나쁜 상황에서도 우리 건강에 미치는 독소들의 영향을 줄이기 위해 취할 수 있는 조치는 다음과 같다.

- 일상에서 독소 노출을 줄여라.
- 우리 몸의 해독 기능을 영양 보충으로 지원하라.
- 우리 몸에 쌓인 독소들을 제거하라.

만약 이 세 가지를 실천한다면 당신 몸은 당신에게 고마워할 것이고 더 나은 건강이라는 선물을 줄 것이다.

모든 세포 속의 정교하고 복잡한 대사 장치들이 정상적으로 작동한다면 당신은 건강해질 것이다. 정상적으로 작동하는 동안에는 병에 걸릴 수 없다. 세포가 필요로 하는 영양소들을 공급해 주지 못하기 때문에 병에 걸리고, 몸속에 독소들을 집어넣기 때문에 병에 걸리는 것이다. 독소란 세포의 정상적인 기능을 방해함으로써 세포가 오작동을 일으키도록 만드는 모든 물질을 의미하는데, 독소가 세포에 너무 많이 들어갈 때는 물조차도 독성으로 변한다. 독소는 수많은 방법으로 우리에게 영향을 미친다. 납, 수은 같은 중금속 독소들은 효소를 파괴함으로써 우리에게 매일 매 순간 꼭 필요하고도 중요한 분자들을 생성하지 못하게 한다. 어떤 독소들은 호르몬처럼 작용해 세포와 유전자에 잘못된 신호를 보내 호르몬 의존성 암 발병의 위험성을 높인다.

또 세포 간 소통을 방해하는 독소들도 있는데, 이것들은 몸의 자가 규제 능력을 방해한다. 세포 간 소통의 방해는 신체의 피드백 기전(호르몬의 정상적인 활동을 보증하는 것)을 손상하고 세포의 성장 균형을 조정하는 능력을 상실케 할 수 있다. 어떤 독소들은 직접적으로 DNA를 손상해 돌연변이를 야기하고, 또 다른 독소들은 DNA에 반응해 유전자 발현에 변화를 준다. 이 모두가 세포의 통제 체계에 오작동을 일으킨다. 통제 체계에 오류가 일어나면 그 결과는 통제 불능의 세포 증식으로 이어진다. 어떤 독소들은 산소 운반에 지장을 주고 어떤 독소들은 면역력을 해친다. 이 모든 것이 암 생성 과정에 기여한다. 세포 기능 장애는 몸의 화학적 균형을 깨뜨리고 신체의 효과적인 소통, 자가 규제, 자가 치유를 중단하는 결과를 빚는다. 이런 일이 발생하면 어떤 병명이 붙든 혹은 얼마나 많은 병명이 붙든 그것은 결국 하나의 질병, 곧 세포의 기능 장애가 된다.

오늘날 대부분의 미국인은 독성 과부하 상태에 있으며, 독성은 질병과 암의 주요 원인이다. 이 문제의 중대성을 고려할 때 당신이 진실을 알게 된다면 굉장히 놀랄 수도 있다. 2008~2009년 미국 대통령 직속 암 패널 토론회에 따르면, 오늘날 상거래에서 사용되는 8만 종류에 달하는 화학 물질이 암을 유발할 수 있는지 혹은 건강에 해를 끼치는지에 대한 실험을 단 10%도 거치지 않고 있다는 것이다. 수천 종류의 이런 화학 물질은 이미 발암 물질로 밝혀진 바 있다. 우리는 일상 속에서 이런 화학 물질들에 노출되는 양이 극히 적다고 들어 왔고 그것이 일반적으로 맞는 말이기는 하다. 그러나 적은 양이기는 하지만 수천 종류에 달하는 독소에 매일같이 노출되고 있기 때문에 그 적은 양들을 다 합쳐 놓으면 그 양은 아주 많아진다. 유네스코 과학자들에 의하면 우리에게 노출되는 독소의 총량은 동물들에게 노출되는 것보다 일흔다섯 배가량 많다고 한다. 당신 조직 속에 이런 화학 물질들이 해마다 축적되어 계속 쌓여 간다고 생각해 보면, 왜 당신이 이런 화학 물질들로부터 스스로를 보호해야 하는지 그 이유가 명백해질 것이다. 암 조직과 건강한 조직을 비교해 본 결과, 암 조직에는 훨씬 더 많은 양의 독성 화학 물질이 쌓여 있는 것으로 나타났다.

2009년 미국 질병 관리 본부에서 〈인간에게 노출되는 환경 화학 물질에 대한 네 번째 국가 보고서Fourth National Report on Human Exposure to Environmental Chemicals〉를 발표했다. 이것은 미국에서 2년에 한 번씩 국민들을 대상으로 진행하는 혈액과 소변을 샘플로 실험한 조사 보고서다. 조사된 총 212종의 화학 물질 가운데 75종은 리스트에 새로 추가된 것들이다. 212종의 화학 물질이 대다수 미국인의 혈액과 소변에서 발견되었고, 6종의 화학 물질은 실제로 모든 사람에게서 발견되었다. 그 6종의 화학 물질은 다음과 같다.

- 폴리브롬화 디페닐 에테르
- 비스페놀 A
- 퍼플루오로옥탄산
- 아크릴아마이드
- 수은
- 메틸 삼차 부틸 에테르

이 모든 화학 물질은 매우 위험하고 당신의 건강을 해치는 것들로 알려져 있다. 폴리브롬화 디페닐 에테르는 화재 방지를 위한 방화제로 사용된다. 이 화학 물질은 가구, 매트리스, 카펫, 컴퓨터를 포함한 다양한 소비재에 화재 위험성을 낮추기 위한 목적으로 첨가되는데, 이것이 사람의 지방 조직에 쌓이면 신경계, 간, 신장에 손상을 일으키는 것으로 알려져 있다. 폴리브롬화 디페닐 에테르는 성 기능 장애와 갑상샘 장애, 뇌 기능 장애, 그리고 암과 관련되어 있다. 또한 폴리브롬화 디페닐 에테르는 우리의 주거지와 식량을 오염해 왔다. 미국 여성들 모유에는 세계적으로 가장 높은 수치의 폴리브롬화 디페닐 에테르가 들어 있다. 우리는 이처럼 위험한 화학 물질을 우리 아이들에게 먹이고 있는 것이다! 카펫, 매트리스, 가구를 사기 전 방화제 사용 여부를 반드시 확인하기 바란다. 이런 물건들은 대부분 방화제를 사용하고 있다.

플라스틱 물병, 그리고 캔 내벽을 포함한 다양한 플라스틱 제품에서 비스페놀 A가 발견된다. 비스페놀 A는 폴리카보네이트(합성수지 일종)와 에폭시 수지(강력 접착제 일종)에서 녹아 나오는 것이다. 그리고 비스페놀 A는 거의 모든 통조림 식품 및 음료수 캔에서 발견된다. 미국에서 팔리는 85%에 달하는 통조림은 비스페놀 A가 침출되는 플라스틱 내벽을 사용한다. 연구원들은 옥수수 통조림을 비롯한 기타 통조림에 들어 있는 비스페놀 A 수치가 암세포 급증을 야기할 만큼 과잉이라는 점을 발견했다. 비스페놀 A는 농도가 매우 낮다 할지라도 그 자체로 독이다. 미국 질병 관리 본부에서 실험한 90% 이상의 대상자들 체내에 생물학적으로 활성화된 농도의 비스페놀 A가 들어 있음이 확인됐다. 비스페놀 A는 인체의 호르몬과 흡사하게 작용해 전체 호르몬 시스템 균형을 깨뜨릴 수 있는 내분비계 교란 물질이다. 심장병, 당뇨병, 성 기능 장애, 면역 기능 장애, 행동 장애, 천식, 비만, 간 손상, DNA

손상, 그리고 암과 같은 비스페놀 A와 연관된 수많은 문제에 대한 과학적 증거들이 늘어나고 있다. 특히 태아, 유아 및 어린이 성장에 비스페놀 A가 미치는 영향에 대한 특별한 우려가 있다. 비스페놀 A는 유전자가 작동하는 방식과 유전자의 발현을 변화시킬 수 있는데, 이런 변화는 다음 세대에까지 전달될 수 있다. 무서운 것은, 우리가 비스페놀 A와 같은 독성 화학 물질을 지금 당장 모두 금지한다 하더라도 이 물질들이 다음 세대에까지 대물림될 수 있다는 것이다. 다음 세대들이 화학 물질에 노출되지 않더라도 암에 취약해질 수 있는 것이다. 여러 세대에 걸친 비스페놀 A 같은 독소의 누적 효과는 유방암과 전립샘암의 극적인 증가, 그리고 왜 암이 우리 아이들 세대에서 유행하는지를 설명하는 데 도움이 될 것이다. 플라스틱 물병 사용을 피하고 통조림 식품과 캔 음료를 섭취하지 않도록 하라.

퍼플루오로옥탄산은 눌음 방지가 된 조리 기구, 얼룩 방지가 된 의류, 특정 식품의 포장지, 내열성 제품 등에 사용된다. 퍼플루오로옥탄산이 면역 체계 장애와 간 기능 장애뿐만 아니라 불임, 기타 생식 기능 문제, 암 발병에도 기여하고 있다는 것을 많은 연구가 증명했다.

아크릴아마이드는 섭씨 120도에서 탄수화물이 많이 들어 있는 음식들을 튀기거나 굽거나 볶을 때, 그리고 빵을 만들 때 형성되는 화학 물질이다. 아크릴아마이드는 프라이드치킨, 빵, 감자칩, 감자튀김 등 여러 음식에서 발견되고 있고 심지어 커피에서도 발견된다. 그리고 흡연 또한 엄청난 양의 아크릴아마이드를 만들어 낸다. 아크릴아마이드는 암을 일으키는 것으로 알려져 있다.

수은은 암을 일으키고 촉진한다. 수은은 지금까지 알려진 가장 독성이 강한 금속 가운데 하나다. 사실상 거의 모든 미국인에게서 발견되고 있다. 우리 몸에 축적되어 온 수은은 극히 적은 양일지라도 해를 끼친다. 수은의 주요 출처로는 치과용 은 충전재, 예방 주사, 그리고 생선이 있다. 수은은 세포 자멸을 억제함으로써 암을 촉진한다. 또한 DNA를 손상하는 산화 스트레스를 생성하고 산소 호흡에 필요한 효소를 비활성화한다. 수은은 혈중 산소 운반 능력을 절반으로 떨어뜨리고 면역력을 낮추며 흉선 의존성의 임파구(T 세포) 숫자를 줄인다. 입안의 치과용 수은 충전재를 제거하면 T 세포 숫자가 50~300% 상승한다는 많은 연구 결과가 있다. 실제로 백혈병에서 관찰되는 것과 같은 백혈구 문제는 수은 아말감 충전재를 제거한 후 정상화되었다. 수은이나 납, 카드뮴, 비소 같은 독성 금속 수치가 상승하면 신체의 매우 중요한 화학 작용이 방해받는다. 암과 싸울 때는 이런 중금속 수치를 측정하고 제거해야 한다.

메틸 삼차 부틸 에테르는 현재는 사용하지 않는 휘발유 첨가제다. 그러나 상수도 시설과 대부분의 미국인 몸속에서는 아직도 메틸 삼차 부틸 에테르가 검출되고 있다. 메틸 삼차 부틸 에테르는 신경학적 문제와 생식 기능 문제를 야기하고 많은 양에 노출되면 잠재적인 발암 물질로 작용할 수 있다. 담배 연기에도 메틸 삼차 부틸 에테르가 들어 있다.

독소에 노출될 때마다 수많은 종류의 독소가 점진적으로 쌓이는데 결국 우리 몸에 심각한 손상을 입힐 것이다. 심지어 더 나쁜 소식은 우리가 태어나기 전부터 독소가 축적되어 왔다는 것이다. 2010년 10월 26일 슈퍼펀드(미국 공해 방지 사업을 위한 대형 기금), 독소, 환경적 건강에 관한 미국 상원 소위원회에서 켄 쿡 환경 기술 그룹 회장은 "우리는 수백 가지 독성 화학 물질을 자궁 안에 있는 태아들 혈액에서 발견했다"라고 말했다. 신생아 탯줄 혈액 속에는 평균 232종의 화학 물질이 들어 있는 것으로 보고되고 있다. 이런 화학 물질들은 선천적 장애, 발달 장애, 뇌 손상과 신경계 손상, 암을 유발하는 것으로 알려져 있다. 우리 아이들이 너무 많이 병에 시달리고 암에 많이 걸린다는 것이 이상하지 않은가? 연구에 따르면 출생 시 많은 양의 화학 물질을 가지고 태어난 아이들은 적은 양의 화학 물질을 가지고 태어난 아이들보다 IQ가 낮고, 더 많은 행동 장애를 일으키며, 어릴 때나 어른이 되어서나 암으로 고통받을 확률 또한 더 높다고 한다. 이런 이유로 임신할 계획을 가진 여성들은 독소를 피하고 사전에 필수적으로 해독을 해야 한다.

독소는 심지어 영양 결핍까지 초래한다. 사람들 대부분은 우리 몸이 독소에 노출되어 있는 이런 전례 없는 부담을 인식하지 못하고 있다. 당신이 몸속에 넣는 모든 분자는 어떤 방법으로든 대사되어야 한다. 일부 분자들은 몸에 유익하지만 어떤 분자들은 몸에 부담을 준다. 독성 분자를 처리하려면 영양소, 특히 항산화 물질에 대한 필요성이 급격히 늘어난다. 1970년부터 1990년까지 20년 사이에 세 배 이상의 항산화 물질에 대한 필요성이 제기되었으며, 오늘날에는 의심의 여지없이 더 높은 수준의 항산화 물질이 필요하다. 그런데도 같은 기간에 식품을 통해 얻을 수 있는 항산화 물질 수준은 오히려 절반 이하로 감소했다! 1970년 당시 필요로 여겨진 항산화 물질 양은 그 무렵 사회적·경제적 수준에서 볼 때 크게 높아진 것이었다. 이런 역사적인 사실을 고려해 볼 때, 우리에게 요구되는 영양소 증가와 함께 식품의 영양소 함유량 감소가 오늘날 만성 질환의 유행을 불러일으켰다는 사실을 이해할 수 있을 것이다. 영양 보충제는 이제 필수가 되었다.

우리는 독소를 눈으로 볼 수 없기 때문에 얼마나 많은 독소의 폭격을 받는지 모르고 있다. 우리 몸속에 쌓이는 독소들은 세포로 가는 산소를 줄이고 DNA를 손상해 세포 돌연변이를 일으킨다. 아주 적은 양의 독소라도 당신 건강에 치명적일 수 있다. 우리는 매일 매 순간 화학 물질 홍수 속에서 살고 있고 여기에서 벗어날 수가 없다. 그 화학 물질들은 우리가 마시는 공기, 마시는 물, 그리고 우리가 먹는 음식들 안에 들어 있다. 우리가 사용하는 치약, 샴푸, 화장품, 자동차, 옷, 신문, 잡지, 가구, 그리고 처방 약과 처방전 없이 구입할 수 있는 약에도 들어 있다. 이런 화학 물질들은 우리 몸의 모든 세포에 영향을 미친다. 3000종 이상의 화학 물질이 우리 음식 속에 들어 있고, 700종 이상의 화학 물질이 도시에 공급되는 식수에서 발견된다. 미국에서는 매년 4억 5000만 킬로그램에 달하는 살충제를 사용하는데, 그중 일부는 결국 우리 몸속으로 들어온다. 오늘날의 바다는 심각하게 오염되어 있어서 이제 어패류도 많이 먹으면 위험하다. 대부분의 이런 화학 물질은 암의 스위치를 켜는 역할을 하고, 다른 화학 물질들은 암의 생성 과정에 속도를 더하는 촉진제 역할을 한다.

대부분의 사람이 정상적인 장내 세균을 파괴하면서 효모균과 곰팡이를 성장시키는 항생제를 복용해 왔다. 효모균 감염은 독소와 암의 주요 원인이 될 수 있다. 효모는 에틸알코올을 생성하는 아세트알데히드를 만든다. 알코올은 세포 에너지에 필요한 효소를 파괴하고 DNA를 망가뜨리는 활성 산소를 방출한다. 이것이 피로를 유발하고 산소 호흡을 악화한다. 또한 혈중 산소 운반에 필요한 철분 흡수를 방해하며 더 나아가 산소 호흡을 억제한다. 암 환자들은 효모균 감염 검사를 받고 치료를 받을 필요가 있다. 영양 보충제와 식단 변화는 효모균을 제거하는 데 필수다. 설탕과 모든 정제된 곡물은 식단에서 제거해야 한다.

출생 전부터 수만 가지 화학 물질에 지속적으로 노출되면 과도한 활성 산소가 생성되고 이는 유전자 손상 및 암세포 과잉 생성으로 이어진다. 스트레스가 많은 생활 방식, 설탕과 가공식품으로 이루어진 식단으로 인해 약해져 버린 면역 체계, 건강을 해치는 처방 약과 예방 접종, 손상된 유전자 때문에 생기는 매우 많은 암세포 등은 대다수의 미국인에게는 이제 일상이 되어 버렸다. 이런 것들이 암에 대한 우리의 방어 능력을 떨어뜨린다. 오직 당신만이 이런 상황을 바꿀 힘을 가지고 있다. 지금 당장 올바른 식단을 선택하고 독소를 줄이자. 독성 과부하와 영양소 결핍의 조합은 파괴적인 시너지 효과를 만들어 낸다.

일상에서 독소 노출량 줄이기

———— —— ———— 수백 가지 독성 화학 물질이 우리 몸속에 그대로 축적된다. 농약 독소와 산업 폐기물은 우리 몸 지방 조직 속에 저장되어 세포에 유전적 손상을 준다. 여성의 유방 조직은 약 3분의 1이 지방으로 이루어져 있다. 왜 유방암이 유행하는지 설명되는 부분이다. 병을 치유하고 건강한 상태를 유지하기 위해 당신이 반드시 해야 하는 것들 가운데 하나가 바로 날마다 독소에 대한 노출을 줄이는 것이다. 인체는 본래 해로운 화학 물질을 해독하는 능력을 가지고 있지만 그 수용 능력에 과부하가 걸리고 있다. 당신은 자신이 어떤 경로로 독소에 노출되고 있는지 파악하고 최선을 다해 그 노출을 피할 필요가 있다. 당신의 독소 노출량 80% 정도는 당신 통제 아래 피할 수

있다. 이 통제력을 키움으로써 독성 부담을 스스로 관리할 만한 수준으로 줄일 수 있다. 당신이 해야 할 일은 당신이 먹는 음식, 호흡하는 공기, 마시는 물, 그리고 구입하는 제품들과 관련된 더 나은 선택 방법을 배우는 것이다. 당신이 현명한 선택을 하면 몸속에 들어오는 독소 양을 줄여 나머지 독소들을 안전하게 해독할 수 있는 기회를 몸에 제공할 수 있다. 그러면 당신은 건강하고 질병 없는 상태를 유지하게 될 것이다.

[당신이 먹는 음식]

독소 유입을 줄이고 싶다면 당신이 먹는 음식에서부터 시작하라. 불행히도 거의 모든 식품은 일반적으로 독소를 가지고 있다. 마트에는 독소 없는 식품이 거의 없다. 가능하면 최대한 가공식품을 피하고 유기농으로 생산된 신선한 식품만 섭취하라. 하지만 많은 사람이 신뢰할 만한 고품질의 유기농 식품을 보장 받지 못하고 있다.

당신은 독소가 가장 적은 식품들을 선택해야 하고 섭취하는 독소 양도 최소화해야 한다. 예를 들어 비스페놀 A는 플라스틱 물병에서 발견되므로 플라스틱 병 안에 들어 있는 물은 마시지 말아야 한다. 유리병을 사용하면 된다. 비스페놀 A는 거의 모든 통조림 음식과 캔 음료에서 발견된다. 탄산음료 섭취는 청소년들의 높은 비스페놀 A 수치와 연관이 있다. 통조림 식품과 캔 음료를 피하라.

고기, 유제품, 그리고 대형 생선은 농약, 살균제, 제초제, 합성 호르몬, 항생제, 처방 약, 공업용 화학 물질, 폴리염화 비페닐, 다이옥신, 방화제, 중금속 등으로 오염되어 있다. 약 90%의 사람들이 이런 음식 섭취에서 오는 많은 독성 오염 물질에 노출되어 있다. 고기는 소량을 오직 유기농으로만 섭취하고 모든 유제품은 완전히 끊어야 한다. 어떤 농약들은 발암 물질로 알려져 있는데 미국은 세계에서 농약을 가장 많이 사용하는 나라다. 농부, 농약 살포자, 농약 제조업자, 그리고 농약 살포 비행기 조종사처럼 농약에 많이 노출되는 사람들은 모든 종류의 암에 대한 발병률이 매우 높다. 계란과 고기는 오직 유기농 제품만 먹고 유제품을 끊으면, 당신은 이런 독성 화학 물질에 대한 노출을 약 80%까지 크게 줄일 수 있다.

80%의 감소를 이렇게 쉽게 이뤄 낼 수 있는 것을 보면, 당신에게 불가능한 일로 여겨지던 것들이 사실은 충분히 가능한 일이 되지 않겠는가. 미국과 유럽의 연구들에 의하면 당신이 고기 섭취량을 줄였을 때 암 발병 위험성이 절반으로 줄어든다고 한다. 여행을 하는 사람들은 이런 독소들을 피하는 것이 힘들 수도 있겠지만 그런 상황에서도 최선의 선택을 할 수 있다. 여행을 할 때는 아침 식사로 과일 한 접시와 샐러드를 먹으면 된다. 저녁 식사는 갓 잡은 싱싱한 생선과 함께 채소와 샐러드를 먹으면 좋다.

미국 농무부에 따르면 과일과 채소의 70% 이상이 농약 잔류물을 함유하고 있다. 이런 농약 잔류물은 어린 시절부터 우리 몸속에 축적되는데 그 농도는 심각한 세포 기능 장애와 질병을 유발할 수준이다. 유기농 식품을 먹는 사람들 조직 속에는 농약 잔류물이 극히 적은 것이 사실이다. 당신 스스로에게 던져야 할 질문은 질병을 얻기까지 얼마나 많은 '오염 물질'을 세포 속에 집어넣었느냐 하는 것이다. 어쩌면 당신이 병을 앓게 되기까지는 그리 오랜 시간이 걸리지 않았을 것이다. 여러 농약이 함께 작용하는 데서 오는 복합적인 영향은 그중 한 가지 농약이 단독으로 작용하는 영향력까지도 크게 확대시킬 수 있다.

유제품과 비유기농 육류를 식단에서 빼 버리고 유기농 과일과 채소를 선택하면 농약에 대한 대부분의 노출을 줄일 수 있다. 당신 집이나 정원에 살충제를 사용하지 마라. 다른 안전한 대안이 많이 있다. 만약 당신이 집, 정원, 혹은 사무실에 농약을 꼭 사용해야 한다면 오렌지가드 같은 안전한 천연 제품을 사용하라.

비유기농 농산물을 살 수밖에 없는 상황이라면 어떤 것이 그나마 가장 안전한지를 아는 것이 중요하다. 여러 가지 이유로 특정 농산물은 농약이 덜 뿌려진다. 다음은 일반적으로 가장 오염이 적은 농산물의 목록이다.

아스파라거스	콜리플라워	버섯	자두
아보카도	가지	양파	무
바나나	자몽	오렌지	귤
블루베리	키위	파파야	토마토
브로콜리	망고	완두콩	수박
양배추	멜론	파인애플	

반대로 다음 목록은 농약으로 인한 오염이 심하기 때문에 꼭 유기농이어야 하는 농산물들이다.

사과	포도	복숭아	호박
셀러리	껍질콩	배	라즈베리(산딸기, 복분자)
체리	상추	피망	시금치
오이	천도복숭아	감자	딸기

유기농 식품을 먹으면 정말 차이가 생길까? 2003년 미국 환경 저널 《환경 보건 전망Environmental Health Perspectives》의 한 연구에서는 두 그룹의 어린이들에게 각기 다른 식단을 제공해 보았다. 한 그룹의 어린이들에게는 74%가 유기농 식품으로 이루어진 식단을, 다른 그룹의 어린이들에게는 75%가 일반적인 식품으로 이루어진 식단을 제공했다. 어린이들 소변에서 농약 성분을 측정했는데, 일반적인 식품을 먹은 아이들에게서 공식 안전 기준보다 네 배나 높은 수치의 농약이 측정되었다. 그러나 유기농 식품을 먹은 아이들에게서는 단 며칠 만에 일반 식품을 먹은 아이들보다 6분의 1 정도 적은, 안전 기준 이하의 수치가 측정되었다. 이렇듯 유기농 식사는 굉장히 큰 차이를 만든다.

가공식품은 입에 대지 않는 것이 최선이다. 가공식품은 영양이 결핍되어 있을 뿐만 아니라 사실상 모두 독소로 오염되어 있다. 난연제는 유제품, 육류, 그리고 양식 연어에서도 발견된다. 우유는 농약, 항생제, 다이옥신, 호르몬, 설파제, 신경 안정제, 기타 다른 오염 물질들로 채워진 독성 수프다. 빵은 보통 반죽 첨가제로 사용하는 브롬산칼륨으로 오염되어 있다. 브롬산염은 갑상샘 안에서 요오드와 경합을 벌여 갑상샘 기능 장애를 야기한다. 상업용 땅콩버터에는 유독한 화학 잔류물이 가득 들어 있다. 미국 FDA에서 시행한 1982~1986년 '전체 식이 조사'에 의하면 땅콩버터에는 183종의 엄청난 화학 잔류물이 들어 있다고 한다. 이 잔류물에는 고도의 발암성 독소인 아플라톡신도 포함되는데, 이 물질은 땅콩, 옥수수, 밀, 보리 같은 곡물에서 자라는 곰팡이에 의해 생성된다. 아플라톡신은 지구상에서 발암성이 가장 강한 화학 물질 가운데 하나다. 냉동 감자튀김에는 70종의 농약 잔류물이 들어 있고, 냉동 피자에는 67종의 공업용 화학 물질과 농약 잔류물이 들어 있다. 냉동 초콜릿 케이크는 61종의 독성 잔류물을, 그리고 밀크 초콜릿은 93종의 독성 잔류물을 함유하고 있다. 이 모든 독소는 당신 몸속에 축적되고, 서로의 영향력을 확장해 건강을 조직적으로 파괴한다. 당신은 스스로 병에 걸리려고 아주 많은 돈을 쓰고 있는 것이며, 만약 당신이 계속 가공식품을 섭취한다면 결국 병을 앓게 될 것이다. 광고주들은 가공식품에 대한 광고 문구를 쓸 때 이런 사실들을 언급하지 않는다.

특별히 우려되는 것이 가공된 육류다. 2007년 세계 암 연구 기금과 미국 암 연구 협회는 식이 요법과 암의 연관성을 실험한 7000건 이상의 임상 연구를 검토한 결과 '가공육은 단 한 점도 안전하지 않으며 그 누구도 가공육을 먹어서는 안 된다'는 결론을 얻었다.

세계 암 연구 기금의 〈식량, 영양, 신체 활동 및 암 예방 : 글로벌 전망〉 연구 결론은 다음과 같다.

"가공된 육류는 대장암 원인이 된다. 대장암 위험성을 높이지 않는다고 확신할 만한 가공육 섭취량이라는 것 자체가 없다. 이 말을 뒷받침할 강력한 증거들이 있다. 베이컨, 햄, 살라미(이탈리아 소시지), 소금에 절인 소고기(흔히 통조림으로 판매), 그리고 기타 소시지 같은 가공육을 피하라."

앞선 연구들에 의하면 가공육은 방광암 위험성을 59%, 췌장암 위험성을 67% 높인다고 한다.

베이컨, 햄, 핫도그, 파스트라미(소의 훈제 가슴살), 페퍼로니(소시지 일종), 살라미, 그리고 기타 소시지 및 햄버거는 염장, 훈제 혹은 화학 방부제 첨가 등의 방법으로 보존된다. 훈제는 고기를 오염시키는 발암성 다환 방향족 탄화수소를 생성한다. 또한 박테리아 성장을 막고 색깔 유지를 돕기 위해 아질산염이라 불리는 화학 물질 형태의 방부제가 고기에 첨가된다. 불행하게도 질산염은 가열이나 위산으로 인해 발암 물질인 니트로사민으로 변화될 수 있다.

식품 포장용 랩, 플라스틱 물병, 우유팩, 주스팩, 스폼, 에폭시 수지 캔 코팅제 같은 포장재에 들어 있는 독소는 우리가 먹기도 전에 그 식품 속에 침투할 수 있다. 중합체, 가소제, 안정제(변질 방지용 첨가물), 충전제, 그리고 포장용 랩에 들어 있는 색소 같은 물질 가운데 그 일부조차도 식품에 녹아 들어갈 수 있다. 플라스틱으로 포장된 식품은 피하고 종이나 유리 같은 더 적절한 재료로 포장된 것을 선택하라. 아침식사용 시리얼 포장지로 사용되는 파라핀지(납지)도 독성 화학 물질을 시리얼 속에 침투시키는 것으로 밝혀졌다. 역설적이게도 사람들이 독성 포장지로 포장된 유기농 식품을 사기 위해 돈을 지불하는 경우가 있다. 스티로폼 접시와 플라스틱 랩으로 포장된 유기농 고기를 산다거나 에폭시 수지로 도배된 캔에 들어 있는 유기농 식품을 사는 이유는 대체 무엇인가? 가능하면 최대한 포장의 안전성을 포함해 당신이 먹는 식품의 모든 면에 대해 알아야 한다.

[물]

2009년 12월 〈뉴욕 타임스〉 분석에 따르면, 지난 5년 동안 미국의 수질 처리 시스템 가운데 20% 이상이 '식수 안전법' 안전 기준을 위반했다. 〈뉴욕 타임스〉는 미국인 중 약 5000만 명이 비소(발암 물질), 테트라클로로에틸렌(발암 물질), 우라늄 같은 방사능 물질(발암 물질)과 처방 약, 하수 오물에서 발견되는 박테리아 같은 위험한 수준의 독성 화학 물질이 들어 있는 물을 마셨다고 밝혔다. 한편《미국 역학 저널American Journal of Epidemiology》에 실린 연구 결과에 따르면, 이들 화학 물질이 건강에 미치는 부정적인 영향은 현행 기준보다 낮은 농도에서도 발생한다. 〈뉴욕 타임스〉는 "식수 오염 물질은 매년 미국에서 발생하는 수백만 건의 질병과 연관되어 있다"라고 언급했다.

모든 지하수의 절반이 살충제 잔류물을 함유하고 있다. 미국의 수도 시스템을 불소화하는 데 사용된 불소의 90%가 인산염 비료 산업의 오염 세정 장치에서 나오는 독성 폐기물이다. 대부분의 불소화된 물에는 비소가 들어 있다. 비소는 물에 첨가되는 불소화된 제품에 들어 있는 오염 물질이기 때문이다. 2001년 미국 국립 연구소에서는 "식수에 들어 있는 비소는 그 농도가 아주 적을지라도 높은 암 발병률과 관련이 있다"라고 경고했다. 인산염 비료는 그 자체가 문제다. 인산염 비료는 흔히 카드뮴으로 오염된다. 카드뮴은 지하수와 음식에 들어가는데, 높은 카드뮴 수치를 가진 사람들은 암 발병률이 높다. 인산염 비료는 발암 물질인 비소가 토양에서 지하수와 식물에 침투하는 것을 가속화한다. 예를 들어 인산염 처리가 된 토양은 곡물에 비소 축적을 증가시킨다. 또 다른 문제는 질소 비료를 주로 사용함으로써 질산염이 결국 식수로 들어간다는 것이다. 이런 것들이 몸속에 들어가면 N-니트로소 화합물로 대사되어 여러 장기에서 종양을 일으킨다는 것이 모든 실험 대상 동물들을 통해 밝혀졌다. 사람도 질산염에 많이 노출되면 암 발병률이 높아진다.

2010년 미국 환경 연구 단체의 한 연구에 따르면 미국 35개 도시 중 31개 도시 수돗물 샘플에서 육가 크롬이 발견되었다. 그중 25개 도시의 수돗물 샘플에는 캘리포니아 주가 상수도 안의 화학 물질을 줄이기 위해 제안한 목표 수치를 초과한 수준의 화학 물질이 들어 있었다.

육가 크롬은 크롬 도금, 플라스틱 및 염료 제조와 같은 산업 공정에서 사용되며, 흡입 시 폐암을 유발하는 것으로 알려져 있는 물질이다. 또 실험실 동물들이 섭취했을 때 암을 유발한다는 새로운 증거도 나왔고, 동물의 백혈병, 위암 및 다른 종류의 암뿐만 아니라 간, 신장 손상과도 연관이 있다. 당신이 마시는 물이 이런 물질들로 오염되지 않았을지라도 유감스러운 것은 그 물이 여전히 안전하지 않을 수 있다는 점이다.

마시는 물이 처음에는 순수한 물이었다 할지라도 미국 대부분의 수돗물은 염소와 불소를 함유하고 있어 음용수로는 적합하지 않다. 염소는 박테리아(단일 세포 유기체)를 죽이기 위해 물에 첨가되는데 사람 세포까지도 죽이고 망가뜨린다. 염소에 독성이 있기는 하지만 박테리아를 죽인다는 면에서는 나름 가치가 있다. 반면에 불소는 해만 끼치는 위험한 독소다. 불소는 몸과 마음의 건강에 모두 치명적인 영향을 미칠 뿐 어떤 혜택도 주지 않는다. 건강을 파괴하는 이런 독소들은 마시는 물에서 반드시 제거되어야 한다. 더 합리적인 사회에서는 애초부터 물속에 이런 독소들을 넣지 않는다. 현재는 식수를 정수하기 위한 최고의 해결책으로 고품질의 역삼투 시스템을 꼽는다.

▶염소

병균으로부터 우리를 보호하려는 목적으로 식수에 염소를 첨가하는데 그런 면에서는 효과가 있긴 하다. 그러나 물속에서 생성되는 염소와 그 화합물은 건강에 위험하다. 만약 염소 처리된 물을 마시거나, 그 물로 목욕, 샤워, 수영을 하면 몸에 염소가 흡수되어 유전자와 세포를 망가뜨릴 수 있다. 염소는 그 자체로도 위험하지만, 염소가 물속에서 유기 화합물과 함께 반응하면 암을 유발하는 유기 염소 화합물(일반적으로 살충제로 사용됨)의 형태가 된다. 이 염화 화학 물질은 쉽게 분해되지 않고 그것이 속한 환경 안에서 지속적으로 유지된다. 또한 우리 몸에 쉽게 흡수되며 시간이 지남에 따라 축적된다. 평균 미국인들은 175종 이상의 유기 염소 화합물을 몸속에 축적하고 있는 상태다! 1996년 의학 저널《암의 원인과 치료Cancer Causes and Control》에 발표된 연구를 포함한 수많은 연구에서 수돗물의 염소 처리된 부산물에 노출되는 기간과 양이 많아짐에 따라 암 위험성이 증가하고, 염소 처리된 부산물은 암에 대한 중요한 위험 요인이라는 점이 밝혀졌다. 샤워할 때 사용하는 더운물은 염소와 기타 염소화된 화학 물질을 증발시켜 호흡을 통해 폐를 상하게 한다. 이런 유기 염소 화합물은 또 피부를 통해 흡수된다. 기체화된 염소에 노출되는 것이 염소 처리된 물을 마시는 것보다 백배는 더 해롭다.

염소 처리된 물에서 수영을 하는 것은 특히 위험한데, 천식과 같은 호흡기 질환 악화를 유발하기 때문이다. 게다가 건조하고 잘 부서지는 머리카락, 건조한 피부, 발진, 안구 염증도 유발한다. 그러나 가장 중요한 것은 세포 단위에서 일어나는 일들이다. 염소는 피부에 침투해 세포벽을 쉽게 통과하고 세포의 지방산을 산화시킨다. 이것이 DNA를 손상하고 생명 유지 기능을 방해한다. 염소 외에도 수영장과 온수 욕조는 흔히 극도로 유독한 유기 염소 화합물을 함유하고 있다. 다시 말해 수영장이나 욕조 표면 근처에서 피부를 통해 흡수되거나 증기로 흡입될 수 있다. 수많은 연구 결과 염소 처리된 수영장이 건강에 유해하다는 것이 밝혀졌다. 2010년《유럽 호흡기 질환 저널European Respiratory Journal》에 실린 한 연구에 따르면, 염소 처리된 수영장에서 수영을 하는 어린이들은 영구적으로 폐 손상을 입으며 평생 호흡기 감염, 알레르기, 천식에 대한 위험도가 증가한다고 한다. 염소 처리된 야외 수영장에서 20시간 이상을 보낸 두 살배기 아이들은 염소 처리된 수영장에 전혀 가 본 적이 없는 아이들에 비해 폐 감염으로 고통받는 확률이 두 배나 높았다. 실내 수영장에 간 아이들은 폐 감염 병력을 가질 가능성이 세 배 반 정도 높다.

염소 처리된 물에서 형성되는 화학 물질 중 하나로 클로로포름(휘발성 액체, 마취제로 사용)이 있다. 2003년 미국 환경 보호국은 보고서를 통해 "샤워는 거의 모든 가정에서 클로로포름 수치 상승의 주요 원인으로 의심된다. 이는 물속의 염소 때문이다"라고 밝혔다. 클로로포름은 폐나 피부를 통해 몸속으로 들어올 수 있으며 혈류를 타고 온몸으로 퍼질 수도 있다. 클로로포름은 동물들에게 암을 일으키는 것으로 알려져 있다. 유방암에 걸린 여성의 유방 조직에서 매우 높은 수치의 염소 화합물이 발견되었다. 고품질의 정수 필터는 이제 모든 가정에서 필수다.

▶불소

불소는 암의 스위치를 켜고 암을 촉진한다. 미국 연방 보건 당국은 20세기의 10대 보건 성과 중 하나로 지속적인 불소화를 꼽았지만, 사실 불소화는 가장 큰 공중 보건 실책 중 하나라고 오랫동안 알려져 왔다. 불소가 암을 유발한다는 과학적 증거는 압도적이며, 이 사실을 모호하게 하려는 시도에도 불구하고 수십 년 동안 알려져 왔다. 예를 들어, 1976년 7월 21일 〈미국 연방 의회 의사록〉을 통해 미국 국립 암 연구소 화학자 딘 버크 박사는 "사실상 불소는 다른 어떤 화학 물질보다 더욱 빠르게 암으로 인한 사망을 유발한다"라고 설명했다.

불소는 일반 세포에 독이 되며 치명적인 생물학적 손상을 일으킨다. 하지만 아직도 많은 사람이 정부의 부적절한 안전 기준을 훨씬 초과하는 양을 매일 섭취하고 있다. 수백 건의 연구가 불소와 암의 연관성을 발견했다. 불소 처리된 물을 사용하는 도시들은 불소 처리가 안 된 물을 사용하는 도시들보다 암 사망률이 훨씬 높다. 불소는 효소와 반응해 효소 모양을 바꾸고 장애를 일으켜 암을 유발한다. 그럼에도 불구하고 미국인의 3분의 2는 불소화된 수돗물을 마시고 있다.

우리는 이 치명적인 독소를 물뿐만 아니라 치약, 탄산음료, 과일 주스, 맥주, 아침 식사용 시리얼 등 불소화된 물로 만든 가공식품들을 통해 섭취한다. 수많은 상업용 과일 주스는 다량의 불소를 함유하고 있는 것으로 밝혀졌다. 불소화된 물이 뿌려진 작물은 불소를 집중적으로 흡수해 그 음식을 먹는 사람에게 전달한다. 찻잎은 다른 식용 식물보다 불소가 더 많이 축적된다. 지난 20년간 찻잎 속 불소 함량은 크게 증가했다. 일부 차에는 우려할 만한 수준의 불소가 함유되어 있는데 이는 불소가 함유된 비료와 살충제 사용 때문이다. 사람들이 불소화된 물을 사용해 찻잎을 우려냄으로써 문제가 더 악화된다. 평균적인 미국인들은 미국 환경 보호국의 부적절한 안전 기준마저도 초과하는 양의 불소를 매일 몸에 투여하고 있다.

미국 국립 과학원에 따르면 수돗물에서 발견되는 불소는 중요한 DNA 복구 효소를 비롯해 체내 백 가지 이상의 효소를 억제할 만큼 그 수치가 높다. 수많은 연구 결과 불소는 1피피엠(ppm : 농도의 단위로 100만분의 1을 나타냄—옮긴이) 수준의 낮은 농도에서도 유전적 손상을 일으킬 수 있다는 사실이 밝혀졌다. 1ppm은 불소화된 식수에서 흔히 발견되는 수치로 미국 정부가 안전하다고 잘못 판단한 양이다. 당연히 불소의 농도가 높아짐에 따라 손상도 증가한다. 노인들이 암을 더 많이 앓는 이유는 손상된 DNA를 복구할 수 있는 능력이 감소했기 때문이다. 불소 수치가 1ppm 정도만 되어도 DNA 복구 효소가 50% 이상 파괴될 수 있다.

1982년 일본 암 연구 학회에서는 1ppm의 불소만으로도 정상 세포를 암세포로 변형할 수 있다는 자료가 제시되었다. 국제 학술지《세포 생물학과 독물학Cell Biology and Toxicology》에 실린 연구에 따르면 불소 농도가 1ppm이면 암을 촉진하고 종양 성장률을 25% 높인다고 한다. 이것이 불소화된 물을 사용하는 지역에서 암 사망률이 높은 이유다. 1992년 뉴저지 보건부 연구에서 소아과 의사 콘 박사는 물이 불소화된 곳은 젊은 사람들의 뼈암 발생률이 여섯 배나 더 높다는 것을 발견했다. 불소는 호흡기 효소를 오염시키고 산소 호흡 결핍을 일으키며 세포 자멸과 기타 암의 방어 기전을 방해함으로써 암의 스위치를 켜고 암을 촉진한다.

충치 감소를 위해 수돗물에 불소를 넣는 것이 타당하다고 여겨지지만, 수많은 연구 결과 불소가 치아 보호에 아무런 역할도 하지 못하는 것으로 밝혀졌다. 사실 불소화된 물을 사용하는 도시들이 종종 더 높은 충치 발생률을 보이기도 한다. 불소는 칼슘과 마그네슘 같은 미네랄을 엉기게 하고, 세포 단위에서 미네랄 결핍을 일으킴으로써 뼈와 치아에 손상을 준다. 1992년《분자 교정 의학 저널Journal of Orthomolecular Medicine》의 편집장 앤드루 W. 사울, 그리고 미국 환경 보호국에서 일한 과학자 로버트 카턴 박사는 인터뷰에서 "불소화는 금세기 최대의 과학적 사기 사건"이라고 폭로했다. 이어 "미국 환경 보호국은 불소화를 지금 당장 중단하기에 충분하고도 남는 증거들을 가지고 있다. 불소화는 불법 의학 연구와도 같아 대부분의 유럽 국가들은 불소를 금지하고 있다. 유럽 연합 인권 법률은 이를 불법으로 규정하고 있다"라고 덧붙였다.

사람들 대부분 식수에 불소를 첨가하는 것을 미국 FDA에서 결코 승인한 적이 없다는 사실을 모르고 있다. 미국 FDA 승인도 없이 이 극도로 유독한 독성 물질을 식수에 첨가해 반세기가 넘도록 사람들에게 암을 제공해 오고 있다. 불소는 법의 허점을 통해 빠져나간다! 미국 FDA 승인을 받기 위해서는 물질이 안전하고 효과적이어야 한다. 불소는 그 어느 쪽에도 해당되지 않는다.

왜 우리는 실수를 인정하지 않고 물의 불소화도 막지 않는가? 만약 우리가 이 물질이 얼마나 유독한지, 얼마나 많은 피해를 입혀 왔는지, 얼마나 많은 사람이 암, 약한 뼈, 나쁜 치아를 얻었는지를 인정하게 된다면, 미국 치과 의사 협회, 치과 의사들, 수도 관리부, 치약 제조업체 및 판매 회사들은 모두 고소를 당하게 될 것이다. 감히 상상도 할 수 없는 일이다. 따라서 불소가 안전하고 유익하다는 뻔한 속임수는 계속된다. 불소를 피하려면 역삼투 방식을 사용해 당신의 식수를 정수하고 불소치약 사용을 중단하며 가공식품을 피하라. 오직 당신만이 당신 몸의 관리와 유지를 통제할 수 있다.

▶플라스틱 물병

마트에서 파는 생수는 안전한가? 만약 당신이 고품질 원료로 만든 유리병에 들어 있는 물을 마신다면 대답은 '안전하다'이다. 플라스틱 물병에 담긴 생수의 품질은 매우 다양하며 많은 브랜드의 물은 일반 수돗물보다 나을 것이 없다. 어떤 경우에는 품질이 더 나쁜 브랜드의 물도 있다. 또한 발암 물질인 비스페놀 A 같은 플라스틱 물병의 독소는 물속으로 스며든다. 미국 환경 연구 단체가 발표한 인기 있는 열 종류의 생수 브랜드에 대한 보고서는 각 브랜드의 생수에 평균적으로 여덟 가지 화학 오염 물질이 들어 있고 브랜드 생수 중 절반이 박테리아로 오염되었다고 밝혔다. 플라스틱 물병에 든 생수의 수질 오염에 대한 법적 제한 수준을 훨씬 초과하는 브랜드들도 있다. 고품질의 역삼투 방식은 염소 및 독성 염소 화합물을 제거하고 처방 약, 비소, 알루미늄, 불소, 기타 독소들을 물에서 제거한다. 이런 물이야말로 당신이 유리병에 채워서 들고 다녀야 할 물이다.

[공기]

대기 오염은 알레르기부터 암에 이르기까지 많은 질병을 일으키는 원인으로 알려져 왔다. 입자를 흡입하는 것은 심장 박동 편차를 방해하는 것으로 알려져 있으며 심박동 변동성의 감소는 모든 질환에 의한 치사율 증가와도 관련이 있다. 미립자 오염으로 인한 심장 및 폐 질환으로 매년 6만 4000명의 미국인이 조기 사망하는 것으로 추정된다. 대기 오염으로 자기 자신을 중독시키기 위해 발전소 바람이 부는 방향 쪽에 살거나 트럭 바로 뒤편에서 운전하지 않기를 바란다. 사람들이 자신의 집을 멋진 궁전처럼 생각할 수도 있지만 실제로 그 집은 유독성 폐기물 쓰레기장이나 다름없다. 실내 공기 오염으로 인한 독소는 불안, 우울증, 피로, 두통, 집중력 저하, 신체 통증, 쑤심과 같은 다양한 증상을 유발해 수많은 사람의 건강에 영향을 미친다. 그러나 사람들이 이런 증상을 호소해도 의사들은 실내 오염 물질이 원인이 될 수도 있다는 가능성에 대해 거의 생각조차 못하고 있다.

▶ 거주지 오염원

실내 공기는 좁고 밀폐된 공간에 집중되어 있는 여러 가지 독성 발생원의 복합적인 영향 때문에 건강에 대한 위험 요인이 될 수 있다. 당신이 마시는 오염된 공기는 바로 당신 집 안에서 발견할 수 있다. 미국 환경 보호국에 따르면 대부분의 실내 공기가 실외 공기보다 두 배 내지 다섯 배 더 오염되어 있으며, 수백 배 더 오염되어 있는 경우도 흔히 있다고 한다. 실내 공기가 오염되어 있는데 대부분의 미국인이 90%의 시간을 바로 그 실내에서 보낸다는 사실은 심각한 건강 문제를 야기하는 것이다. 따라서 이는 꼭 해결해야 할 과제다.

실내 오염에는 여러 원인이 있다. 오염된 미립자와 오염된 화학 물질이 섞인 바깥 공기가 집 안으로 들어오는 것도 하나의 원인이다. 뿐만 아니라 건축 내장재, 가구, 침대 매트리스, 가스 기구, 난방 기구, 청소 용품, 가전제품, 담배 연기, 향, 탈취제, 카펫, 페인트, 가정용 세척제, 복사기, 프린터, 전자 기기, 드라이클리닝, 신문지, 잡지 또한 실내 오염의 원인이다. 당신이 무엇이든지 자연적인 냄새가 아닌 냄새를 맡는다면 그것은 거의 틀림없이 독성이 있는 것이다. 더 오래 들이마시면 마실수록, 더 농축이 되어 있을수록 더 많은 피해를 입고 이미 과도하게 스트레스를 받은 우리 몸에 더욱 부담을 주게 된다.

▶ 건축 내장재

파티클 보드(건축용 합판), 합판, 페인트 같은 건축 내장재는 그 자체에서 포름알데히드를 배출하며, 흔한 실내 오염 물질과 발암 물질을 집 안 공기 속으로 내보낸다. 포름알데히드는 DNA에 심각한 손상을 야기하고 여기에 계속 노출이 되면 그 손상은 축적된다. 또한 이것은 암을 유발하는 것으로 알려져 있다. 파티클 보드를 사용해 만든 건물과 가구는 포름알데히드와 우리가 실내에서 흡입하는 다른 화학 물질들의 양을 늘린다. 업계에서는 1980년대부터 안전한 파티클 보드가 출시되었다고 말하지만, 그런 제품은 대신 다른 독성 화학 물질들을 배출하므로 아직은 충분히 안전하다고 할 수 없다.

▶ 카펫

합성 섬유로 만든 카펫은 방대한 독성 화학 물질을 배출하며 어떤 것들은 수십 년 동안 배출한다. 새 카펫은 특히 독성이 많다. 합성 섬유 카펫 속에는 독성 화학 물질이 200여 종이나 들어 있을 수 있는데, 섬유와 염료, 접착제, 안감, 발화 지연제, 곰팡이 제거제, 정전기 방지제, 얼룩 방지 처리, 충전재 같은 것들이 여러 종류의 독성 화학 물질을 배출한다.

앤더슨 연구소 재료 실험 연구 부서에서는 카펫의 독소가 미치는 영향을 백여 가정을 대상으로 측정했다. 연구소 측은 새 카펫 설치 후 3개월 만에 그중 82%의 가정에서 불규칙적인 심장 박동, 피로, 발진, 기억 감퇴, 근육통, 시력 저하, 몸의 떨림 같은 다양한 건강 문제가 나타났다고 밝혔다. 1995년 《영양과 환경 의학 저널Journal of Nutritional and Environmental Medicine》의 한 연구는 카펫을 태운 연기에 노출된 생쥐가 겨우 몇 시간 만에 죽었다고 밝혔다. 그 카펫은 12년이나 된 오래된 것이었는데도 신경학적 문제를 일으켰다.

당신은 이제 합성 섬유 카펫에서 배출되는 여러 화학 물질이 암의 원인이 된다는 사실을 확신할 수 있을 것이다. 오직 천연 섬유로 만든 카펫, 타일, 혹은 원목 마루를 사용하라.

▶가정용 기구

가스레인지, 온수기, 보일러, 이동식 실내 난방기, 벽난로 같은 가정용 기구들로 인해 위험한 가스와 미립자들이 발생한다. 이산화질소, 일산화탄소, 메탄, 기타 가스 등의 독소들을 배출해 미립자와 함께 실내 공기 속으로 들어가는 것이다. 보일러 및 가스 온수기는 실외 창고나 분리된 차고 같은 거주 공간 바깥에 두어야 한다. 이런 방법이 불가능하다면 전기식 온수기로 바꾸는 것을 고려해 보기 바란다. 가스레인지는 환기가 잘되는 곳에서만 사용해야 한다. 아니면 전기레인지를 사용할 것을 추천한다. 벽난로 사용은 삼가고 중탄화수소를 거주 공간에 배출하는 인조 목재는 절대로 사용하지 마라.

더운물을 사용하는 식기세척기, 세탁기, 욕조, 샤워기는 수돗물에 들어 있는 염소 및 다른 화학 물질들을 공기 중으로 증발시킨다. 우리가 사용한 표백제나 세제도 증발시킨다. 호흡을 통해 노출되는 화학 물질 양이 수돗물을 마실 때 노출되는 양보다 많다. 화학 물질을 호흡하면 곧바로 혈류 속으로 들어오기 때문이다. 실제로 우리가 염소에 노출되는 양의 3분의 2는 샤워를 할 때 증기 흡입과 피부 흡수를 통해 이루어진다. 환기를 잘 하고 샤워기에 필터를 장착하는 것이 필수적이다.

방충제(나프탈렌)와 탈취제에서 발견되는 파라디클로로벤젠은 또하나의 흔한 실내 오염 물질이자 발암 물질이다. 삼나무 조각이 방충제로 좋은 대안이 될 수 있다.

▶자동차

새 차는 특히 위험하다. 새 차의 플라스틱, 접착제, 그리고 좌석에 사용된 자재들은 자동차 실내 공기를 오염시키는데, 이런 것들은 환경 호르몬과 발암 물질로 알려져 있다. 이런 화학 물질의 한 종류인 프탈레이트(플라스틱을 부드럽게 하는 화학 첨가제)는 에스트로겐을 모방해 정상적인 호르몬 기능을 방해한다. 프탈레이트는 플라스틱 병, 식품 포장재, 고무호스, 샤워 커튼, 비닐 벽지, 장난감, 화장품, 헤어 컨디셔너, 향수에서도 발견된다. 프탈레이트는 어린이들의 성 기능 발달 장애를 야기하며 암 발병에 기여한다. 처음 몇 개월 동안은 창문을 열고 뜨거운 태양 아래 차를 주차해 독소를 제거하라. 뿐만 아니라 차 안 공기는 정기적으로 환기해야 한다. 차를 운전하기 전에 반드시 환기를 하고 운전 중에도 통풍이 원활하도록 신경을 써야 한다.

건물과 붙어 있는 차고는 또 다른 문제다. 엔진에서 배출되는 탄화수소 증기뿐만 아니라 배기가스 역시 생활 공간으로 들어올 수 있다. 가급적이면 차고 문을 열어 두어 환기를 하라. 특히 운행을 마치고 돌아온 후 차량의 엔진과 오일이 뜨거운 상태일수록 더욱 차고 환기에 신경을 써야 한다.

집 안이나 집 주변에서는 살충제를 절대 사용하지 마라. 꼭 사용해야 하는 경우에는 안전한 제품을 사용하라. 2006년《직업 및 환경 의학Occupational and Environmental Medicine》학술지에 실린 한 연구에 따르면 출산 전후 가정에서 살충제를 사용한 산모에게서 태어난 아이들의 백혈병 발병 위험이 두 배나 높았다. 머릿니를 잡기 위한 살충용 샴푸 사용도 백혈병 위험을 두 배 높인다. 담배 연기, 향수, 화장품, 청소 용품, 에어로졸 제품 및 모든 종류의 향이 나는 제품은 유독하니 피해야 한다. 실제로 이 모든 것에 대한 안전한 대안들이 있다.

▶공기 입자

평균적인 미국인들은 매일 약 두 숟가락 정도의 부유 분진(대기 중에 떠돌아다니는 미세한 고형 입자)을 흡입한다. 이 부유 분진 가운데 가장 작은 조각은 폐 깊숙이 남아서 자리 잡고 심각한 문제를 일으킬 수 있다. 2004년 캐나다 과학자들은 미국 과학 전문 저널 《사이언스Science》를 통해 미세한 부유 분진이 다음 세대로 전달되어 유전적 돌연변이를 일으킬 수 있다고 보고했다. 이런 손상은 암 발병의 근본적인 요인이다. 이런 미립자 대부분은 공장, 발전소, 소각로 및 디젤 차량에서 배출된다. '다중 대기 독성 노출 연구MATES-II' 보고서의 1999년 미국 로스앤젤레스 공기 연구 결과에 따르면, 공기 중 오염 물질로 인한 위험의 71%가 디젤 배기가스로 인한 것이라고 한다. 또한 건강에 대한 대기 오염의 부정적인 영향은 지금 즉시 느껴질 수도 있고, 몇 년 후, 다음 세대에서도 느껴질 수 있다고 한다. 즉각적인 영향은 한 번만 노출되어도 느껴질 수 있지만 대부분은 감지하기 어려워 당신도 모르는 사이에 건강이 손상된다. 오염된 공기를 마시면 면역력이 떨어져 감기, 독감, 천식에 걸릴 수 있다.

모든 사람은 독소 유입을 줄여야 하며 대기 오염으로 인한 건강의 위험성을 인식해야 한다. 스스로를 보호하기 위해 우리는 개인 환경에서부터 오염 물질 유입을 막아야 한다. 카펫, 페인트, 청소 용품, 탈취제, 침대 매트리스, 가스 기기, 향기가 나는 제품, 드라이클리닝 화학 물질 등의 문제점을 인식해야 한다.

당신의 환경에 유입되는 오염 물질 양을 줄이도록 노력하라. 오염 물질 양을 줄이기 위해서는 샤워기, 식수, 공기를 위한 필터가 필요하다. 미립자로 인한 유전적 손상은 헤파 필터(고효율 미립자 공기 필터)로 공기를 정화해 예방할 수 있다. 전례 없는 수준의 대기 오염으로 인해 공기 필터는 사실상 현대인의 필수품이 되었다. 당신이 도시 환경이나 디젤 배기가스가 많이 배출되는 고속 도로 근처에 살고 있는 경우라면 특히 더 필요하다.

[그 밖의 원인들]

지금까지 언급된 것들 말고 당신을 놀라게 할 만한 다른 원인들도 있다.

▶화장실

당신의 화장실을 들여다보라. 아마 그곳에는 누구든지 병에 걸리기에 충분할 만큼의 독성 화학 물질들이 있을 것이다. 수도꼭지에서 나오는 독성 염소 처리된 물 외에도 변기 청소 제품, 헤어스프레이, 탈취제 등 유독성 욕실 제품들이 있다. 화장실 탈취제는 좀약(나프탈렌)에서 발견되는 것과 동일한 발암성 화학 물질인 파라디클로로벤젠으로 만들어진다. 이런 제품들은 모두 건강식품 매장에서 찾을 수 있는 안전하고 간단하면서도 효과적인 제품들로 대체할 수 있다.

▶세탁실

세제, 표백제, 얼룩 제거제와 섬유 유연제 같은 것들이 모두 당신과 환경에 독을 가하는 화학 물질들을 함유하고 있다. 제조업체들은 '생분해성' 세제라는 기만적인 용어로 우리를 안심시킨다. 그렇지만 이런 용어는 궁극적인 건강과 이 합성 화학 물질들이 환경에 미치는 영향과는 거의 관련이 없다. '생분해성'은 어느 시점에서 세제가 오직 거품을 내는 성질을 잃는다는 것만을 의미할 뿐이다. 향기가 없는 제품을 구입해 사용하라. 표백제는 과탄산소다와 과산화수소 같은 안전한 산소 표백제로 대체할 수 있고, 세제는 비누를 기반으로 한 제품으로 대체할 수 있다.

▶가구

오늘날 가구는 대체로 독성 합성 재료(폴리에스테르, 폴리우레탄, 폴리스티렌, 폴리염화 비닐)로 만들어져 유독 가스(독성 기화 물질)를 배출해 심각한 건강상 위험을 초래한다. 일부 가구들은 파티클 보드로 만들어서 그 위에 목재나 플라스틱 베니어합판을 붙인다. 이미 언급한 바와 같이 파티클 보드는 포름알데히드(방부제 및 소독제―옮긴이)를 배출한다. 놀라운 사실은 대부분의 어린이용 가구들을 독성 파티클 보드로 만든다는 것이다. 연구 결과에 따르면 파티클 보드로 만든 가구를 빈 집에 들여놓으면 공기 중 포름알데히드 수치가 세 배로 늘어난다. 오늘날 집은 대부분 파티클 보드로 짓는다. 모든 것이 파티클 보드로 만들어질 수 있는 이동식 주택(트레일러하우스)에서는 특히 심각한 문제가 될 수 있다(미국에는 이동식 주택이 상당히 많다―옮긴이). 단단한 원목이나 금속과 같은 천연 재료로 만들어진 가구를 사용하라. 이런 재료로 만들어진 중고 가구를 구입하는 것 또한 저렴하면서도 좋은 방법이다.

▶의류

당신이 입는 옷 역시 유독할 수 있다. 옷가게에 들어갔을 때 화학 물질로 가득한 공기를 의식한 적이 있는가? 그곳에서 건강에 해로운 공기가 발생하는 이유는 오늘날 대부분의 옷이 독성 합성 섬유(나일론, 폴리에스테르, 아크릴, 스판덱스)로 만들어졌거나 이런 물질들을 함유하고 있기 때문이다. 독성 합성 섬유에서 배출되는 화학 물질들은 옷을 입고 있을 때 당신에게 영향을 미치며 집 안 공기에도 나쁜 영향을 미친다. 옷을 만들 때 염료, 포름알데히드(바지 주름 등의 영구적인 가공), 방충 가공용 살충제 등이 사용된다. 드라이클리닝을 한 옷 역시 옷장에 넣거나 입기 전 철저하게 환기를 해 주어야 한다. 많은 사람이 세탁용 세제 및 섬유 유연제의 잔류물에 대한 민감성을 가지고 있다. 마트에서 세제가 진열되어 있는 통로를 지나갈 때 눈, 코, 목구멍에 자극을 받은 적이 있는가? 세제통 안에 있는 독성 물질이 배출되고 있는 것이다. 옷을 세탁할 때는 향기가 없는 친환경 제품을 사용하라. 향이 좋은 섬유 유연제는 사용하지 마라. 이런 제품들은 옷에 '깨끗하고 신선한' 향기가 나도록 해 주지만 그 향기는 유독한 것이다. 면이나 울(양모) 같은 천연 재질로 만들어진 옷을 사고 세제도 천연 제품을 사용하라.

집이나 사무실은 환기를 잘 해 주어야 한다. 현대식 집과 사무실 건물들은 에너지 비용을 절약하기 위해 구형 건축물보다 훨씬 견고하게 지어졌다. 에너지 낭비를 줄일 수는 있지만 공기 순환이 잘 안 돼 오염 물질이 고농도로 축적된다. 고품질의 공기 청정기 필터(미립자 물질과 기체 탄화수소 모두를 걸러 낼 수 있는)가 도움이 되니 사무실이나 침실처럼 많은 시간을 보내는 곳에서는 꼭 사용하라.

당연한 말로 들리겠지만, 실내 공기를 청결하게 유지하기 위해 할 수 있는 가장 중요한 일은 애초에 오염 물질 유입을 막는 것이다. 새로운 물건을 구입하기 전 해당 제품이 실내 오염에 영향을 줄 수 있는 것인지 고려해 보라. 제품을 구입했을 때는 먼저 공기 순환을 해서 독성 물질을 배출하라. 나프탈렌이나 방향제같이 강력한 화학 물질 향이 나는 제품은 사용하지 마라. 독성 물질을 배출할 때는 되도록 열이나 햇빛을 이용하라.

[처방 약]

우리가 피할 수 있는 주요 독소는 병원 처방 약이다. 사람들은 결국 부실한 영양과 독성 과부하 때문에 아프게 되는데, 아프면 일반적인 치료법밖에는 알지 못하는 보통 의사들을 찾아간다. 그러면 독성 부담이 더 가중되고 더 아프게 된다. 처방 약은 미국에서 세 번째로 높은 주요 사망 원인이다. 그만큼 독성이 강하다는 의미다. 만약 처방 약을 금할 수 있다면 우리는 사망의 세 번째 주요 원인을 제거하게 되고 매년 수십만 명의 생명을 구하며 삶의 질도 높일 수 있다. 더불어 사람들 건강을 향상시키면서 수천 억 달러(수백 조 원)의 의료 비용을 절감하게 될 것이다.

처방 약이 질병과 사망의 주요 원인 가운데 하나인 이유는 그것이 독성을 가지고 있고 영양 결핍을 유발하기 때문이다. 약물은 그저 질병의 증상을 억제할 뿐 진짜 원인은 제거하지 못한다. 그뿐 아니라 완전히 새로운 영양 결핍을 야기하고 독성을 생성해 신체의 해독 시스템에 과부하를 일으킨다. 처방 약을 복용하는 것은 스스로를 병들게 하는 것과 같다. 미국 컬럼비아 대학의 외과 교수이자 《내 몸 사용 설명서YOU : The Owner's Manual》의 저자인 메흐메트 오즈 박사는 "우리가 처방 약에 돈을 쓰는 것은 합병증을 확고부동하게 만들려고 돈을 쓰는 것과 같다"라고 말하고 있다.

만약에 유용한 목적으로 약물을 사용한다면 아마도 그에 대한 타당성이 생길 수도 있을 것이다. 그러나 많은 약은 질병을 다루는 데 플라세보(심리 효과를 통해 치료하는 가짜 약—옮긴이) 효과나 다름없다. 처방약은 엄청난 비용을 들이면서 완전히 새로운 건강 문제를 일으킨다. 세상에서 가장 많이 팔리는 약이 콜레스테롤 강하제다. 그런데 1996년《미국 의학 협회 저널》에 실린 연구에서는 이런 종류의 약에 대해 다음과 같이 말했다.

"가장 대중적인 두 가지 지질 강하제(피브레이트 및 스타틴)의 모든 구성 요소는 설치류(쥐, 다람쥐, 토끼처럼 앞니가 날카로운 동물)에서 암을 유발한다. 어떤 경우에는 사람에게 처방되는 약에 근접한 수치의 노출만으로도 암을 유발한다."

당신이 처방 약을 두세 번 이상 복용했을 경우 당신 몸의 모든 세포는 독성으로 인한 중독 상태가 될 것이다. 그러나 이 세상 그 누구도 당신 몸에서 어떤 일이 일어나고 있는지 알지 못한다. 당신은 생화학적 혼돈 상태에 빠지게 된다. 처방 약은 혼돈과 질병을 일으킨다. 당신 몸이 혼돈 상태에 있을 때 당신은 암이나 다른 질병들이 노리기에 아주 손쉬운 목표가 될 것이다. 세상에서 가장 건강한 사람도 처방 약을 오래 복용하면 아프게 된다. 하물며 아픈 사람은 이미 손상을 입은 상태이기 때문에 화학 물질을 대사하고 독소의 영향으로부터 자신을 보호할 수 있는 능력이 떨어질 수밖에 없다.

2000년 이후 처방 약 판매량이 세 배 이상 증가했다. 미국의 인구수는 세계 인구의 4% 정도를 차지하지만 세계에서 생산되는 모든 처방약의 절반을 미국인이 소비한다. 약물이 질병을 일으킨다. 이 사실이 미국인의 건강이 다른 나라 사람들에 비해 왜 이토록 열악한지를 설명하는 데 뒷받침이 된다. 미국인의 절반이 현재 최소한 한 가지 이상의 처방 약을 복용하고 있다. 네 어린이 중 한 어린이가 최소한 한 가지 처방 약을 복용하고 있다. 수많은 노인이 하루에 열두 가지 이상의 약을 복용하고 있다. 노인들이 정신을 놓아 버리거나 다리가 불안정해지고 피로를 느끼며 건강이 점점 더 나빠지는 것은 그리 놀라운 일이 아니다. 이런 약들은 우리 몸과 환경에 심각한 독성을 일으킨다. 놀랍게도 많은 양의 처방 약이 상수도 속에서 나타나고 있다. 그 물을 마시는 어린아이들은 말할 것도 없고 그 물에 의존해 살고 있는 물고기와 동물들도 중독된다.

다행히도 약은 필수가 아니다. 더 안전하고 저렴하며 효과적인 대안이 분명히 있지만 대부분의 의사는 여전히 약이 답이라고 믿고 있다. 그러나 사실은 약이 문젯거리다. 처방 약은 암을 유발하고 촉발한다.

[미용 및 위생 용품]

치약, 항균 비누, 면도 크림, 애프터셰이브 로션, 매니큐어, 디오더런트(탈취제), 스킨로션, 헤어스프레이, 헤어 염색약, 향수, 샴푸, 헤어 컨디셔너 같은 거의 모든 미용 및 위생 용품에는 독성 화학 물질이 들어 있어서 독성 과부하를 유발하고 면역 체계에 스트레스를 준다. 이런 제품들을 제조하는 데 사용되는 화학 물질의 3분의 1 이상이 암이나 기타 심각한 건강 문제들을 일으키는 것으로 이미 확인되었다. 나아가 이런 화학 물질들이 결합해 작동하는 경우에는 단독으로 활동하는 그 어떤 화학 물질보다 훨씬 더 독성이 강해진다. 이런 화학 물질 중 일부는 호르몬 균형에 영향을 미치는 내분비계 교란 물질로 기분 변화 및 암을 포함한 수많은 문제를 일으킨다. 선탠로션에는 발암 물질이나 내분비계 교란 물질로 밝혀진 화학 물질이 최소 여섯 가지는 들어 있다. 대부분의 사람은 치약이나 샴푸 같은 일반 제품들이 위험한 독소의 주요 원천이며 사람들을 아프게 하고 암에 기여한다고는 상상도 하지 못한다. 미용과 위생 용품은 안전한 제품을 사용해야 한다.

특히 중요한 것은 입속에 넣거나 피부에 바르는 제품들이다. 당신이 삼키는 독소는 위장에 있는 효소에 노출되며 그다음 간을 통과하기 때문에 신체의 다른 부분에 도달하기 전에 분해된다. 독소가 입안 점막이나 피부를 통해 흡수되면 앞에서 언급한 보호 효과 없이 혈류와 조직 속에 들어갈 수 있다. 같은 독소라도 삼키는 것보다는 피부 또는 점막을 통해 흡수될 때 독성이 백배나 더 많아진다. 그러므로 구강 세척제, 치약, 샴푸, 스킨로션 같은 제품을 사용할 때는 특히 주의해야 한다. 이런 제품들은 대부분 독성이 강하며 매일 사용할 경우 세포와 조직에 축적되어 심각한 손상을 일으킬 수 있다.

대부분의 스킨 크림에는 미네랄 오일(석유에서 얻은 탄화수소류 혼합물), 파라핀(등유), 페트롤레이텀(바셀린) 같은 독성 화학 물질이 들어 있다. 이런 것들은 발암 물질과 호르몬 파괴 물질로 의심되는 석유 제품들이다. 파라벤(박테리아와 곰팡이를 죽이는 성질을 가진 방부제)은 이런 제품들의 생산 과정에서 일반적으로 사용되는 방부제로, 호르몬을 파괴하는 성질을 가지고 있고 발암 물질로 의심된다. 로릴 황산 나트륨(계면 활성제)은 90% 이상의 미용 및 위생 용품에 들어 있다. 이런 물질들은 피부의 수분 장벽을 무너뜨려 다른 화학 물질들이 피부에 쉽게 스며들도록 하며, 다른 화학 물질들과 결합해 강력한 발암 물질을 형성한다. 이런 황산 화합물은 종종 '코코넛에서 나옴' 또는 '코코넛에서 추출함'이라고 표기해 제품의 상표에 위장된다. 아크릴아마이드

(플라스틱이나 접착제 원료)는 수많은 핸드크림과 얼굴용 크림에서 발견되며 실험실 연구 결과 종양과 연관이 있는 것으로 밝혀졌다. 다이옥세인은 강력한 발암 물질인데 폴리에틸렌글리콜(연고 따위의 유화제, 섬유의 윤활제용), 폴리소르베이트(약제, 식품 조제용의 표면 활성제), 라우레스 황산 나트륨(계면 활성제 계열 물질), 에톡시레이티드 알코올(계면 활성제 계열 물질) 같은 성분 속에 오염 물질로 들어 있다. 기타 일반적인 독성 성분으로 석탄산(소독약으로 사용)과 프로필렌글리콜(유기 알코올, 방부제, 점도 감소제 역할)이 있다.

치약은 대부분의 사람이 알지 못하고 매일 사용하는 독소의 위험한 원천이다. 포장에 있는 경고 문구를 읽고 이 물질에 얼마나 많은 독성이 있는지 알아보아야 한다. 많이 삼킬 경우 의사를 찾아야 할 것이다. 치약에는 불소, 인공 색소, 향료, 감미료 같은 수많은 치명적인 독소, 그리고 로릴 황산 나트륨과 같은 합성 세제 및 다양한 발암 물질이 섞여 있다. 이 물질들은 모두 점막을 통과한 후 몸속에 축적되어 독성 과부하 및 질병을 일으킬 수 있다. 입안 점막은 침투성이 매우 높기 때문에 독성 치약에 매일 노출시키는 것은 스스로에게 독소를 퍼붓는 것과 같다.

샴푸는 많은 사람이 매일 사용하는 또 하나의 독성 제품이다. 샴푸는 신경계 및 호르몬계와 정상적인 세포 화학 작용을 방해하는 로릴 황산 나트륨 같은 합성 세제를 함유하고 있다. 게다가 로릴 황산 나트륨은 종종 간, 신장, 뇌에 독성이 있는 1,4-다이옥세인으로 오염되어 있기 때문에 유력한 발암 물질로 분류된다. 심지어 다이옥세인은 유아용 샴푸에서도 발견되고 있다. 이런 독소들은 피부를 통과해 심각한 세포 기능 장애와 질병을 일으키는 수준으로 체내에 축적된다.

샴푸는 파라벤 혼합물 같은 방부제도 함유하고 있다. 미국 환경 보호국은 파라벤을 호르몬, 신경계, 신진대사와 발육의 장애, 그리고 암과 관련짓고 있다. 연구진들은 모든 유방암 조직의 샘플에서 파라벤을 발견했다. 또 다른 문제로 프로필렌글리콜이 있다. 이 화학 물질은 부동액으로 사용되며 수많은 샴푸와 피부 미용 제품에서 발견되는데, 피부에 자극을 주며 간과 신장을 손상하는 것으로 알려져 있다. 샴푸에는 다양한 인공 색소와 기타 독소들과 발암성 화학 물질도 들어 있다. 인공 색소는 섭취했을 때뿐만 아니라 피부에 발랐을 때도 발암성을 보이는 것으로 나타났다. 2010년 6월 29일 미국 공익 과학 센터는 인공 색소에 관한 보도 자료를 통해 다음과 같이 발표했다.

"가장 널리 사용되는 세 가지 염료인 적색 40호, 황색 5호, 황색 6호는 발암 물질로 오염되어 있다. …… 또 다른 염료인 적색 3호는 미국 FDA에서 수년간 발암 물질로 인정해 왔지만 여전히 수많은 식품 속에 들어 있다."

2007년《국제 암 저널》에 발표된 서던 캘리포니아 대학의 한 연구에 따르면, 영구적 모발 염색약을 매달 한 번씩 1년 동안 사용했을 때 방광암 위험성이 두 배로 증가한다고 한다. 15년간 사용하니 그 위험성이 세 배로 증가했다.

화장품, 미용 및 위생 용품으로 가장 많이 쓰이는 것이 향수, 오드콜로뉴(연한 향수의 일종), 방향제다. 심지어 최고급 향수는 알레르기, 호르몬 파괴, 암과 같은 문제를 일으킬 수 있는 위험하면서도 검증되지 않은 화학 물질들의 혼합제로 만들어진다. 미국 환경 연구 단체에 따르면 대부분의 방향제 속에는 천식, 두통, 접촉성 피부염 등을 유발할 수 있는 평균 열 가지의 알레르기 유발 항원과 호르몬(내분비) 시스템을 파괴하는 것으로 알려진 평균 네 가지의 화학 물질이 들어 있다. 이 내분비계 교란 물질은 남성의 생식 기능 장애, 남성의 정자 손상, 그리고 최근에는 어린이들의 과잉 행동 장애와도 연관이 있다고 밝혀졌다.

방향제는 수많은 가정용 청소 제품에 광범하게 들어 있다. 업계에서는 합성 방향제를 만드는 데 5000여 종의 화학 물질을 사용한다. 그중에는 프탈레이트 같은 내분비계 교란 화학 물질과 자일렌(물감 원료), 톨루엔(염료나 화약 등의 원료) 같은 독성 용매도 있다. 대부분의 합성 방향제에서 발견되는 톨루엔에 장기적으로 노출되면 빈혈, 혈구 수치 저하, 간 또는 신장에 손상을 입을 수 있고, 심지어 태아도 손상을 받을 수 있다. 이런 성분들은 규제되지 않고 있으며 성분표에 꼭 표기하도록 되어 있지도 않다. 이런 화학 물질들 중 일부는 알레르기를 일으키고 생식기와 호르몬 손상 및 암을 유발하는 것으로 알려져 있다. 만약 방향제를 꼭 사용해야 한다면 천연 방향 오일을 택하라. 이런 오일은 꽃과 천연 허브에서 추출한 것으로 건강식품 매장이나 천연 제품 취급 전문점에서 구입할 수 있다.

다행히도 치약, 샴푸, 스킨 크림, 디오더런트(탈취제) 같은 미용 및 위생 용품에도 안전한 제품들이 있다. 당신은 그런 제품들을 선택하기만 하면 된다. 그렇게 하면 독소 유입을 줄이고 과로한 면역 체계의 부담을 덜어 줄 수 있으며 암을 예방하고 암과 싸우는 데도 큰 도움이 된다.

[나노 기술]

나노(초소형) 물질들은 신생 기술이자 건강을 위협하는 새로운 요소다. 공학 기술로 제조된 나노 물질들은 때로는 원자와 분자만큼 작게도 만들어진다. 이런 신소재는 산업, 의약품 및 소비자 제품을 위한 신소재 설계에 획기적인 발전을 가능케 한다.

나노 물질들은 이미 선크림, 화장품, 얼룩 방지 의류, 전자 제품 등 수백 가지 제품에 사용되고 있다. 그러나 이런 작은 입자의 독성에 대한 우려는 날로 커지고 있다. 이 물질은 크기가 작아 흡입, 섭취, 피부를 통한 흡수가 가능해 몸 전체에 유입되고 세포에 침투할 수 있다. 그 결과 세포 기능 장애를 일으키고 심지어 DNA 기능을 방해할 수도 있다. 선크림에 사용된 이산화 타이타늄 나노 입자는 해양 생태계에 중요한 조류 및 물벼룩에게 독을 가할 수 있다는 증거가 이미 나와 있다. 나노 입자의 안전성에 대한 실험이 충분하지 않으므로 이 물질로 만든 제품들을 피하라.

우리 몸의 해독 시스템이 잘 돌아가게 하려면

우리 몸은 음식, 공기, 물에 들어 있는 외부적인 독소에 노출될 뿐만 아니라 매일같이 정상적인 신진대사 과정에서 엄청난 양의 독소가 세포 단위에서 폐기물 형태로 생성되고 있다. 그렇지만 다행스럽게도 우리에게는 이런 화학물질을 안전하게 처리할 수 있는 해독 시스템이 정교하게 설계되어 있다. 안타까운 것은 우리가 이런 시스템에 과부하를 걸고 있다는 것이다. 과부하 자체만으로도 충분히 나쁜 상황이지만 거기에 형편없는 식단은 이런 해독 시스템이 일하는 데 필요한 영양소를 충분히 공급해 주지 못하고 있다.

간은 우리 몸의 주요 해독 기관이다. 간의 독성 부담을 줄이기 위해 노력한다면 간은 더 쉽게 일할 수 있고 건강도 좋아질 것이다. 체내 혈액 독소의 약 25%를 간이 해독한다. 그 과정은 외부의 이물질을 포착하고 소화하는 정교한 여과 시스템에서부터 시작된다. 그다음 간에서 생성된 효소가 독소를 비활성화하고 제거한다. 그러나 이런 효소는 납, 수은과 같은 환경 독소에 의해 비활성화되거나 영양소 결핍 때문에 처음부터 만들어지지 않을 수도 있다. 둘 중 어느 경우라도 결국은 독성 과부하로 이어진다. 간 효소의 해독 작용에는 두 단계가 있다. 제1단계에서 간은 알코올, 살충제, 제초제, 처방 약과 같은 해로운 독소들을 잡아내는 효소를 생성하고, 이 독소들을 제거하기 위한 준비 과정으로 이 독소들을 산화한다. 이 과정에서 매우 해로운 활성 산소가 생성되는데 이 활성 산소는 항산화 영양소에 의해 중화되어야 한다. 제2단계에서는 더 많은 효소를 사용함으로써 제1단계에서 산화된 화학 물질을 다른 분자들과 결합한다. 그런 다음 아무런 피해를 주지 않고 담즙이나 소변으로 배출한다. 이 모든 단계에서 쓰일 효소, 항산화 물질, 기타 필요한 화학 물질들을 생성하는 데 필요한 원료는 우리가 먹는 음식에서 공급된다. 이 정밀한 시스템은 놀라운 일을 한다. 이 시스템은 식사를 통해 지속적으로 공급되는 영양분에 의존하는데, 대개는 그런 영양분을 공급해 주지 못하고 있다.

간의 제1단계 해독 과정을 항산화 영양소로 도울 수 있다. 이를 돕기 위해 코큐텐, 카로티노이드(동식물에 널리 분포되어 있는 적황 색소), 바이오 플라보노이드(생체 색소 화합물), 셀레늄(항산화 물질), 망간(항산화 물질, 세포 재생 및 면역 기능 유지), 구리(뼈 손실 방지, 피부 탄력, 심장 근육 강화), 아연(효소의 구성 요소, 성장과 조직 골격 형성, 생식 및 면역 기능 원활)과 함께 비타민 C, 비타민 E, 비타민 A를 보충해야 한다. 이 중 일부는 활성 산소를 직접 중화하고 또 다른 일부는 중화하는 효소를 활성화한다. 적색·황색·녹색 채소에는 항산화 영양소가 들어 있다. 브로콜리, 콜리플라워, 파, 케일, 미니 양배추 같은 십자화과 채소가 제2단계 해독을 돕는다. 이 채소들은 간이 강력한 발암 물질을 제거할 수 있게 함으로써 암 예방을 돕는다. 이런 식이 요법을 행하면서 동시에 고품질 영양 보충제를 섭취하면 독성에 대한 간의 방어 기능을 최대치로 유지할 수 있다. 매일 채소즙을 짜서 마시면 큰 도움이 된다. 채소를 즙으로 짜면 생물학적으로 사용할 수 있는 귀중한 화학 물질을 더 많이 만들 수 있다.

몸속에 쌓인 독소 해독에 효과적인 방법들

미국인들은 지구상에서 가장 독성이 많은 사람들이며 그들의 세포와 조직에 쌓인 독소 양은 이미 위기 수준에 도달해 있다. 몸속에 쌓인 독소를 줄이기 위해 적극적인 조치를 취하지 않는다면 당신은 매일 독소를 더 추가하는 셈이다. 점점 나이가 들수록 독소 양은 치명적인 수준까지 도달할 것이다. 우리는 이제 독성 부담을 더 늘릴 만한 여유가 없다. 우리의 간과 해독 시스템에서 독을 빼내고 제거해야 한다. 축적된 독소를 줄이는 데는 여러 가지 방법이 있다. 독성 부담을 줄이기 위해 사용할 수 있는 것들을 살펴보자.

[사우나]

독소를 피하는 것이 필수적인 일이지만 그것만이 완전한 해결책은 아니다. 축적된 독소를 제거해야만 완전히 해결된다. 한 가지 해결책으로 사우나가 있다. 열은 세포에서 독소를 방출시키는데, 온열(땀) 치료법은 수천 년 동안 전 세계에서 하나의 해독 문화로 활용되어 왔다. 고대 이집트인, 그리스인, 로마인 등이 온열 치료법을 사용했고 심지어 미국의 인디언들도 한증막을 사용했다. 온열 치료는 살충제, 폴리염화 비페닐 같은 유용성 독소 수치를 낮추는 것으로 알려져 있다. 피부는 신체의 가장 큰 기관이며 신체 해독 시스템의 중요한 부분이다. 사우나는 피부 지방층을 녹여 축적된 지용성 독소들과 함께 지방 분비선에서 지방이 흘러나오게 한다. 또한 수용성 독소는 땀에 실려 납, 수은과 같은 중금속을 배출한다. 시간이 지남에 따라 실제로 독성 부담을 줄이고 그 수준을 낮게 유지할 수 있다.

거의 모든 미국인이 독성 과부하 상태다. 정기적인 사우나는 건강을 얻고 유지하기 위한 필수적인 요소가 되었다. 국제적으로 유명한 환경 의학 전문의이자 《피곤하거나 독이 있는가?Tired or Toxic?》의 저자인 의학 박사 셰리 로저스는 사우나는 '가정의 필수품'이 되었다고 주장한다. 로저스 박사는 다음과 같이 말했다.

"사우나는 사치로 여겨져 왔으나 이제는 독성 화학 물질 제거를 위한 필수적인 일이 되었다. 연구 결과에 따르면 식단 및 환경 화학 물질이 95%의 암 유발과 관련이 있다. 또한 전례 없이 과도한 화학 물질에 노출된 1세대인 우리는 축적된 화학 물질이 모든 질병을 유발할 수 있다는 것을 알게 되었다. 독성 화학 물질이 없어지면, 원인 불명이라 생각해 온 '치유 불가능한' 만성 질환이 거의 다 사라질 것이다."

우리 유전자는 석유 시대가 시작되기 10만 년 전에 설계되었다. 석유 시대는 불과 한 세기 전에 시작되었는데도 그 후 우리 환경은 석유를 기반으로 한 환경으로 바뀌었고 지용성 독소가 홍수를 이루게 되었다. 우리는 이런 화학 물질에 노출된 적이 없고 따라서 자연은 우리에게 이런 물질들을 제거할 수 있는 방안을 마련해 주지 않았다. 존재하지도 않은 문제에 대한 해결책을 미리 개발할 필요가 없었던 것이다. 결과적으로 사람들은 300~500종의 인공 화학 물질을 몸속에 축적하고 있는데, 그중 대부분이 제2차 세계 대전 이전에는 존재하지도 않던 것이다. 스타이렌(합성 고무 등의 원료로 플라스틱 컵과 식품 포장재에서 발견됨)은 이제 미국인 신체 조직 모든 곳에서 발견된다. 폴리염화 비페닐, 다이옥신(독성과 발암성이 강한 유기 염소 화합물), 파라디클로로벤젠(좀약과 탈취제에서 발견), 로릴 황산 나트륨(비누, 샴푸, 치약에서 발견), 트리클로산(항균 비누와 겨드랑이 탈취제에서 발견) 및 기타 많은 물질이 우리 모든 신체 조직 속에 축적되어 있다. 이런 화학 물질 대부분이 발암 물질로 알려져 있고 그중 다수가 호르몬 파괴 물질이다. 인간의 지방 세포는 호르몬을 만드는데 이제는 그 지방 세포에 호르몬 파괴 물질들이 축적되어 있다. 이것은 왜 많은 사람이 호르몬 이상 징후를 앓고 있는지, 왜 갈수록 어린 나이에 사춘기가 시작되는지, 왜 유방암과 전립샘암 같은 호르몬 관련 암이 많이 생기는지 그 이유를 설명하는 데 뒷받침이 된다.

사우나실은 한증실보다 땀을 더 적게 흘리도록 해 준다. 그러므로 한증실보다는 사우나실에서 더 오래 머무를 수 있다. 기름이 피부 밖으로 배출되려면 땀보다 더 많은 시간이 걸리기 때문에 오랫동안 머무르는 것이 필수다. 사우나를 마친 후에는 즉시 카스티야 비누(올리브유가 주원료)로 씻어 내는 것이 중요하다. 씻어 내면 독소가 제거되므로 피부에 다시 흡수되지 않는다. 기존의 사우나도 효과적이지만 원적외선 사우나를 정기적으로 하는 것이 훨씬 더 효율적이다. 원적외선 사우나는 몸속에 저장된 독소를 제거하는 데 가장 효과적인 방법이다.

　체육관 혹은 헬스클럽에서도 사우나 이용이 가능하다. 이런 곳에서는 가장 낮은 온도의 벤치에 엎드린 상태로 사우나를 하는 게 좋다. 이 방법은 당신 몸을 스스로 감당할 수 있는 온도에 노출해 더 많은 시간을 사우나에서 머물 수 있게 해 준다. 천천히 시작해 점차 1시간 이상까지 시간을 늘리는 것이 좋다. 사우나는 지난날 내가 죽음의 문턱에 놓였을 때 독성 과부하를 줄이고 건강을 회복하는 데 중요한 역할을 해 주었다. 나는 요즘도 여전히 독소를 빼내기 위해 일주일에 두 번씩 60~90분 동안 사우나를 한다. 사우나를 하는 동안 안구 운동이나 명상 등 건강을 위한 다른 활동도 할 수 있다. 나는 사우나를 하는 동안 책을 읽거나 밀린 전화 통화를 하기도 한다.

　많은 사람이 불편하고 지나치게 뜨거운 공기 때문에 기존의 사우나를 견디기 힘들어 한다. 사우나 열기에도 불구하고 전통적인 사우나의 열 침투는 깊이가 얕은 몇 밀리미터에 불과하다. 그러나 적외선 사우나는 완전히 다른 경험이 될 것이다. 적외선은 적당한 온도로 당신을 더 따뜻하게 해 주고 침투성도 3센티미터 이상으로 깊기 때문에 적외선 사우나는 조직을 치유하고 독소를 방출하는 데 바람직한 방법이다. 한편, 공기 온도가 섭씨 54~82도인 기존 사우나에 비해 적외선 사우나는 섭씨 40~46도로 편안하고 견딜 만한 수준을 유지한다.

　사우나를 해 본 적이 없다면 익숙해지기까지는 시간이 좀 걸릴 수도 있다. 시간을 차츰 늘려 가라. 만약 정신이 혼미해진다거나 어지럽고 아프면 즉시 밖으로 나와야 한다. 시간이 지나 익숙해지면 당신 몸도 사우나를 굉장히 좋아하게 될 것이다. 사우나를 할 때는 수분 유지가 중요하다. 사우나를 하기 전, 도중, 후에 깨끗한 물을 충분히 마시기를 권한다. 과도한 수분 손실은 정상적인 심장 박동을 방해할 수 있으며, 현기증이나 메스꺼움, 피로를 일으킬 수 있다.

일부 대체 의학 의사들은 환자들의 생화학적 암 표지자 검사 수치를 줄여 주기 위해 원적외선 사우나를 권하기도 한다. 원적외선 사우나의 장점은 유럽의 비싼 온열 치료법을 사용하는 것과 비슷한 결과를 얻을 수 있다는 점이다. 운동, 영양 보충제 섭취, 정기적인 사우나가 건강 개선에 강력한 효과가 있음을 보여 주는 연구들도 있다. 사우나의 치료 효과가 대단하다는 것은 틀림없는 사실이다.

[절식]

절식은 편안한 환경에서 순수한 물을 제외한 모든 음식을 완전히 금하는 것을 말한다. 채소즙 절식은 변형된 방법으로서 물과 신선한 채소즙을 제외한 모든 음식 및 음료를 절제하는 방법으로 인기가 높다. 절식은 강력한 해독 방법이다. 사람들은 영적인 목적과 건강상의 목적으로 수천 년 동안 절식을 해 왔다. 이슬람교, 유대교, 기독교를 포함한 많은 종교에서 절식은 필수 불가결한 부분이다. 절식은 건강에 유익한 영향을 미치는 것으로 알려져 있다. 기원전 400년경 히포크라테스는 질병 상태가 심하면 완전 절식을 처방했고 그 밖의 다른 경우에는 식이 조절을 처방했다. 고대 성직자들은 사람들이 절식을 할 수 있도록 사원을 제공하기도 했다. 동물들은 아프거나 다쳤을 때 절식을 한다. 우리가 아플 때 배고픔이 줄어드는 것은 신체가 절식을 필요로 하기 때문이다.

절식은 해독을 촉진한다. 우리 몸은 대장, 간, 신장, 폐, 림프샘, 피부를 통해 독소를 제거하거나 중화하는데, 절식은 이런 과정을 돕는다. 그 이유는 당신이 음식을 먹지 않으면 몸은 비축된 지방을 연소해 에너지로 돌리기 때문이다. 비축된 지방이 연소 과정에서 에너지원으로 사용될 때 저장된 독소가 앞에서 언급한 일반적인 장기들을 통해 제거되는 것이다.

절식은 치유 과정을 촉발한다. 몸은 음식을 소화하기 위해 많은 에너지를 사용한다. 절식 중에는 에너지가 몸의 신진대사와 면역 체계를 위해 할 일이 없기 때문에 소화기 계통에서 떨어져 나와 다른 쪽에 쓰인다. 절식을 할 때 몸은 죽은 세포, 손상된 조직, 지방 침착물, 종양 및 종기를 찾아내 분해해서 연료로 태우거나 쓰레기로 배출한다. 절식 중에 몸은 손상된 조직도 치유한다. 절식은 소화 기관 기능을 향상시켜 좋은 소화력과 배설 능력을 회복하게 한다. 문제가 있는 부분을 해결하면 면역계와 대사 기능이 최적의 상태로 회복되고 신체는 활기를 되찾고 젊음이 더해진다. 절식의 이점은 신체적·정신적·정서적 건강에 지속적인 효과를 얻을 수 있다는 것이다.

물 단식은 절식 기간에 물만 마시는 것을 말한다. 깨끗한 물을 많이 마시는 것이 중요하다. 깨끗한 물을 많이 마시면 해독 시스템을 통해 독소를 씻어 내는 데 도움이 된다. 수돗물을 바로 받아 마시는 것은 피하라. 순수한 천연 공급원으로부터 얻은 증류수 또는 역삼투압 정수물이 해독에 가장 좋다. 하루에 최소 2리터의 물을 마셔라. 하루 종일 버퍼드 비타민 C(칼슘, 마그네슘, 칼륨이 들어간 비타민 C) 가루를 넣은 물을 마셔 주면 신체 해독 작용을 돕는 동시에 활성 산소로부터 보호할 수 있는 항산화 능력을 추가로 제공 받는다. 순수한 물에 넣은 유기농 레몬즙도 정화 과정에 도움이 되는데 레몬은 특히 간의 활동을 도와준다. 만약 당신이 절식을 습관화하고 싶다면, 절식에 대해 배울 수 있는 훌륭한 책이 있다. 돈 콜버트 의사의 《성경적 웰빙 건강법》을 읽어 보기를 권한다.

어떤 사람들은 채소즙 절식을 선호한다. 만약 당신이 채소즙 절식을 하고 싶다면 가정에서 직접 짜낸 신선한 채소즙(마트에서 구입한 가공된 주스는 안 됨)을 하루에 몇 잔씩 마시면 된다. 이 밖에도 레몬 물을 포함한 많은 양의 순수한 물을 마셔야 한다. 만약 당신이 절식 기간에 일을 계속해야 한다면 채소즙 절식으로 에너지를 조금 더 얻을 수 있을 것이다. 채소즙은 몸이 해독될 때 독소가 몸속 다른 부위로 들어가는 것을 방지하는 항산화 작용도 제공한다.

당신 생활 방식의 변화가 잘 진행된 후에만 절식을 시작하라. 처음에 너무 많은 변화를 주면 몸이 너무 빨리 해독이 되어 당신을 아프게할 수 있고 더 심한 경우에는 절식을 계속할 수 없게 된다. 혈당 문제로 인해 절식을 하면 안 되는 사람들도 있다. 건강이 증진되고 다른 식단 변화에 적응하면 그때부터 간헐적으로 절식을 시작해 볼 수 있다.

비록 모든 상황에 절식을 권장하지는 않지만(간암은 절식 사용을 금하는 경우 중 하나다) 많은 상황에서 절식은 유일한 해결책이다. 절식은 종양을 녹이는 효과가 있다. 몸이 에너지원을 찾을 때 종양과 같이 비정상적으로 성장하는 세포들은 신체의 자연 효소들로 인해 자가 소화될 가능성이 더 높다. 암과 같은 심각한 질병을 극복하기 위해서는 모든 종양 조직을 제거하기 위한 일련의 절식을 계속해야 한다. 수많은 사람이 절식으로 암을 극복했다. 또한 절식은 관절염, 천식, 고혈압, 고지혈증, 루푸스, 만성 피로, 대장염, 크론병, 게실염, 대장 경련, 과민성 대장, 마비, 신경염, 신경통, 신경증, 불면증, 중독, 정신병 및 기타 건강 문제에도 이로움을 준다.

평소 자는 동안 이루어지는 자연스러운 절식은 물론 의도적으로 행하는 절식은 우리가 길러야 할 건강에 유익한 습관이다. 하루 한 끼나 두 끼, 혹은 한 주 하루의 절식 중 어느 것으로 시작하든 당신 몸은 정화하고 해독할 시간을 추가적으로 갖게 될 것이다. 실제로 절식은 삶을 연장해 주는 효과가 있는 것으로 입증되었다. 절식의 효능을 증명하는 몇 가지 놀라운 연구도 있다. 《노화 방지 계획The Anti-Aging Plan》의 저자이자 미국 UCLAUniversity of California Los Angeles 교수인 로이 월포드 박사는 생쥐의 절식 연구를 한 바 있다. 연구 결과 일주일에 이틀 절식한 생쥐는 건강해지고 수명이 두 배로 길어졌다.

일주일에 하루 절식하는 습관을 들이는 것은 그리 어렵지 않다. 그렇게 하면 당신 몸은 1년에 52일을 쉬고 해독을 하게 된다. 총 7주 이상이 되는 것이다. 총 7주 동안 음식을 섭취하지 않으면 1년 동안 얼마나 적은 양의 음식을 섭취하게 되는지 상상해 보라. 어떤 사람들은 매달 3~4일을 연속으로 절식하는 것을 선호하기도 한다. 당신에게 혈당 문제만 없다면 이 정도의 절식은 안전하고 유익하다. 나는 1년에 한 번은 7~10일 연속으로 절식을 하는데 마친 후에는 컨디션이 아주 좋다. 사실 독성 처방 약으로 인한 간 부전으로 거의 죽을 뻔한 나의 심각한 건강 문제를 되돌릴 수 있던 것은 10일간의 절식이었다. 몸이 절식 상태에 있게 되면 평소 접근하기 어렵던 신체 조직 속까지 정화가 이루어지기 때문에 장기간의 절식이 단기간의 절식보다 더 효과적이다. 따라서 심각한 질병을 가진 사람은 장기간 절식이 좋다. 의학적인 감독 아래 실시하는 30~40일의 절식이 필요할 수도 있다. 절식을 위한 훌륭한 병원들도 있다. 의학적인 관리가 없는 장기간의 절식은 위험할 수 있으므로 절식을 시작하기 전 꼭 자연치료 전문가나 의사와 상의해야 한다.

몸의 독소를 더 많이 제거하면 할수록 당신은 에너지가 증가하고 건강이 좋아지고 정신적 기능도 향상될 것이다. 정기적인 절식은 체중 감량과 장수를 포함한 혜택들을 당신에게 선물할 것이다!

[커피 관장]

해독에 대한 또 다른 효과적인 접근법으로 커피 관장이 있다. 커피에 알레르기가 있는 사람들에게는 권하지 않는다. 커피 관장은 채소즙과 함께 암을 치유하는 데 효과가 탁월한 것으로 알려져 있다. 커피관장은 유명한 암 개척자인 막스 거슨 박사가 소개한 1930년대에 이미 의학적 치료법의 하나로 확립되었다.

커피 관장은 해독에 필수 요소인 간 효소를 활성화한다. 이런 효소활성화 작용이 증가하면 강력한 항산화 효과를 얻게 되고 발암 물질을 분해하는 데도 도움이 된다. 커피에는 담즙 분비 촉진제 물질이 들어 있는데, 이 물질이 담관(담즙을 간에서 십이지장으로 보내는 관)을 확장하고 개방해서 간에서 독소가 배출되도록 도와준다. 간 해독의 또 다른 이점은 커피 관장 후 통증이 신속히 완화된다는 것이다.

암 환자의 경우, 일부 의사들은 치료 첫날에 2시간마다 커피 관장을 하도록 권한다. 약 1리터의 정수된 물에 신선한 유기농 커피 가루 3티스푼을 넣어 5분 동안 끓인 다음 뚜껑을 덮고 15분 동안 약한 불로 끓인다. 그다음 일반적인 커피 여과기를 사용해 커피를 걸러 내고 체온에 맞게 식힌다. 일반적인 관장기를 사용해 관장을 하고 15분 동안 참는다. 커피 관장 방법에 대해서는 많은 문헌이 있고 인터넷에서도 정보를 쉽게 얻을 수 있지만, 주치의 도움을 받는 것이 좋다.

[비타민 C 플러시]

비타민 C 플러시는 소화기와 몸 전체를 이롭게 하는 내부 관장과도 같다. 물 대변 혹은 항문을 통해 액체를 배출해 자연스러운 관장이 되도록 비타민 C를 복용하는 것이다.

아침 기상 직후 공복 상태에서 시작하는 것이 가장 좋다. 당일에 배출을 마치도록 한다. 대부분의 사람은 몇 시간 내에 아스코르브산(비타민 C의 다른 말)을 충분히 복용해야 하는데, 때로는 필요한 양이 너무 많아 배출을 마치는 데 꼬박 하루가 걸릴 수도 있다.

완전히 희석되고 완화된 미네랄 L-아스코르브산 분말을 반 컵의 물에 녹이고 거품이 꺼질 때까지 기다린 후 마신다. L-아스코르브산 양은 몸이 얼마나 빨리 비타민 C를 소모하는지에 달려 있다. 다음은 건강 상태에 따른 복용 방법이다.

- 건강한 사람은 30~60밀리리터의 물 또는 희석한 주스에 반 티스푼을 녹여서 15분마다 마시는 것으로 시작한다.
- 적당히 건강한 사람은 1티스푼을 타서 15분마다 마신다.
- 건강이 안 좋은 사람은 2티스푼을 타서 15분마다 마신다.
- 4회 복용 후 위장에서 콸콸거리는 소리나 우르릉거리는 소리가 안 나면 초기 용량을 두 배로 늘리고 15분마다 계속한다.

설사를 할 때 그만두면 안 된다. 항문에서 1리터 정도의 액체가 배출될 때까지 계속하라. 독소가 재순환되어 문제를 유발할 수 있는 위험성을 줄이고 몸에 활기를 얻기 위해 몸속의 독소를 씻어 내라. 플러시 후 하루 동안은 아스코르브산 섭취를 중단한다. 그러나 비타민 C 복용량이 50그램 이상이라면 하루가 지나기 전까지 적어도 복용한 양의 10%를 더 섭취해야 한다.

비타민 C는 매우 순수한 제품이어야 하고, 적절히 균형 잡힌 주요 필수 미네랄들(칼륨, 마그네슘, 칼슘, 아연)이 포함된 것이어야 한다. 성분표에는 '100% L-아스코르브산, 충분히 희석됨, 옥수수 없음, 완화된 미네랄 아스코르브산'이라는 문구가 있어야 한다.

결론

—— 독소는 오늘날 만성 질환과 암의 유행을 일으키는 주요 원인이다. 몸속에 쌓인 독소를 줄이는 것은 암을 예방하고 치유하는 데 꼭 필요한 일이다. 몸에 독소가 축적되면 세포에 산소 공급이 잘 안 되고 많은 독소가 DNA를 손상해 세포 돌연변이를 유발한다. 독소는 중요한 소통을 방해해 유전자에 부적절한 명령을 내리고 필수적인 대사작용을 중지함으로써 매우 중요한 대사 과정들을 방해한다. 생화학적 혼란 결과 신체는 자가 치유, 자가 조절, 건강 유지 능력에 지장을 받는다. 혼란이 곧 질병이다.

우리 모두 독소를 피하고 몸속에 독소를 집어넣지 않는 방법을 배워야 한다. 가급적이면 유기농 식품만 섭취하고 안전한 미용 및 위생 용품을 사용하라. 식단을 개선하고 쓰레기는 먹지 말아야 하며, 해독의 경로를 도와주는 십자화과 채소를 더 많이 먹어야 한다. 충분한 양의 항산화 물질을 포함한 고품질 영양 보충제 프로그램은 필수적이다. 또한 염소 처리된 물을 마시거나 그 물로 하는 샤워 및 수영은 피하는 것이 좋다.

몸속 독소를 제거하지 않으면 독소는 계속 축적되어 심각한 기능 장애와 질병을 일으킬 것이다. 임신을 계획 중인 여성은 독소 제거가 특히 중요한데, 이는 아이를 장애, 신경 손상, 암으로부터 보호하는 데 매우 중요하기 때문이다.

독소는 암의 스위치를 켜고 암을 촉진한다. 암을 예방하고 치유하기 위해 독소의 최소화는 필수적이다. 영양제, 비누, 치약, 샴푸, 탈취제, 스킨 크림, 가정용 공기 청정기, 가정용 정수기 필터, 수영장 필터 등은 안전하고 효과적인 제품을 사용해야 한다.

제 6 장

마음의 경로

우리가 승리를 거두어야 할 첫 번째 장소는 우리 마음속이다.
몸이 치유될 것이라고 생각하지 않는다면 당신은 절대 낫지 못할 것이다.

—조엘 오스틴《긍정의 힘》저자)

단순한 진리를 말하자면, 행복한 사람들은
일반적으로 병에 걸리지 않는다는 것이다.
병을 치유하거나 건강을 유지하는 데
가장 중요한 요인은 자기 자신을 향한 태도다.

—버니 시걸(의사, 《사랑+의술=기적》 저자)

◈

2000년 전 플라톤은 《카르미데스Charmides》에서 "오늘날 치료법의 가장 큰 문제점은 의사가 몸과 영혼을 분리해 생각하는 것이다"라고 말했다. 그 후에도 이 문제점은 바뀌지 않았다. 의사들은 질병을 치유하는 데 있어 마음과 영혼의 힘을 여전히 무시하고 있다.

병을 치유하거나 병에 걸리게 하는 마음의 힘은 거의 한계가 없다. 당신의 신경계는 당신 몸의 다른 모든 시스템까지 통제한다. 신경계는 당신의 건강 전체를 검사하고 균형을 잡아 주는 중앙 컴퓨터와 같다. 모든 생각과 감정은 몸 전체에 화학적 전달 물질들을 방출하도록 한다. 바꿔 말하면 '그저 단순히 생각'이 아니라는 것이다. 모든 생각은 좋든 나쁘든 육체적인 결과를 초래한다. 생각의 힘은 강력하다!

당신의 마음은 지구상에서 가장 큰 약국

──── ──── ──────── ── ── ──── 전통 의학의 가장 큰 미스터리 중 하나는 만성 질환의 자연적인 치유다. 하지만 어떤 사람이 신체의 물리적인 과정에 미치는 생각과 감정의 엄청난 힘에 대해 알고 있다면 그에게서 일어나는 자연 치유는 그리 신비한 일이 아니다. 감정은 모든 질병, 특히 암과 관련해 가장 중요한 요인 중 하나다. 당신의 생각이나 믿음의 변화는 실제로 유전자 발현을 바꿀 수 있고 동일한 유

전자라도 그 결과를 달라지게 할 수 있다. 당신이 생각하는 것이 암에 걸리고 안 걸리고의 차이를 만들 수 있다. 당신이 먹는 것이 곧 당신이 듯이 당신이 생각하는 것 역시 당신이다. 당신은 먹는 것을 선택할 수 있듯이 생각도 선택할 수 있다. 만약 질병에 걸렸다면 당신은 먹는 것과 생각하는 것을 바꿔야 한다.

미국 질병 관리 본부조차도 모든 질병의 85%가 정서적 요인을 가지고 있다고 발표한 바 있는데, 이 통계치는 필경 사실보다 더 적은 수치다. 분노, 무관심, 우울함, 억울한 감정은 면역 체계를 약화하고 건강을 해친다. 사랑, 연민, 기쁨, 유머, 좋아함 등의 긍정적인 생각은 신체 건강을 돕는다. 당신의 마음은 지구상에서 가장 큰 약국이므로 당신이 그것을 어떻게 사용하는지는 참으로 중요하다. 오늘날 연구들에 따르면 인간의 생각, 감정, 그리고 신념이 다양한 생물학적 활성을 가진 화학 물질들을 생성하도록 뇌를 자극한다는 것이다. 마음의 활동은 모든 신체 기능에 영향을 미치고 세포가 작동하는 방식에 직접적으로 영향을 미친다.

1970년대 중반 한스 셀리에 박사는 스트레스를 받은 동물들은 면역력이 떨어지고 혈압과 중성 지방이 상승하고 위궤양에 걸린다는 사실을 처음으로 입증했다. 그 후 인간에 관한 수천 건의 연구가 암을 포함한 수많은 질병과 정신 상태가 직접적인 연관이 있음을 보여 주었다. 거의 모든 사람이 스트레스를 지니고 산다. 그러나 스트레스를 어떻게 다루는지에 따라 큰 차이가 생긴다. 사람들은 다양한 방식으로 스트레스에 반응한다. 각자 선택하는 반응에 따라 미치는 영향은 달라지는데, 똑같은 스트레스를 받는 상황임에도 어떤 사람은 질병에 걸리고 어떤 사람은 아무런 영향을 받지 않기도 한다. 당신이 어떻게 반응하는지에 달려 있다. 당신은 암에 걸릴 만한 생각을 할 수도 있고 암에서 벗어날 만한 생각을 할 수도 있다. 마음의 힘은 분명히 거대해 병을 고치기도 하고 병에 걸리게도 만든다.

수십 년간의 연구 결과 이제 우리는 세포 화학 작용이 인간의 의도에 직접적인 영향을 받을 수 있다는 것을 알게 되었다. 이런 지식은 플라세보 효과, 자연 치유, 인간의 건강에 대한 믿음과 기도의 가치를 설명하는 데 도움이 된다. 수천 년의 인류 역사는 마음이 신체에 중대한 영향을 미친다는 것을 말해 준다. 주류 의학의 약물과 수술로 치료 받은 환자의 경우, 그 치료 효과는 약물이나 수술이 효능을 발휘할 거라고 믿는 환자의 믿음 덕분이라는 연구 결과가 수백 가지나 나왔다. 믿음의 힘은 약물과 수술의 독성을 극복하고 건강을 유지해 줄 만큼 강력하다. 그 믿음을 활용해 약물과 수술을 생략하는 것이 얼마나 더 나은 방법이고 돈도 안 드는 방법인지 생각해 보라!

목적의식 결핍, 낮은 자존감, 무력감, 절망, 불안, 외로움, 우울증, 극심한 정신적 혹은 육체적 스트레스, 사랑하는 사람과의 이별 같은 심각한 스트레스 등은 모두 면역력 억제와 암 촉진 요인이 된다는 사실이 입증되었다. 우울증은 암 위험성을 두 배로 높이는 것으로 밝혀졌다. 2003년 미국 국립 암 연구소는 미국 신경 정신 면역 연구 학회 연례 학술회의에서 환자들의 정신적 태도와 삶의 의지에 근거해 생존율을 정확하게 예측하는 것이 가능하다는 점을 밝혔다. 역경을 이기는 사람들은 투지가 있으며 순간순간 삶에 온전히 충실하고 미래를 기대하며 산다.

우리의 유전자는 일을 실행하고, 지시는 우리가 내린다. 동일한 유전자 코드라도 우리가 유전자에 내리는 지시 사항에 따라 다른 결과들을 나타낸다. 치유에 대한 강력하고 분명한 의도는 건강을 증진하는 화학 물질 생성에 필요한 지침을 유전자에 제공한다. 긍정적인 생각은 엔케팔린과 엔도르핀 같은 행복한 두뇌 화학 물질 생성을 촉진한다. 이 두 가지 화학 물질은 면역 T 세포 생성을 증가시킨다. 그리고 긍정적인 생각은 더 많은 T 세포를 생성할 뿐만 아니라 마법 같은 일을 만들어 낸다. T 세포가 암세포를 공격하는 활력도 증가하게 한다. 긍정적인 생각은 면역력을 높이고 감염과 암을 예방한다. 부정적인 생각은 반대의 결과를 가져온다!

매일 부정적인 스트레스를 가지고 살면 종양의 성장을 촉진할 수 있다. 그런데도 많은 사람은 완벽하게 통제할 수 없는 것들 때문에 스스로 불필요한 스트레스를 받고 산다. 무엇 때문에 불필요한 스트레스를 받고 사는가? 그것은 당신에게 해가 될 뿐이다! 스트레스는 아무런 가치가 없다. 한 여성이 암과 여러 건강상의 문제로 도움을 청하기 위해 나를 찾아온 일이 있다. 20년 전 끔찍한 과정을 겪으며 이혼한 그녀는 매일같이 이혼 스트레스를 겪어 왔다. 마음속에서 매일 똑같은 영화가 20년 동안 반복 상영되었다. 강한 스트레스를 매일 똑같이 받은 것이다. 이 모든 일이 그녀를 매우 아프게 했고 암에 걸리게 한 것이다. 당신의 생각이 육체적인 건강에 직접적으로 영향을 미치는 것은 과학적인 사실이다. 그러니 이제 당신에게 불리한 생각 말고 유익한 생각을 하는 것이 어떨까?

암의 스위치를 켜는 방법
──── ──── ──── 스트레스는 암의 스위치를 켜고 암을 촉진

할 수 있다. 스트레스에 반응한 당신 몸은 호르몬 폭포를 혈액 속으로 방출한다. 호르몬은 당신 몸 통신 체계의 일부다. 유전자와 세포로 메시지를 전달하고 유전자 스위치 전원을 켜거나 끈다. 그것들은 세포 성장을 조절하고 종양의 방어를 돕는 등 중요한 세포 단위 과정들에 직접적인 영향을 준다. 스트레스는 암의 스위치를 켜는 성장 촉진 호르몬 방출을 유발한다. 스트레스 호르몬은 혈소판을 끈적거리고 덩어리지게 만들며 뇌졸중과 심장 발작에도 기여한다. 또 암의 스위치를 켜고 암의 촉진도 돕는다. 스트레스 호르몬은 종양의 성장과 확산을 촉진하는 염증 반응을 활성화하는 동시에 소화, 조직 복구, 면역 반응 같은 필수 기능들이 지연되고 둔화되게 한다. 1908년 엘리 존스 박사는《암의 원인들, 그리고 증상 및 치료법Cancer: Its Causes, Symptoms and Treatment》에서 스트레스가 암의 가장 큰 원인이라고 했다. 현대의 연구들이 그의 생각을 뒷받침한다. 패트릭 퀼린 박사는《암을 이기는 영양 요법의 힘Beating Cancer with Nutrition》에서 "나의 수년간의 경험에 비추어 볼 때 약 90%의 암 환자가 암 발병 1~2년 전에 심각한 정신적 외상을 겪었다"고 말했다.

최근 연구들에 따르면 마음과 면역 체계는 긴밀하게 서로 연결되어 있는데 부정적인 사고는 면역계 세포, 자연 살해 세포(NK 세포), T-림프구 및 B-림프구 활동을 억제한다고 한다. 어떤 사람이 더 이상 살 가치가 없다고 느끼고 포기하면 면역 체계도 포기해 버린다.

스트레스는 암의 스위치를 켤 뿐만 아니라 암을 촉진하기도 한다. 스트레스를 받는 동안 생성되는 노르에피네프린(부신 수질 호르몬)은 암을 유발한다. 노르에피네프린은 종양 세포를 자극해 암세포 주위 조직을 분해하는 두 가지의 콜라겐 분해 효소를 생성한다. 이는 세포가 혈류로 보다 쉽게 들어가게 만들어 암의 성장률을 상승하게 한다. 암세포들이 혈류 속에 들어가면 다른 장기 및 조직으로 이동해 추가적으로 종양을 형성하게 된다. 또한 노르에피네프린은 종양 세포를 자극해 혈관 신생(자라나는 종양들에게 먹이를 주는 혈관의 성장)을 촉진하는 혈관 표피 성장 인자라 불리는 화학 물질도 방출할 수 있다. 스트레스 호르몬인 에피네프린은 전립샘암과 유방암 세포에 변화를 주어 세포 자멸(낡은 세포를 죽게끔 해 놓은 정상적인 프로그램)에 내성을 갖게 하는 것으로 밝혀졌다. 혈관 신생 촉진과 세포 자멸 억제는 암의 성장을 명령하는 것과 같다.

코르티솔은 또 다른 스트레스 호르몬이다. 2000년《미국 국립 암 연구소 저널》의 한 연구에서는 전이성 유방암 환자들 생존율을 측정해 보았다. 매일 측정한 환자들 코르티솔 수치로 생존 가능 여부를 예측할 수 있었다. 코르티솔과 노르에피네프린 모두 암을 예방하는 NK 세포 활동을 막는다. 2005년《임상 종양학 저널》의 한 연구에서는 긍정적인 태도를 가진 여성 암 환자들이 우울증에 빠지고 희망이 없는 환자들보다 훨씬 더 활동적인 NK 세포를 가지고 있음을 발견했다.

아드레날린은 우리가 스트레스를 받을 때 더 많이 생성되는 호르몬이다. 아드레날린은 이용 가능한 항체를 줄이고 림프구 숫자와 활성을 줄임으로써 면역력을 떨어뜨린다. 면역 체계 세포를 둘러싸고 있는 세포막은 뇌에서 생성되는 여러 신경 화학 물질에 대한 수용체를 가지고 있다. 그래서 뇌는 면역 세포와 직접 소통한다. 우리가 행복할 때 뇌는 면역 시스템을 형성하고 강화하는 신경 화학 물질들을 생성한다. 우리가 우울할 때 뇌는 최전방에서 암을 방어하는 면역 체계를 실질적으로 차단하는 다른 종류의 신경 화학 물질을 생성한다.

학술지《암 연구》의 2010년 연구에 따르면, 스트레스를 받지 않은 생쥐와 스트레스를 받은 생쥐를 비교한 결과 스트레스를 받은 생쥐는 몸 전체에 암의 확산이 서른 배나 증가한 것으로 나타났다. 스트레스를 받은 동물들은 대조군보다 몸 전체에 암의 전이가 훨씬 많은 것으로 밝혀졌다. 암은 실제로 스트레스를 받은 생쥐 몸에서 다르게 작용했다. 암세포 성장이 조직을 손상하면 면역 체계는 손상을 복구하라는 메시지를 받는다. 면역 체계는 대식 세포라고 불리는 면역 세포를 보내는 것으로 반응한다. 대식 세포는 염증 유전자를 활성화하는데, 이는 부상에 대한 신체의 정상적인 반응이다. 암이 결합 조직을 뚫고 퍼져 나가기 위해서는 염증이 필요하다. 게다가 치료를 돕기 위해 성장한 혈관은 오히려 암이 성장하고 퍼지는 데 필요한 산소와 영양소를 운반함으로써 암에게 먹이를 주게 된다. 더불어 스트레스 화학 물질이 생기면 더 많은 대식 세포가 종양 부위로 보내져 염증과 함께 암의 확산을 촉진한다. 이렇게 모든 것을 더욱 악화하는 것이다. 미국 UCLA 커즌스 센터에서 심리 신경 면역학을 연구하는 과학자 에리카 슬론은 "우리가 처음으로 증명한 것은 만성 스트레스로 인해 암세포들이 원발성 종양에서 흘러나와 멀리 있는 장기들까지 식민지로 만들었다는 것이다"라고 발표했다.

제3장에서 50세 이상 미국인 대부분은 몸 전체에 미세한 암세포 무리(미세 종양)들이 퍼져 있고, 그 미세한 암세포들은 성장과 전이의 기회를 기다리고 있다고 언급했다. 스트레스가 그 기회를 제공한다!

연구 증거들이 쌓이면서 주류 의학에서도 드디어 스트레스와 부정적인 생각이 결국 사람들의 신체 건강을 완전히 상하게 하고 모든 종류의 건강 문제에 취약하도록 만들 수 있다는 것을 이해하기 시작했다. 부정적인 관점을 가진 사람들보다 긍정적인 관점을 가진 사람들이 훨씬 더 삶을 즐기면서 건강하게 그리고 더 오래 산다는 과학적으로 타당한 근거들이 있다. 명상과 같은 스트레스를 줄이는 방법들은 암 환자들에게 필수다. 명상은 몸의 균형을 잡아 줄 뿐만 아니라 암의 예방과 재발 방지에도 도움이 된다.

암의 스위치를 끄는 방법

────── ── ── 행복을 선택하는 것은 스스로에게 줄 수 있는 최고의 선물 중 하나다. 우리는 대체로 행복이 외부에서 오는 것이라고 생각한다. 그러나 실제로 행복은 내부에서 시작된다. 삶에서 모든 이점을 가지고 있으면서도 여전히 행복하지 않은 사람들이 있다. 부, 지위, 물질적인 것들은 행복을 만들지 못한다. 중요한 것은 긍정적인 태도다. 긍정적인 태도를 가진 노인들은 모든 원인으로 인한 사망위험이 55%나 낮다. 당신의 태도는 당신이 선택하는 것이다. 긍정적인 태도를 유지할수록 당신의 건강은 더 좋아질 것이다.

수십 년 전 나는 미국 육군 전투 보병 사단에서 복무했다. 나는 친구, 가족, 사랑하는 사람들과 떨어져 지내야 하는 직업적 특성을 알고 있었고 불쾌한 경험을 하게 될 것이라는 점도 알고 있었다. 다른 대안이 없었기 때문에 불쾌한 경험들을 하며 살게 될 것을 알았다. 불행하고 비참해질 것인가, 아니면 행복해질 것인가를 택해야 했다. 나는 아주 비참한 상황에서도 행복을 선택하고 행복하게 살았다. 당신도 마찬가지다. 당신이 일찍 죽지 않는 한 당신은 살아가야 한다. 삶이 고통, 슬픔, 실망으로 가득 차게 될 때도 외부적인 형편과는 상관없이 당신은 행복을 선택할 수 있다! 당신이 가진 축복에 대해 생각하고 감사하라. 그것은 당신의 면역 체계와 건강을 위한 선택이다. 그런 선택이 당신을 더욱 즐겁게 해 준다. 행복은 외부가 아닌 내부에서 온다는 것을 기억하라. 자신의 행복을 외부에서 기대한다면 그것이야말로 큰 실수다.

　일단 행복해지기로 마음을 정하면 당신의 인생은 더 나아지고 모든 것이 쉬워진다. 그 누구도 항상 행복할 수는 없겠지만 만약 당신이 행복해지기로 마음먹는다면 당신은 틀림없이 행복해질 것이다. 이것은 당신을 건강하게 만들 뿐만 아니라 최악의 상황을 극복하는 데도 도움이 된다. 더 많이 미소 짓고 더 많이 웃으며 긍정적인 관점을 가지면 당신의 삶은 더욱 좋아질 것이다. 행복해지는 한 가지 방법은 목적을 갖는 것이다. 스스로에게 동기를 부여하고 자신을 신나게 만드는 것들을 추구하라. 당신에게 가장 큰 만족을 주는 것에 대해 생각해 보고 그것으로 무언가를 해 보라. 목적이 없다면 인생은 따분할 수밖에 없고 당신의 면역 체계는 부정적으로 반응할 것이다.

　당신이 행복을 선택할 수 있다는 것을 아는 것이 당신을 자유롭게 해 준다. 늘어 가는 것에 대해 기분 나빠 할 필요가 없다. 설령 인생이 계획한 대로 풀리지 않는다 해도 말이다. 일단 행복해지로 마음을 정하면 당신은 실제로 어떤 이유로든 기분이 나빠지지 않을 것이다.

암을 끝장내기 위한 마음 사용법

─────── ─── ───────　삶에 대한 의지가 가장 중요한 약이다. 생각의 근본적인 변화가 당신 신체에 근본적인 변화를 가져다줄 수 있다. 유전자는 순종적인 종이라는 것을 기억하라. 동일한 유전자

일지라도 당신 요구에 따라 수천 가지 다른 방법으로 발현될 수 있다. 당신이 생각을 바꾸면 유전자에 주어지는 지시 사항을 변경하는 것이고 그것이 유전자 발현을 바꾼다. 당신이 항상 가지고 있던 동일한 유전자 코드가 이제는 다르게 해석될 것이다. 이것은 암 발병 유무의 차이를 만들 수 있다.

실제로 건강에 대한 당신의 잠재력에 관한 한 당신은 운전석에 앉아 있다. 결국 두 가지로 설명된다. 주의와 의도다. 물리적 세계에 영향을 주기 위해서는 당신이 무엇을 바꾸고 싶은지에 주의를 기울여야 하고, 어떻게 이것을 바꿀 것인지에 대한 의도를 형성해야 한다. 이것이 기도가 갖는 힘의 기반이다. 영적 수행이 건강에 측정 가능한 변화를 가져온다는 것은 수천 년 동안 알려져 왔다. 래리 도시 박사는 저서 《치유하는 기도Healing Words》에서 기도의 이로운 점에 대해 "의학계에서 가장 잘 유지해 온 비결 가운데 하나"라고 묘사했다. 도시 박사는 깊은 신앙심을 다른 사람에 대한 사랑과 연민, 공감의 느낌으로 정의하면서, 기도는 강력하고 정당한(간과하는 경우가 많지만) 치유 방법이라고 설명한다.

수많은 과학 실험이 수천 년 동안 많은 사람이 설교해 온 것(관심과 의도가 당신의 물리적인 세계를 바꿀 수 있다는 것)을 입증했다. 평온한 명상 상태에 들어간 다음 자신이 원하는 것에 대한 관심과 의도에 집중할 때 변화가 가장 잘 일어난다. 명상 상태란 일상적인 사고가 중단되고 당신이 순수한 의식의 영역에 들어가는 것을 말한다. 명상을 해 보지 않았다면 정신적인 수다를 없애고 마음을 가라앉힌 다음 당신 의도에 주의를 기울이는 연습이 필요할 것이다. 명상 방법을 배우는 것은 당신 미래의 건강에 투자하는 것이다. 모든 암 환자는 명상하는 방법을 배워야 한다.

요약하자면, 자신을 둘러싼 물리적인 세계를 변화시키기 위해서는 평온한 정신과 감정 상태에 머물면서 관심과 의도를 적용하면 된다. 그럴 때 기적이 일어날 수 있다. 실제로 환자의 동기 부여가 높을 때 몇 시간의 치료만으로도 종양이 극적으로 줄어드는 것이 관찰되었다. 당신의 의식을 질병에서 건강으로 바꾸면 당신은 낫는다.

간 부전, 자가 면역 질환, 화학 물질 과민증, 만성 피로, 기타 여러 가지 문제로 내 몸이 점점 악화되었을 때 나는 생존을 위해 내 몸뿐만 아니라 내 마음도 사용해야 한다는 것을 인식하기 시작했다. 나는 마음을 차분하게 가라앉히고 스스로에게 반복해 말하기 시작했다.

"매일, 모든 면에서, 나는 점점 강해지고 점점 더 나아진다."

나는 내 몸이 강해짐을 느낄 때까지 이 말을 반복했다. 나는 이것에 아주 많은 주의와 의도를 보냈다.

처음에, 나 자신에게 이 말을 했을 때, 내 마음이 저항을 하며 이렇게 말했다.

"그건 거짓말이야! 오늘은 어제보다 더 악화될 텐데."

나는 내 생각이 나의 긍정적인 확언을 부정하고 있다는 것을 알아차렸다. 그래서 나는 내 마음에 대답하기 시작했다.

"오늘 내가 더 악화된 것을 알아. 하지만 나는 너에게 지시를 하고 있어."

내 몸에 지시를 하는 것이 편안해졌을 때 내 속에서 올라오던 항의가 사라지고 내 몸이 반응하기 시작했다. 나는 매일 여러 차례 때로는 큰 소리로 내 열정과 기대를 확언했다. 몇 주 후 내 잠재의식이 나의 지시를 이행하기 시작했다. 발병한 지 1년여 만이던 어느 날 긍정의 확언을 한 후 나는 최고의 기분을 느꼈다. 그 느낌은 단지 5분에서 10분 정도밖에 지속되지 않았지만 좋은 느낌이 일어났다는 사실이 내가 올바른 길을 가고 있음을 증명해 주었다. 곧 강력한 느낌들이 더 자주 일어났고 더 오래 지속되었다. 심하게 손상된 나의 면역 체계가 반응을 한 것이다!

나는 의식적인 사고에 대한 잠재의식 반응이 건강이나 질병에 큰 영향을 줄 수 있다는 것을 이해하기 시작했다. 잠재의식은 의식적인 마음의 명령을 받아서 실행한다. 마음은 프로그램이 짜인 대로 일을 한다. 비록 프로그램의 많은 부분을 내가 의도하지 않았을지라도 말이다. 나는 매일 내 마음속에 전달할 생각을 선택함으로써 나의 건강에 영향을 미치는 힘을 인식하기 시작했다. 내가 질병에 집중함으로써 질병에 대한 생각을 내 마음에 담아 더 많은 질병을 일으켜 왔던 것이다. 마음은 항상 작동하고 있다. 그러니 이제는 마음이 당신에게 맞서게 하는 대신 당신을 위해 일을 하도록 하는 것이 어떤가? 당신의 관념과 생각을 가능한 한 긍정적이고 단순하며 명확하고 간결하게 유지하라. 그런 다음 가능한 한 자주 반복해 말하라. 잠재의식이 그것을 '명령'이라고 받아들이도록 하라. 마음이 말하면 몸은 그 말을 듣는다.

사랑, 연민, 영적 의식, 그리고 삶에 대한 긍정적인 태도와 감정은 건강에 매우 강력한 영향을 미친다. 이런 복잡하고 형태가 없는 개념을 정의하고 설명하고 측정하기는 어렵지만, 아마도 우리 삶에서 가장 '실제적인' 고려 사항일 것이다. 삶에 대한 의지, 행복해지기로 마음먹는 것 그리고 내면 상태의 평화와 고요함을 유지하는 것은 더 나은 건강과 암으로부터 자유로운 삶에 필수적이다. 식단을 바꾸고 매일 몇 시간 동안 명상을 하니 스트레스가 줄고 암이 치료됐다는 기록들이 있다. 이언 골러는《당신은 암을 이겨 낼 수 있다You Can Conquer Cancer》에서 개인적인 경험과 자신이 어떻게 명상을 통해 암을 치유했는지를 들려준다. 정기적인 명상은 스트레스를 낮추고 염증을 줄이며 혈당 조절을 돕고 면역 기능을 강화하는 것으로 알려져 있다. 이 모두 암을 예방하고 치유하는 데 필수적이다.

몸의 균형이 깨지면 질병이 발생한다. 몸은 '심박 변이도'를 포함한 많은 '자연 발생적인 리듬'을 가지고 있다. 정기적인 명상은 신체 균형과 건강을 되찾아 주는 이런 생물학적 리듬을 정상화하는 데 도움이 된다. 신체 리듬이 다시 균형을 찾을 때, 염증성 화학 물질은 적게 생성되고 더 많은 항염증성 화학 물질이 생성되며 NK 세포 활동도 향상된다. 그러므로 건강에 관한 논문에 식이 요법과 명상만으로도 암을 치료한 사례가 많이 포함되는 것은 놀라운 일이 아니다. 사실 모든 사람은 매일 명상을 위한 시간을 내야 한다. 명상을 하는 방법에 관한 좋은 책이 많이 있다. 당신이 어떤 종류의 명상을 선택하는지는 상관 없다. 마음에 드는 것을 하나 고르면 된다. 모든 명상이 당신을 동일한 곳으로 데려다주고 동일한 혜택을 줄 것이다.

암은 복잡한 질병이다. 따라서 우리는 모든 도구를 사용해 암을 처리해야 한다. 당신의 마음은 가장 강력한 도구이며 사용하는 데 돈이 들지도 않는다. 마음이 일하도록 하라. 행복하고 사랑스러운 생각을 선택하고 당신이 치유될 것이라는 믿음을 선택하라. 편안한 명상을 통해 이런 것들을 당신의 잠재의식에 스며들게 함으로써 기적을 일으킬 수 있다.

제 7 장

신체의 경로

대부분의 사람이 좌식 생활을 하게 된 것은 지난 세대부터다.
사람은 본래 좌식 생활에 적응하지 못하는 유기체로 살아가도록 되어 있었다.

—진 메이어(범미 보건 기구, 1971년)

가장 강력한 암 치료제 가운데 하나는
매일같이 우리 머리 위를 내리쬐고 있는 것, 바로 햇볕이다.
만약 햇볕이 주류 의약품이라면《타임》표지가 될 것이고
현대 과학사상 가장 강력한 의학적 돌파구가 될 것이다.

—마이크 애덤스(Natural News.com, 2006년)

✦

　이번 장에서는 건강에 중대한 영향을 미칠 수 있는 신체적 요인의 세계를 다룬다. 여기에는 호흡법, 신체 활동의 양, 전자기 노출, 쬐는 햇볕, 수면의 양, 그리고 소음에 노출되는 양까지 포함된다. 이런 신체적 요인들이 암의 생성 과정에 미칠 수 있는 심각한 영향을 알게 되면 놀랄 것이다. 두말할 것도 없이 당신은 이 모든 요인을 통제할 수 있다.

　앞에서 언급했듯이 암은 복잡한 질병이다. 굉장히 많은 요소가 암 생성 과정의 스위치를 켜는 것과 관련되어 있고, 그 요소들의 조합은 사람마다 다를 수 있다. 다른 경로들에서와 마찬가지로 신체의 경로에서도 정상 세포의 화학 작용을 돕는 일을 많이 할수록 건강과 가까워지고 질병에서는 멀어진다.

운동은 놀라운 항암 약

　────── ──── ─── 활동적인 생활 방식은 암에 걸릴 위험을 낮출 뿐만 아니라 암 재발 위험도 줄인다. 이제 당신도 알다시피 당신의 건강은 세포에 필요한 영양을 공급하고 대사 작용을 방해하는 독소들로부터 세포를 보호하는 데 달려 있다. 그러나 여기에는 또 다른 요소가 있다. 세포를 움직이고 스트레칭을 해 줘야 한다는 것이다.

　세포를 움직이고 스트레칭을 하는 것은 영양소 전달과 독소 제거 촉진을 용이하게 해서 영양 결핍과 독성을 모두 해결한다. 침대에 몸져 누워 있는 사람이 더 아프다는 것을 알고 있는가? 움직임은 생명이다. 만약 당신이 움직이지 않는다면 죽게 될 것이다. 운동은 영양 공급을 돕고 해독을 촉진하는 것 외에도 호르몬 균형을 조절하고 염증을 줄이며 면역 기능을 높인다. 운동을 하지 않고는 이런 좋은 작용들이 일어나지 않는다. 암 환자는 가능한 한 운동을 많이 하는 게 좋다.

미국인의 절반 정도가 암에 걸리지만 신체 활동을 하는 사람들은 그중 14%만이 암에 걸리고 있다. 하루에 30분씩 운동하면 유방암 위험이 75%나 감소되는 것으로 밝혀졌다. 1976년에 시작되어 1989년에 확대된 '하버드 간호사 건강 연구'는 여성의 건강에 영향을 미치는 요인들에 관한 가장 방대하고 오래된 연구다. 이 연구에 따르면 유방암 진단을 받은 후라도 규칙적인 운동을 하면 사망 위험을 줄일 수 있다고 한다. 운동은 놀라운 약이다!

이 놀라운 약이 어떻게 작용하는지 살펴보자. 운동은 조직에 더 많은 산소를 공급해 암의 주요 원인인 산소 결핍을 막는 것을 도와준다. 또한 운동은 유방암, 전립샘암, 자궁암, 난소암, 고환암을 촉진하는 것으로 알려진 에스트로겐과 테스토스테론의 과잉 분비를 감소시킴으로써 호르몬 균형에 도움을 준다. 높은 혈당과 인슐린은 암을 일으킨다. 암세포는 생존하고 성장하기 위해 먹을 것이 절실히 필요한데, 운동은 인슐린과 혈당 수치를 낮춤으로써 암세포를 굶주리게 만든다. 게다가 염증과 암 성장에 기여하는 인슐린 유사 성장 인자IGF도 감소시킨다. 또한 운동은 암을 일으키고 촉진하는 혈중 염증성 사이토카인 양도 줄인다. 운동은 림프계를 펌프질하고 림프 흐름을 증진하며 유독성 폐기물 제거를 촉진한다. 더불어 운동은 면역 체계를 도와주며

NK 세포 활동을 자극한다. NK 세포 활동은 암의 예방과 치료에 매우 중요하다. NK 세포 활동이 가장 적은 사람들은 암을 많이 가지고 있을 뿐만 아니라 가장 공격적인 암을 가지고 있으며 암으로 사망할 가능성이 가장 높다. 세상에는 이처럼 모든 것을 다 치료할 수 있는 약물이나 의학적인 또 다른 방법이 없다! 무엇보다도 이 놀라운 치료는 비용이 들지 않는다. 미국 암 학회는 최소 30분간의 활발한 신체 활동을 일주일에 5일 이상 할 것을 권장하고 있다.

역사적으로 우리는 몸을 움직일 수밖에 없는 일을 해 왔기 때문에 우리가 건강을 위해 필요한 신체 활동을 하는 데 문제가 없었다. 그러나 현재 우리는 역사상 가장 몸을 움직이지 않는 사람들이 되어 건강이 나빠지고 있는 것이다. 걷기, 수영, 테니스 등 무엇이든 모두 좋은 운동이다. 그러나 바쁜 생활 방식으로 인해 많은 사람이 운동할 시간이 없다고 한다. 다행히도 영리한 방법이 있다. 이것은 실제로 모든 사람이 집에서 할 수 있는 운동으로 매우 효과적이다. 리바운딩(도약 운동)은 미니 트램펄린(스프링이 달린 사각형의 탄력 있는 매트) 위에서 위아래로 뛰는 독특한 운동이다. 그리고 그 효과는 거의 마법과도 같다. 이 운동은 간단하고 놀라울 만큼 쉽고 안전하며 많은 즐거움을 제공한다. 연령이나 신체 조건에 관계없이 거의 모든 사람이 할 수 있다. 저녁 뉴스를 보거나 전화 통화를 하는 동안에도 리바운딩을 할 수 있다. 리바운딩은 많이 할수록 좋지만 하루 15분만으로도 몸 전체를 탄력 있게 만들어 주고 컨디션을 좋게 해 주며 몸을 강화하고 치유하게 해 준다.

트램펄린 위에서 위아래로 뛰면 몸의 모든 세포가 동시에 움직이고 뻗어 나간다. 트램펄린을 타고 튀어 오르면 몸 전체(내부 장기, 뼈, 결합 조직, 피부)가 강해지고 유연해지며 건강해진다. 그 결과 혈액 순환, 산소 전달, 림프 배출, 독소 제거가 크게 향상된다.

물을 가득 채운 풍선을 잠시 상상해 보자. 풍선 손잡이 부분을 잡고 풍선을 약간 늘려서 중력이 어떻게 물을 끌어당기는지 관찰하라. 이제 손을 빠르게 위아래로 움직여 추가적인 중력에 의해 풍선이 어떻게 늘어나고 줄어드는지를 관찰하라. 당신이 트램펄린에서 위아래로 뛸 때, 이런 현상들이 신체의 모든 세포에서 일어난다. 세포는 작고 미세한 물 풍선과 같다. 리바운딩은 체세포에 압력을 가했다가 빼기를 교대로 반복한다. 마치 스펀지를 쥐어짜는 것과 같다. 이런 세포의 움직임과 스트레칭은 당신이 건강해지기 위해 꼭 필요한 영양소 운반과 독소 제거를 용이하게 한다. 이 모든 작용을 시간을 들여 체육관에 가서 땀 흘릴 필요 없이 그리고 근육통과 부상 입을 가능성 없이도 해낼 수 있다. 한 가지 주의할 점은 품질이 나쁜 트램펄린은 관절과 조직에 충격을 가해 부상을 유발할 수 있다는 것이다. 가운데 부분이 굵고 끝은 가늘어지는 통 스프링을 찾아 사용하라.

올바른 호흡은 암에 대한 첫 번째 방어

─── ─── ── ── ── ── ── 몸속의 산소 대사는 복잡하다. 산소 대사는 호흡법을 포함해 세포에 산소를 전달하는 데 영향을 미치는 여러 요인에 따라 달라진다. 깊은 호흡은 산소를 더 많이 공급하고 얕은 호흡은 덜 공급한다. 우리는 대부분 얕은 호흡을 하고 있다.

암은 산소 결핍 질환이기 때문에 올바른 호흡은 암에 대한 첫 번째 방어가 된다. 올바른 호흡은 폐에 산소를 가져와 세포와 조직에 공급한다. 올바른 호흡을 하지 않으면 세포에 필요한 산소가 부족해지고 신체의 화학 반응이 바뀐다.

우리가 먹는 음식, 노출되는 독소, 마음에 집어넣는 생각, 운동의 양을 조절할 수 있는 것처럼 호흡하는 방법과 몸에 공급하는 산소의 양도 조절할 수 있다. 당신이 호흡하는 방법은 당신 외모와 기분, 질병에 대한 저항력, 그리고 수명에도 영향을 미칠 수 있다. 올바른 호흡 기술은 건강을 최적화하는 것은 물론 당신을 편안하게 유지해 주고 정신을 맑게 해 주는 데도 도움이 된다.

우리 모두는 태어날 때부터 올바르게 호흡하는 방법을 알고 있었다. 그러나 현대 생활의 스트레스 때문에 많은 사람이 좋지 않은 호흡 습관을 갖게 되었다. 가장 흔한 문제는 얕은 호흡과 빠른 호흡(과호흡이라고도 함)이다. 이름과는 상반되게 과호흡은 오히려 세포에 더 적은 산소를 제공한다. 과호흡은 대개 스트레스 때문에 일어나는데, 얕은 가슴 호흡, 불규칙한 호흡, 빠른 호흡 또는 호흡 정지와 같은 식으로 나타난다. 과호흡은 때로는 문제가 되지 않으므로 우리 모두 과호흡을 하는 경향이 있다. 현대 생활의 스트레스 때문에 우리는 대부분 너무 빨리, 그리고 너무 얕은 숨을 쉰다.

과호흡은 혈관 수축을 일으킨다. 이로 인해 뇌에 들어가야 할 산소와 포도당이 최대 50%까지 감소될 수 있는데, 이는 배우고 생각하며 기억하고 육체적으로 행동하는 능력에 즉각적인 영향을 미친다. 많은 사람이 스트레스를 받으면 산소 부족으로 인해 현기증이나 몽롱함을 느낀다. 세포 단위에서 산소 부족을 일으켜 심장 두근거림, 불규칙한 심장 박동, 현기증, 근육 경련, 근육 피로, 고혈압, 기억력 저하, 천식 발작, 집중력 저하, 불안증을 비롯한 기타 수많은 부작용이 발생할 수 있다. 여기서 가장 중요한 문제는 세포 단위의 산소 부족이 암을 유발한다는 것이다.

과호흡은 산소 결핍뿐만 아니라 이산화탄소 결핍도 유발한다. 신체는 정상적인 수준의 산소와 이산화탄소를 유지할 필요가 있다. 산소는 적혈구의 헤모글로빈과 결합해 조직으로 전달된다. 정상적인 산소 호흡은 이산화탄소를 대사성 폐기물로 만든다. 그 결과 이산화탄소의 농도가 부분적으로 짙어지면 적혈구에게 신호를 보내 적혈구가 산소를 방출하고 세포가 새로운 산소를 공급 받을 수 있도록 촉구한다. 그런데 빠른 호흡으로 이산화탄소가 너무 많이 배출되면 헤모글로빈의 산소 공급을 촉발하는 이산화탄소 결핍이 발생한다. 그 결과 세포와 조직에 산소가 결핍된다. 이것이 바로 스트레스가 암을 유발하는 또 다른 방법이다.

당신이 이산화탄소를 너무 빨리 내쉬면 당신 피는 결국 산성형 이산화탄소가 줄어들게 된다. 그러면 혈액의 pH는 심한 알칼리성이 된다. 혈액의 pH 균형을 재조정하기 위해 몸은 알칼리성 미네랄을 혈액으로부터 빼내 오줌을 통해 밖으로 버린다. 칼슘과 마그네슘 같은 알칼리성 미네랄의 만성적인 배출이 세포에 결핍을 가져온다. 알칼리성 미네랄을 잃으면 혈액의 pH 균형을 맞추는 데는 도움이 되지만, 세포의 미네랄 손실로 인해 세포 내부의 액체가 지나치게 산성화되며 골다공증에도 기여한다. 산성 세포는 당신이 산소를 얻고 사용하는 능력을 떨어뜨려 산소 호흡 결핍을 일으키고 암을 유발하게 된다.

올바른 호흡을 하려면 호흡을 돕는 복부 근육인 횡격막을 사용해 공기를 폐 속으로 주입해야 한다. 횡격막으로 아래쪽 호흡(가슴 호흡 대신 복부 호흡)을 하는 것은 쉽고 효율적인 방법이다. 불행히도 사람들은 숨을 쉬기 위해 가슴과 등 윗부분을 사용한다. 가슴 호흡은 노력이 많이 들고 효율성도 떨어진다. 아랫배로 호흡하면(가슴을 내미는 것이 아님) 내장(소화관)을 아래로 움직여 폐에 더 많은 공간이 생긴다. 이것은 당신이 운동 중이든 쉬는 중이든 폐 속에 더 많은 공기가 들어갈 수 있도록 해 주며 조직에 더 많은 산소를 공급해 준다. 모든 호흡은 아랫배에서 시작해야 하고, 꼭 필요한 경우에만 가슴으로 해야 한다.

호흡은 힘을 들이지 않고 천천히 해야 한다. 입보다는 코를 통해 호흡하라. 운동할 때가 아니라면 호흡 횟수는 분당 8~10회가 바람직하다. 당신이 어떻게 호흡하고 있는지를 확인하는 간단한 검사가 있다. 편안한 상태에서 분당 호흡 횟수를 세어 보자. 바닥에 등을 대고 누워 배 위에 책을 올려놓은 채 코로 숨을 쉬며 각 호흡에 따라 책이 위아래로 움직이는지를 지켜보라. 책이 위아래로 움직일 때까지 '복부 호흡'에 집중하라. 호흡 횟수를 세고 분당 호흡 횟수를 15회 미만으로 유지하라. 10회 미만이면 더 좋다. 핵심은 힘을 들이지 않는 것이다. 당신 몸이 원래 만들어진 목적에 맞게 당신을 위한 호흡을 하게 하라. 에어로빅을 하는 동안에는 가능한 한 가슴이 아닌 아랫배로 숨을 쉬도록 해 보라. 호흡은 육체와 심리에 큰 영향을 미친다. 명상, 요가, 무술과 같은 수많은 옛 전통 운동이 호흡 기술을 가장 중요시 여겼다는 것은 놀라운 일이 아니다. 매일 심호흡 연습을 하면 마음이 차분해지고 산소 공급과 건강을 유지하는 데도 도움이 될 것이다.

햇볕은 자연이 주는 가장 강력한 치유 물질

──────────────────────── 햇볕은 암 예방뿐만 아니

라 치유에도 도움이 된다. 햇볕은 신체를 위한 마법의 묘약과도 같으며 자연이 주는 가장 강력한 치유 물질이다. 우리 조상들은 항상 햇볕 아래에서 생활했고 따라서 암에 걸리지 않았다. 그런데 우리는 햇볕을 피하라는 지속적인 권고를 받고 있다. 이런 엉터리 조언이 비타민 D 결핍 상태를 두루 확산했고, 비타민 D 결핍 결과 심장 질환, 다발성 경화증, 골다공증, 제1형 당뇨병, 감염, 자가 면역 질환, 우울증, 천식, 암을 포함한 수많은 질병이 발생해 무수히 많은 사람의 생명을 앗아 갔다. 과학은 아직도 햇볕의 놀라운 이점들을 모두 이해하지 못하고 있고, 질병 산업은 햇볕이 암을 유발한다는 근거 없는 이야기를 계속 영구화하고 있다. 그러나 진실은 정확하게 반대다. 세포는 빛에 의해 활성화되는 수용체를 가지고 있으며, 이것이 작동하면 수많은 유익한 효과와 함께 암을 방어하는 생물학적 반응이 일어난다. 과학자들은 경혈이 광자 전달 시스템으로 작용해 광섬유와 유사하게 몸 전체에 빛을 전달하는지의 여부를 조사하기 시작했다.

비타민 D는 암 예방에 중대한 역할을 한다. 비타민 D는 우리에게 가장 중요한 영양소 가운데 하나다. 우리 몸은 피부에서 콜레스테롤 유사 화합물과 햇볕의 상호 작용을 통해 비타민 D를 90%까지 얻도록 만들어져 있다. 만약 햇볕이 우리 몸에 나쁜 것이라면 왜 대자연이 우리로 하여금 햇볕에 의존하도록 만들었겠는가. 우리에게는 햇볕이 꼭 필요하다. 햇볕을 많이 쬘수록 건강해지며 암에 걸릴 위험이 적어진다. 사실 암은 햇볕이 적은 북반구에서 더 많이 발병한다. 북반구 사람들은 모든 종류의 비타민 D 결핍성 질환을 더 많이 앓고 있다. 미국 인구의 40% 이상이 비타민 D 결핍 상태이며, 겨울이 끝날 무렵에는 약 60%까지 증가한다. 겨울에 감기가 매우 빨리 퍼지는 이유 중 하나가 사람들에게 비타민 D가 부족하고 면역 기능에는 비타민 D가 절대적으로 중요하기 때문이다.

비타민 D는 호르몬처럼 작용하며 유전자와 상호 작용해 암을 예방하는 중요한 지침을 제공한다. 비타민 D가 충분하지 않으면 암의 위험성은 치솟는다. 연구에 따르면 비타민 D의 혈중 농도가 가장 낮은 사람들은 대장암으로 사망할 확률이 네 배나 높다고 한다. 이와 마찬가지로, 국제 의학 학술지 《발암》의 2008년 연구에 따르면 유방암에 걸린 여성은 비타민 D 수치가 거의 세 배나 낮았다.

주의할 점이 있다! 서둘러서 일광욕을 하라는 것이 아니다. 과도한 일광욕은 DNA에 손상을 주어 암을 유발할 수 있다. 좋은 것도 과하면 나쁘게 작용할 수 있다. 밝은 피부를 가진 사람들은 어두운 피부를 가진 사람들보다 햇볕이 덜 필요하다. 실제로 어두운 피부를 가진 사람들이 동일한 혜택을 얻기 위해서는 더 많은 햇볕이 필요하다. 태양을 현명하게 사용하라. 하지만 남용하지는 마라. 햇볕은 건강에 있어서 당신의 파트너가 될 것이다. 당신의 피부가 점점 분홍색으로 변하기 시작하면 햇볕 쪼이기를 멈추어라. 햇볕은 가능한 한 조금씩 자주 쪼이는 것이 가장 좋다. 야외에서 장시간 있을 때는 피부를 보호할 수 있는 옷을 입고 챙이 넓은 모자를 착용하라.

햇볕은 영양을 공급하고 신체에 활력을 불어넣으며 박테리아, 곰팡이, 바이러스로부터의 감염을 예방하는 데 도움이 된다는 연구 결과가 많이 발표되고 있다. 햇볕은 백혈구 숫자를 늘릴 뿐만 아니라 감염과 싸우는 데 도움을 주는 단백질인 감마 글로불린을 증가시켜 면역 체계를 강화한다. 또한 적혈구 생성을 자극해 혈액 산소 함량을 높인다. 이와 같이 암을 예방하고 치유하도록 돕는 것이 햇볕이다.

햇볕은 심장에도 좋다. 휴식기 맥박 수와 혈압을 낮추고, 콜레스테롤뿐만 아니라 혈중 중성 지방도 줄인다. 실제로 햇볕은 콜레스테롤을 30% 이상 줄일 수 있다. 또한 건선, 습진, 여드름 같은 피부 질환에 저항할 수 있도록 피부 힘을 강화한다. 햇볕은 혈당을 낮추고 간 기능을 높이는 효과도 있다. 뿐만 아니라 간을 자극해 환경 오염 물질을 해독하는 능력을 향상시키는 효소를 생성한다. 또한 햇볕은 송과체를 자극해 트립타민과 같은 중요한 두뇌 화학 물질을 생성한다. 트립타민은 당신의 에너지를 북돋워 주고 불안감과 우울증을 예방해 준다.

자외선 차단제를 사용하지 마라. 자외선 차단제는 우리에게 필수적인 파장을 차단한다. 대부분의 자외선 차단 제품은 독성을 가지고 있고 암을 유발할 가능성이 있다. 햇볕으로 인한 피부 손상을 막기 위한 방법으로는 고품질의 올리브유 또는 코코넛오일을 피부에 바르는 방법이 있다. 이 방법은 고대부터 사용되어 왔다.

인공조명도 도움이 될 수 있다. 《국제 분자 의학 저널International Journal of Molecular Medicine》에 발표된 2002년 연구에 따르면 이변색성 청색광에 하루 2회 20분간 노출되면 흑색종 세포 성장이 억제된다고 한다.

인공 전자기장에 노출된 일상생활

───── ── ───── 뇌종양은 무선 통신 시대가 만들어 낸 수많은 건강 문제 가운데 다만 하나일 뿐이라는 증거가 점점 늘어나고 있다. 인간의 눈에 보이지 않는 전자기장은 우리 환경 곳곳에 존재하고 있다. 인체는 본질적으로 전자기적 작용을 한다. 신경 신호를 전달하고 심장 박동을 자극하는 인체의 전기 시스템은 와이파이 무선

통신망, 무선 전화기, 휴대폰 및 휴대폰 기지국에서 점점 더 많이 발생하고 있는 외부 전자기장의 영향을 받는다. 지난 세기 동안, 전기에 대한 수요 증가, 끊임없이 발전하는 기술, 그리고 사회적 행동 변화에 따라 점점 더 많은 인공적인 원인이 생겨나면서 인공 전자기장에 대한 노출이 꾸준히 증가했다. 전기 발전 및 전송부터 가정용 기기 및 산업 장비, 통신 및 방송에 이르기까지 우리 모두 가정과 직장에서 전기와 자기장으로 복잡하게 얽힌 환경에 노출되어 있다.

사람들은 갈수록 전자기에 더 민감해지고 있다. 선진국 인구의 3~8%는 심각한 전자파 과민증을 경험하고 있으며, 35%는 경미한 증상을 겪고 있는 것으로 추정된다. 어떤 사람들은 단지 와이파이가 설치된 지역을 걸어 다니는 것만으로도 몸이 완전히 쇠약해질 수 있다. 전자파 과민 증상 가운데 하나로 당뇨병과 유사한 당 대사 변화가 있다. 실제로 일부 연구자들은 전자파 과민증 때문에 생긴 새로운 종류의 당뇨병이 있다고 믿고 있다. 2010년《유럽 종양학회 저널European Journal of Oncology》에 게재된 획기적인 연구 결과에 따르면 무선 전화기가 심장을 간섭해 비정상적인 심장 박동을 유발할 수 있다고 한다. 세계적으로 유명한 스위스 병원 파라셀수스 클리닉의 원장 토마스 라우 박사는 www.ElectromagneticHealth.org와의 인터뷰에서 전자파에의 노출이 집중력 문제, 주의력 결핍 장애, 이명, 편두통, 불면증, 부정맥, 파킨슨병, 암으로 이어지는 것이 확실하다고 전했다.

인체는 전자기 장치이며 약한 전자기장을 생성한다. 세포막은 전압을 저장하기 위한 축전기 역할을 하고, 반도체와 다이오드, 마이크로프로세서 역할도 하며, 환경과 상호 작용해 세포 기능을 통제하기도 한다. 이런 일들이 얼마나 중요한지를 잘 알고 있는 사람이라면 우리가 외부 전자기장으로부터 영향을 받고 있다는 사실에 의문을 품지 않을 것이다. 진정한 의문은 전자기장이 어떤 영향을 미치고 있고, 그 영향이 얼마나 오래 지속되며, 얼마나 해로울 수 있는지를 묻는 것이다. 전자기장 영향은 아주 많은 변수와 연관되어 있기 때문에 연구하는 것이 쉽지 않다. 그러나 당신은 최소한 몇 가지만이라도 잘 알아 둘 필요가 있다.

2007년 《내과학 저널Internal Medicine Journal》의 연구는 1972~1980년에 림프계암 및 골수암 진단을 받은 850명의 환자를 대상으로 한 자료들을 조사했다. 이 연구 결과 고압 전력선 근처에 사는 것이 암의 위험성을 높인다는 사실이 밝혀졌다. 고압 전력선으로부터 300미터 내에 거주하고 있는 만 5세 정도까지의 사람들에게서 암 발병 가능성이 다섯 배나 더 높았다. 그리고 태어난 후 어느 나이에서든 15년 이상 전선 가까이에 살던 사람들이 성인이 되었을 때 암 발병 가능성이 세 배 더 높았다. 이 연구는 고압 전력선 근처에서 장기간 생활하는 것이 백혈병, 림프종 및 이와 관련된 질병들의 위험성을 높인다고 결론지었다. 과거의 단편적인 연구들이 전력선 근처에 사는 어린이들에게서 백혈병 발병이 증가한다는 것을 입증하지 못했기 때문에 전력 산업계는 안전에 대한 우려를 묵살했다. 2007년의 이 연구가 아주 중요한 이유는 어린 시절에 노출된 사람들이 성인이 되었을 때 암이 생길 수 있는 것으로 나타났기 때문이다. 분명히 그 영향은 오랫동안 지속된다. 이 연구와 또 다른 연구들에 근거해 볼 때, 고압 전력선 300미터 내에서 거주하거나 일하거나 그 근처에 있는 학교에는 다니지 않는 것이 현명하다.

전자기장은 암 예방을 위한 도전적인 과제를 제시해 주고 있다. 우리는 모두 일상생활에서 전자기장에 노출되어 있다. 우리는 거기서 벗어날 수가 없다. 전자파 오염은 우리가 만든 가장 커다란 환경적인 변화일 것이다. 휴대폰, 컴퓨터 모니터, 텔레비전, 헤어드라이어, 냉장고, 식기세척기, 당신 침대 옆에 있는 시계 달린 라디오까지 건강에 해로운 수준의 전자기장을 내뿜고 있다. 자동차를 운전할 때도 아주 많은 전자기장에 노출된다. 우리가 생활 속의 수많은 전자기장을 통제할 수는 없겠지만 라디오와 텔레비전 시청 같은 것들은 충분히 통제할 수 있다. 휴대폰 사용이 하나의 사례다. 2006년《직업 및 환경 건강 분야 국제 저널International Archives of Occupational and Environmental Health》에 실린 스웨덴의 연구에 따르면, 휴대폰을 많이 사용하는 사람들은 휴대폰을 사용하는 쪽 머리에 뇌종양이 240% 증가했다는 사실을 발견했다. 이 연구에서는 총 2000시간 이상을 사용하거나 10년 동안 매일 약 1시간씩 사용하는 것을 휴대폰 과다 사용이라고 정의했다. 이는 휴대폰 사용을 제한하고 휴대폰을 머리 가까이 두지 말아야 할 충분한 이유가 된다. 2007년 유럽 연합의 공식적인 환경 감시 기구인 유럽 환경청은 휴대폰 기술이 "석면, 흡연 및 휘발유 속의 납에 의한 것과 비슷한 건강상의 위기를 초래할 수 있다"고 경고했다.

비극적인 일은 점점 더 많은 어린이와 10대 청소년이 휴대폰을 사용하고 있다는 것이다. 미국에서는 16세 청소년의 10명 중 9명이 휴대폰을 가지고 있으며 많은 수의 초등학생도 휴대폰을 가지고 있다. 주목할 만한 점은 뇌종양이 백혈병을 넘어 아동 사망에 이르는 암 가운데 1위가 되고 있다는 것이다. 오스트레일리아에서는 소아 뇌종양 발병률이 10년 사이에 21%나 증가했다.

휴대폰 사용의 부정적인 영향이 즉각 보이지 않기 때문에 사람들은 휴대폰이 안전하다고 생각한다. 20년이 채 되지 않은 기간에 휴대폰 사용은 엄청나게 많이 늘어났는데 휴대폰 사용의 결과로 뇌종양이 발병하는 데는 앞으로 길게는 30년까지 걸릴 수 있다. 아이들은 세포 번식이 어른보다 빠르기 때문에 세포 손상에 더 취약하다. 아이들 두뇌와 신경 시스템은 여전히 발달하는 중이며 두개골은 더 얇다. 스웨덴의 종양 내과 및 암 역학과 교수인 렌나르트 하르델 박사의 연구가 2007년 《직업과 환경 의학Occupational and Environmental Medicine》 저널에 발표되었다. 이 연구에 따르면, 휴대폰을 많이 사용하는 10대 청소년들은 성인이 되었을 때 뇌종양이 500% 더 많이 발병하게 되고, 가정에서 무선 전화기를 쓰고 있는 성인들에게서 그렇지 않은 사람들에 비해 뇌종양 발병률이 400% 이상 더 높을 것이라고 한다. 유럽과 영국에서는 지난 20년 동안 뇌종양 발병률이 40% 증가했다. 일부 연구자들은 휴대폰 사용이 계속 증가함에 따라 뇌종양이 확산될 것이라고 예측하고 있다. 하르델 박사가 휴대폰 사용에 대해 말한 전반적인 내용은 다음과 같다.

"우리는 사람들이 휴대폰을 사용하는 쪽의 측두엽에서 종양 위험성이 증가되는 것을 발견했다. 그리고 전반적으로 뇌종양에 대한 위험성이 30% 증가한 것으로 나타났으며, 휴대폰을 10년 이상 사용한 사람들은 그 위험성이 80% 이상 증가한 것으로 나타났다. 이것은 매우 중요한 연구 결과다."

우리의 이런 걱정을 키우는 연구 결과가 또 있다. 이스라엘 과학자 시걸 사데츠키 박사는 2008년 《미국 역학 저널》을 통해 휴대폰 사용과 침샘암 발병 사이에 연관성이 있음을 밝혔다. 휴대폰 과다 사용자는 휴대폰을 사용하지 않은 사람에 비해 큰 침샘에 종양 발병 위험성이 약 50% 증가하는 것으로 나타났다. 다른 연구들은 두뇌 및 침샘 종양을 넘어 인지 장애, 방향 감각 장애, 눈 손상, 뼈 손상, 알츠하이머병 등의 위험이 있다는 것도 밝혀냈다.

통신업계가 후원한 연구에 따르면 인간 혈액 세포가 휴대폰 방사선에 노출되었을 때 유전적 손상 발생률이 거의 300% 증가했다고 한다. 미국 피츠버그 대학 암 연구소 소장인 로널드 B. 허버먼 박사는 미국 대내 정책 하원 분과 위원회에서 정기적인 휴대폰 사용이 뇌종양 위험을 두 배 높인다고 밝혔다. 기존 데이터를 검토한 그는 이제 공공장소에서 휴대폰을 사용하지 말자고 권유한다. 당신이 만들어 낸 위험한 전자기장이 다른 사람들에게 피해를 주기 때문이다. 휴대폰은 단지 사용자에게만 영향을 미치는 것이 아니라 간접흡연과 마찬가지로 사용자 주변에도 영향을 미친다. 특히 아이들은 전자기장 오염으로부터 보호받아야 한다. 아이들 가까이에서는 휴대폰을 사용하면 안 된다. 2009년에 허버먼 박사는 그의 교수진과 직원들에게 "건강을 위협하는 휴대폰 사용을 자제하라"고 이례적인 경고를 했다.

미국 뇌종양 등록소 소장이자 〈휴대폰과 뇌종양 : 걱정되는 열다섯 가지 이유〉라는 국제 EMF 협력 보고서의 저자 중 한 사람인 로이드 모건은 다음과 같이 말했다.

"휴대폰 방사선에 대한 노출은 사전 동의서를 받지 않은 채 실시하고 있는 가장 큰 건강 실험이며, 이 실험에 약 40억 명의 참가자(지구상의 휴대폰 사용자 수)가 등록되어 있다. …… 나는 뇌종양의 쓰나미와 마주하게 될까 봐 두렵다. 종양은 30년간의 잠복기를 가지고 있기 때문에 지금으로서는 이런 재앙이 너무 이른 것처럼 보인다. 나는 내 생각이 틀리기를 기도하고 있다. 하지만 마음의 준비만은 단단히 해야

겠다."

2010년 4월 16일, 오스트레일리아 국립 대학의 신경외과 부교수이자 휴대폰과 악성 뇌종양의 연관성에 대한 연구를 15개월간 진행한 비니 쿠라나 박사는 〈랑카 저널 신문〉과의 인터뷰를 통해, 휴대폰 방사선이 머리의 측면을 가열할 수 있고 열전자는 두뇌와 상호 작용을 한다고 말했다. 그는 또한 블루투스 기기 및 보호 처리가 되지 않은 헤드셋이 "사용자의 머리를 사실상 잠재적으로 손상시키는 안테나로 변환될 수 있다"고 말했다.

다른 국가들의 연구들 또한 휴대폰 기지국 근방에서의 생활이 건강을 해친다는 사실을 확증해 주었다. 2004년 독일 환경 의학회에 발표한 독일 연구자들에 따르면, 휴대폰 기지국으로부터 365미터 내에 거주하는 사람들은 높은 암 발병률을 보이며 전국 평균보다 대체로 평균 8년 이상 종양이 빨리 성장한다고 한다. 유방암이 그 명단에서 1위를 차지했다. 스페인 연구원들은 휴대폰 기지국으로부터 300미터 내에 거주하는 사람들은 평균 전력 밀도가 센티미터당 0.11~0.19마이크로 와트만으로도 질병에 걸릴 수 있다고 2003년《생물학과 의학Biology and Medicine》저널에 발표했다. 국제 노출 기준에서 허용하는 수치보다 수천 배 낮은 수치인데도 말이다. 이스라엘 연구자들은 2004년《국제 암 예방 저널International Journal of Cancer Prevention》에 3~7년 동안 휴대폰 기지국 근처에 살던 사람들이 대조군의 사람들보다 네 배 높은 암 발병률을 보였다고 보고했다. 휴대폰 기지국 근처에 사는 사람들은 극심한 수면 장애, 만성 피로, 메스꺼움, 피부 질환, 과민함, 두뇌 장애, 심혈관 등의 문제를 겪는다.

마이크로파 방사선을 구조물에 전달하는 옥상 송신기는 특히 위험할 수 있다. 전 세계에 걸쳐 안테나가 설치되어 있는 사무실용 빌딩과 다세대 주거지에서 발생한 암과 극심한 질병들에 대한 보고서들이 있다. 2006년 뇌종양과 관련해 건물 꼭대기에 있는 마이크로파 통신 송신기의 위험성에 대한 언론의 집중 보도 이후 멜버른 대학 건물 꼭대기 층은 폐쇄되었다. 휴대폰 송신기 근처 거주지에서는 제곱센티미터당 최대 65마이크로 와트 방사선이 측정되었는데, 미국 연방 통신 위원회 안전 제한 수치는 최대 580마이크로 와트다. 그래서 사람들에게 휴대폰 기지국이 안전한 것으로 알려져 왔다. 그러나 이것은 사실일 수가 없다! 앞에서 언급한 스페인 연구원들은 0.11~0.19마이크로 와트에서 문제를 발견했다. 그리고 냉전 기간에 소련이 0.01마이크로 와트의 마이크로파 방사선을 모스크바의 미국 대사관에 퍼부은 것을 기억하고 있는가? 당시 이 일이 국제적인 뉴스거리가 되었는데 그 이유는 대사관 직원들에게서 발생한 건강상의 문제 때문이었다.

실내 및 실외의 셀 수 없이 많은 와이파이 시스템은 무선 노트북 컴퓨터, 개인 휴대용 단말기, 와이파이 기능의 전화기, 게임용 장치들, 비디오카메라, 심지어 주차장과 계량기도 수용한다. 수백 개 도시에서는 현재 수천 개의 소형 마이크로파 송신기로 구성된 와이파이망을 건물, 가로등, 공원 벤치, 버스 정류장에 설치하고 있고, 심지어는 보도 아래에 묻어서 설치하는 사업에 이미 투자 중이거나 투자 계획 중이다. 이 모든 것은 사실상 방사선 피폭에 관한 연구나 경고 표시도 없이 시행되고 있다. 어떤 생명체도 피할 수 없는 이런 새로운 무선 기술을 세상에 풀어 놓고 있는데 그 어떤 환경 관련 공중 보건 연구도 요구되지 않고 있다.

《생명과 전기》의 저자 로버트 베커 박사는 전자기 오염 영향에 대한 수십 년간의 연구로 유명하다. 그는 "비록 우리의 존재가 화학적·원자적 위협으로부터 살아남게 된다 할지라도 전자기 오염 증가는 우리가 그것을 인식하기도 전에 절멸당하는 돌이킬 수 없는 재앙을 일으킬 가능성이 크다"고 경고했다.

암을 예방하려면 휴대폰 사용을 제한해야 한다. 꼭 필요한 통화만 하고 통화 시간을 2분 이내로 제한하라. 휴대폰은 이제 어쩔 수 없는 현실이다. 휴대폰은 사라지지 않을 것이다. 우리의 과제는 휴대폰을 분별력 있게 사용하는 것이다. 불필요한 전화를 걸지 마라. 휴대폰이 켜 있는 동안에는 사용하지 않더라도 방사선이 방출된다. 휴대폰이 켜 있는 동안에는 몸 가까이에 두지 마라. 휴대폰을 사용하지 않을 때는 전원을 꺼 두라. 꼭 필요한 경우에만 전원을 켜서 메시지를 확인하면 된다. 휴대폰을 머리 가까이 대고 통화하지 마라. 스피커폰 기능을 사용해 가능한 한 먼 거리를 유지하면서 통화를 하라. 전화를 할 때는 아이들이 즉시 그 근처에서 떨어지게 하라. 응급 상황을 제외하고는 18세 이하 청소년 및 어린이가 휴대폰을 사용하도록 허용하지 마라. 건물 내부나 자동차 내부에서 휴대폰을 사용하면 암 위험성이 증가한다. 그런 내부 공간은 휴대폰이 작동할 때 방출하는 방사선 양을 높이기 때문이다. 휴대폰 기지국으로부터 365미터 이내에 거주하지 마라. 문자 메시지와 유선 헤드셋을 사용하면 암 위험성을 제거할 수는 없어도 줄일 수는 있다. 휴대폰 사용이 건강에 해롭다는 증거들이 압도적으로 늘어나고 있는데 정부가 당신을 보호해 줄 것이라고는 기대하지 마라. 연방 정부의 피폭 한도는 고의적으로 너무 높게 설정되어 있어서 아무리 무선 방사선 부담이 국민들에게 더해지더라도 결국은 항상 '표준 범위 내'가 될 것이다.

집을 구입하거나 아파트를 고를 때는 고전압 송전선, 휴대폰 기지국 또는 변압기와 근접하지 않은 곳을 선택하라. 전자 기기 사용을 신중하게 하라. 가능하면 전기 플러그에 전원을 연결하는 모델보다는 충전식 배터리 제품을 사용하라. 특히 전자 제품 전원이 켜 있을 때는 오랜 시간 그 옆에 머물지 마라. 부엌에서 일을 마치고 나갈 때 식기세척기 전원을 켜라. 전기장판 사용은 피하고 꼭 사용해야 한다면 잠자리에 들기 전 자리를 따뜻하게 데우기 위해서만 사용하라. 수면 중에는 자동 응답 전화기와 전자시계를 당신 머리로부터 멀리 놓아라. 텔레비전과의 거리를 멀리 하고(최소 1.8미터 이상) 헤어드라이어 및 충전식이 아닌 전기면도기처럼 신체에 밀착되는 기구들을 피하라.

충분한 수면은 건강과 삶의 질에 가장 중요한 요소

──── ── ── ── ── ── ─── 숙면은 건강 유지에 필수이며 암을 예방하고 치료하는 또 하나의 퍼즐 조각이다. 신체는 특정 수면 패턴을 지켜야 하고 이런 패턴이 깨지면 호르몬 균형이 심각하게 바뀔 수 있다. 실제로 우리 몸은 어두워지면 자고 해가 떠 있는 동안에는 깨어 있도록 수천 년 동안 맞춰져 왔다. 이것은 우리 조상들이 살아온 방식이다. 만약 이런 생활을 하지 않으면 정상적인 생화학 작용과 신체 균형을 망가뜨리게 될 것이다.

유감스럽게도 늦은 밤의 텔레비전, 인터넷, 이메일 및 여러 가지 오락거리 때문에 숙면이 점차 밀려나고 있다. 미국 국립 수면 협회 여론 조사에 따르면 대다수 미국인은 충분한 수면을 취하지 못한다고 한다. 응답자 40%만이 거의 매일 밤 숙면을 취한다고 한다. 미국 수면 의학회 전 회장이자 《수면 건강과 수면 장애》의 저자인 로런스 엡스타인은 "우리 사회에는 잠을 자지 않고도 어떻게든 일을 잘 해낼 수 있다는 생각이 만연해 있다. 또는 나중에라도 잠을 자면 별다른 영향이 없을 것이라고 생각한다. 우리는 그 생각이 잘못이라는 것을 알게 되었다"라고 말했다.

사람마다 필요한 수면 시간이 다르다. 어떤 사람은 몇 시간만 자도 기능이 잘되지만 어떤 사람은 10시간을 자지 않으면 기능이 떨어진다. 대부분의 사람은 7시간 내지 9시간의 수면이 필요하다. 최근 연구에 따르면 대부분 밤에 8시간을 자지 못하면 누적되는 영향이 상당히 큰 것으로 나타났다.

6시간 미만으로 자는 사람들은 병에 걸릴 위험성이 크게 증가한다. 충분한 수면은 건강을 위해 필수적이고, 수면 부족은 암을 일으키거나 촉진할 수 있으며 전반적인 사망 위험성을 높이기도 한다. 하버드 의과 대학에서 8만 2000명 이상의 간호사를 대상으로 진행한 '하버드 간호사 건강 연구'에 따르면 매일 밤 6시간 미만의 수면을 취하면 조기 사망 위험성이 높아지는 것으로 나타났다. 또한 수면 부족은 당뇨병, 비만, 고혈압, 고콜레스테롤 혈증과도 관련이 있음이 드러났다.

숙면을 취하지 못하거나 너무 일찍 기상하고 밤에 자주 깨는 것은 몸의 생체 시계가 제대로 돌아가지 않고 있음을 알려 주는 것이다.

"수면 부족은 신체의 모든 생리 기능을 방해한다."

2005년 10월 9일자 〈워싱턴 포스트〉에 실린 기사에서 시카고 대학의 이브 반 코터 박사가 한 말이다. 코터 박사는 "우리는 생물학적으로 수면 부족에 적응할 수 있도록 만들어지지 않았다"고 말했다.

수면은 호르몬 균형을 조절하며, 호르몬 균형은 건강에 필수적이다.

연구 결과에 따르면 수면 부족은 스트레스 호르몬 생성을 늘리고, 스트레스 호르몬은 암을 유발하고 촉진한다. 코르티솔은 수면에 영향을 받는 호르몬 중 하나다. 코르티솔은 암과 맞서 싸우는 몸을 도와주는 자연 살해 세포(NK 세포) 조절을 돕는다. 코르티솔은 적절한 균형을 유지해야 하는데 야간 근무자들은 코르티솔 균형이 바뀌어 있다. 밤에 자주 깨는 사람도 신체 균형을 깨뜨리는 비정상적인 코르티솔 리듬을 가지고 있을 가능성이 크다.

멜라토닌은 수면에 영향을 받는 또 다른 호르몬이다. 멜라토닌은 암을 예방하고 종양 성장을 방해하는 것으로 알려져 있다. 또한 암을 유발하는 돌연변이로부터 DNA를 보호하는 항산화 성질도 가지고 있다. 뇌는 수면 중에 이 호르몬을 생성한다. 멜라토닌 생성은 수면 양과 우리에게 노출되는 빛의 양에 민감하다. 우리 일상생활의 일부분인 인공 조명을 생산하는 전기 기기 숫자가 폭발적으로 증가하고 있는데 이것도 문제가 된다. 많은 사람이 야간에도 이런 기기들을 가까이 둠에 따라 수면 중에도 멜라토닌 생성에 영향을 주는 빛에 지속적으로 노출된다. 이것이 암 위험을 높이고 있음을 수많은 연구 결과가 보여 준다.

연구 결과에 따르면, 태블릿 PC, 노트북, 전자 리더기, 텔레비전 세트 같은 장치에서 나오는 빛의 양은 아무리 적다 해도 멜라토닌 생성 양을 절반으로 줄일 수 있다. 이 연구는 암 위험성을 낮추기 위해서는 완전히 어두운 방에서 자야 한다는 것을 강조한다. 밤새도록 일하는 야간 근무자는 멜라토닌이 덜 생성된다. 불충분한 멜라토닌은 다른 호르몬 수치에 영향을 주며 에스트로겐 수치를 높인다. 높은 에스트로겐 수치는 유방암과 전립샘암의 위험성을 높인다. 사실은 인공 불빛에 대한 최소한의 노출만으로도 암과의 싸움을 돕는 유전자뿐만 아니라 암 형성과 관련이 있는 유전자 발현을 변경하기에 충분하다. 인공 불빛으로 인해 멜라토닌 생성이 지연되거나 중단되면 야간 리듬은 깨지고 세포 회복에 필요한 정상적인 대사 활동도 방해를 받는다. 신체는 최적의 건강 상태를 유지하는 데 필수적인 회복 작용을 완수하기 위해 매일 불빛 방해 없이 7~9시간의 수면을 요구한다.

신체의 자연적인 리듬을 방해하는 것은 결코 좋은 생각이 아니다. 신체가 균형을 이루고 정상적으로 기능할 때 건강할 수 있다. 여성 야간 교대 근무자는 정상적으로 자는 여성보다 유방암 발병률이 높고 종양 성장이 더 빨라지며 더 일찍 사망하는 경향이 있다. 심각한 수면 장애가 있는 실험동물들은 종양이 두세 배 빠르게 성장한다. 수면은 우리 몸의 내부 환경을 회복하는 데 도움이 되므로 수면의 질이 좋지 않거나 충분한 수면을 취하지 않는 사람들은 염증 수치도 높다. 수면 시간이 6시간 이하인 사람들은 전형적으로 피브리노겐, 인터류킨-6, C-반응성 단백질 등 세 가지 염증 표지에서 높은 수치가 측정된다. 만성 수면 장애는 만성적인 염증을 유발하는데, 염증은 암을 유발하고 촉진한다.

휴대폰은 수면에 영향을 미치는 또 하나의 문제다. 2008년 '전자기 연구 심포지엄'에서 발표된 스웨덴의 연구에 따르면, 휴대폰 방사선이 수면을 지연 및 감소시키는 것을 증명하는 '충분하고도 넘치는 증거들'이 있다고 한다. 잠들기 전에 휴대폰을 사용하면 깊은 수면 단계까지 가는 데 시간이 더 걸리고 깊은 수면을 취하는 시간이 적어진다. 깊은 수면 시간이 단축되면 신체 일일 재생 능력이 지장을 받는다. 재생 장애는 면역 체계에 악영향을 미쳐 노화 과정에 기여할 뿐만 아니라 모든 질병 퇴치에도 어려움을 준다.

앞에서 언급한 내용에도 불구하고 연령과 상황을 아우르는 모든 사람에게 해당되는 마법 같은 수면 시간이라는 것은 없다. 어린이와 10대 청소년은 성인보다 더 많은 수면이 필요하다. 수면 욕구는 개인차가 있으며 나이, 성별, 활동 수준이 같다 하더라도 필요한 수면 시간은 다를 수 있다. 당신의 몸이 하는 말을 들어 보라. 필요한 양을 결정하려면 잠에서 깨어난 직후에 느끼는 기분을 기록하라. 기상 직후에도 여전히 피곤하면 당신은 더 많은 수면이 필요한 것이다. 숙면을 취하는 데 필요한 첫 번째 단계는 당신 스스로가 숙면에 들도록 노력하는 것이다. 스트레스는 수면을 방해하는 것으로 잘 알려져 있으며, 잠을 자지 않으면 스트레스를 처리할 수 없다. 이것은 스트레스를 더 많이 받고 수면은 더욱 부족하게 만드는 악순환으로 이어질 수 있다.

당신이 암 환자라면 밤 10시까지는 잠자리에 들고 어둡고 조용한 환경에서 8시간의 질 좋은 수면을 취하려고 노력해야 한다. 신체는 밤 11시와 새벽 1시 사이에 호르몬 균형을 맞추는 데 도움이 되는 부신을 재충전하므로 당신은 그 시간대에 잠을 자고 있어야 한다. 충분한 수면은 건강과 삶의 질에 가장 중요한 요소 중 하나로, 암 발병 여부에 분명히 영향을 미친다.

소음도 다양한 건강 문제에 영향을 준다

만성 소음은 암과 관련이 있다. 만성 소음이 수면 패턴의 혼란을 야기하고 그 결과 호르몬 불균형이 생긴다는 점에서 암과 관련이 있다. 소음이 건강 문제를 일으킬 수 있다는 것을 증명한 연구가 있다. 비행기 소음으로부터 개 짖는 소리,

시끄러운 음악에 이르기까지 모든 소음이 수면 패턴을 방해할 수 있고 그 결과 비정상적인 호르몬 분비를 야기한다. 미국 스탠퍼드 대학의 한 연구에 따르면 소음으로 인한 수면 장애가 호르몬 균형을 깨뜨리고 비정상적인 면역 반응을 일으켜 결과적으로 암을 돕게 된다고 한다. 소음으로 인한 피해는 수면 장애를 넘어선다. 예를 들어 시끄러운 소음에 지속적으로 노출된 근로자는 칼슘과 마그네슘 손실을 겪는데, 이는 골다공증부터 암에 이르기까지 다양한 건강 문제에 상당한 영향을 줄 수 있다.

몸은 염증을 일으키는 화학 물질(사이토카인)을 분비해 소음에 대응한다. 일부 연구자들은 사람은 나이가 들수록 사이토카인 생성이 증가하는데 그 한 가지 이유는 평생 소음에 노출되어 왔기 때문이라고 한다. 요지는 소음이 정상적인 호르몬 균형과 정상적인 면역 반응을 방해하고 신체에 염증을 일으킨다는 것이다. 이 모든 것이 암 생성 과정을 돕는다.

우리는 소음을 정상으로 여기는 사회를 만들어 버렸다. 이와 같은 비정상적인 사회는 그동안 우리가 만들어 온 근본적인 변화 가운데 하나일 뿐이다. 나아가 현재 암이 평범해져 버린 이유 중 하나이기도 하다. 당신 삶에서 가능하면 최대한 소음을 줄여야 한다.

기억해야 할 것들

───── ─ ───── 많은 요인이 암의 스위치를 켜고 암의 생성 과정을 촉진하고 있으며 그런 요인들은 '신체의 경로' 속 여러 요인과 중첩되어 있다. 이 요인들뿐만 아니라 다른 다섯 가지 경로의 요인들도

통제한다면 당신은 질병과 암이 없는 삶을 살 수 있다.

- 매일 반드시 최소한 30분 동안 운동을 해야 한다.
- 텔레비전을 보거나 음악을 들으면서 하루 20분 동안 하는 리바운딩 운동(트램펄린 위에서 뛰는 운동)은 당신 건강에 기적을 일으킬 것이다. 힘들지 않게 할 수 있다.
- 하루 종일 당신의 호흡을 지켜보라. 올바른 호흡은 긴장을 완화하고 스트레스 수준을 낮추며 세포에 더 많은 산소를 공급한다.
- 몸의 많은 부위를 햇볕에 자주 노출시켜라. 햇볕 쬐기가 불가능하다면 고품질의 비타민 D 보충제를 섭취하라.
- 의료용 엑스레이부터 휴대폰, 공항 스캐너(스캐너 사용을 거절하고 수동식 검색대를 요청하라)에 이르기까지 모든 종류의 방사선 노출을 최소화하라.
- 밤 11시 전 잠자리에 들고 매일 8시간의 숙면을 위해 노력하라.
- 소음을 피하라. 특히 지속적이고 시끄러운 소음을 피하라.

제 8 장

유전의 경로

매년 당신 신체는 97% 이상이 완전히 새로 교체된다.
유전자 DNA 구조조차도 우리가 섭취하는 영양소에 의해 전적으로 재구성된다.
영양소 질은 새로 교체된 세포 조직의 질을 결정한다.
세포가 기능할 수 있는 수준과 질병에 대한 저항성을 결정하는 것이다.

―마이클 콜건(《새로운 영양학》 저자)

영양소는 위험성이 높은 유전자 진로를 바꿀 수 있다.
위험성이 높은 유전자들을 제거할 뿐만 아니라
이로 인해 생기는 나쁜 결과들을 억제할 수 있다.

―러셀 L. 블레이록(《생명을 살리는 건강과 영양의 비밀》 저자)

유전자는 생명 그 자체에 필수적이며, 암 생성 과정에서도 중요한 역할을 한다. 연구 결과 암의 스위치를 켜고 성장을 촉진하는 유전자와 암의 스위치를 끄고 성장을 억제하는 유전자들이 있다는 것이 증명되었다. 그러나 유전자에 대한 많은 오해가 여전히 남아 있고, 유전자가 하는 일이나 하지 않는 일에 대한 오해도 많이 있다.

유전자는 청사진과 같다. 유전자는 우리 몸에게 하나의 단일 세포에서 하나의 인간으로 성장하는 방법을 알려 주는 지시 사항들의 집합이다. 유전자 약 4분의 1만이 자동적으로 발현(스위치를 켠다)을 결정한다. 예를 들어 눈이 푸른색인지 또는 머리카락이 곱슬머리인지와 같은 것들이다. 대부분의 유전자는 그저 수천 가지의 가능성을 제공한다. '일어날 일'이 아니라 '일어날 수도 있는 일'을 말하는 것이다. 이런 유전적 청사진이 특정한 일을 하려면 어떤 것을 발현할지를 선택하기 위한 일종의 방아쇠(환경적인 또는 심리적인) 같은 명령어가 필요하다. 당신은 식이 요법, 생활 습관, 사고방식을 통해 이런 방아쇠를 통제할 수 있다. 따라서 당신이 유전자를 통제한다. 암 생성 과정을 좌우하는 유전자도 당신 통제 아래 있는 것이다.

어떤 특성(그것이 좋은 것이든 나쁜 것이든)이 가족 내력이라 해서 꼭 그 가족 모두의 유전자가 그 특성을 지닌다는 의미는 아니다. 또는 그 특성을 가지고 있다 해도 그것이 꼭 발현되지도 않는다. 우리는 흔히 유전적으로 물려받은 것들에 관해 필요 이상으로 많은 걱정을 한다. 당신을 암에 더 잘 걸리도록 만드는 유전자가 있을까? 그렇다. 그럼 그 유전자가 암을 유발하는가? 아니다. 그 유전자는 암 생성 과정을 가능하게는 하지만 암을 일으키지는 않는다. 암을 일으키려면 암 촉진 유전자를 활성화하는 일을 해야 한다. 그 유전자는 당신의 지시를 기다린다. 활성화되지 않으면 그 유전자는 제자리에서 아무 일도 하지 않는다. 한 세기 전까지만 해도 미국 인구의 겨우 3%만이 암 발병의 영향을 받았다. 이제는 거의 50%의 미국인이 암에 걸릴 것으로 추정되는 지난 100년 동안에도 우리 유전자는 변하지 않았다. 그렇지만 우리의 식단, 환경, 생활 방식은 근본적으로 바뀌었다. 따라서 암 발병 증가를 우리가 물려받은 유전자 탓으로 돌릴 수는 없다. 진짜 문제는 우리가 유전자에게 다른 명령을 내리고 있다는 것이다.

먹는 음식과 생활 방식에 근거해 당신이 세포들에게 만들어 준 환경이 암 발병 여부를 결정하는 가장 중요한 요소다. 당신이 유전을 통제할 수는 없다. 하지만 세포들에게 만들어 주는 환경은 당신이 조절할 수 있다. 환경은 유전자가 다른 방식으로 발현되게 하는 방아쇠다. 그런데 당신이 매일 매 순간 그 환경을 조성하고 있다. 당신이 먹는 음식, 호흡하는 공기, 마시는 물, 노출되는 독소, 하는 생각 등으로 그 환경을 조성해 유전자가 발현되는 방식을 바꾸고 있다. 당신 건강의 운명을 당신이 통제하고 있는 것이다. 유전자를 절대적이고 변함없는 지시 사항들의 집합으로 생각하는 대신 다양한 가능성으로 생각할 수 있다. '가능성'의 집합으로 말이다. 만약 특정한 상황이 존재한다면 당신 유전자들은 특정한 방식으로 발현될 것이다. 만약 다른 상황이 생기면 동일한 유전자라도 다른 방식으로 발현될 것이다. 생화학자이자 《질병을 막는 영양Nutrition Against Disease》의 저자인 로저 윌리엄스는 단일 유전자 자체는 전적으로 쓸모없는 화학 물질 줄기에 지나지 않는다고 주장했다. 유전자는 혼자서 질병이나 건강을 결정하지 못한다. 당신이 원하는 것을 말할 때까지 유전자는 휴면 상태에 있는 컴퓨터 프로그램처럼 본질적으로 아무것도 하지 않는다.

유감스러운 것은 오늘날 우리가 유전자에게 암을 일으키라고 말하고 있다는 사실이다. 우리는 유전자를 손상하고 부적절한 지시를 내리며 가능한 한 모든 방법으로 우리가 암이라고 부르는 증상을 유발하게끔 하고 있다. 우리는 자신의 유전자에게 암을 일으키라는 지시를 할 뿐만 아니라, 잘못된 식습관, 독소에 대한 노출, 스트레스, 수면 부족 및 기타 여러 가지 요인을 통해 암으로부터 우리를 보호하기 위해 존재하는 종양 억제 유전자도 차단하고 있다. 암의 스위치를 켜고 암 과정을 촉진하는 모든 행동을 하고 있는 것이다.

암을 예방하거나 치유하기 위해 해야 할 일들이 있다.

- 당신의 유전자 손상을 멈추어라.
- DNA 회복을 도와라.
- 유전자에게 올바른 지시를 내려라.

유전자는 생명의 청사진이며 세포 성장, 세포 자멸, 혈관 신생 및 호흡 조절을 포함한 생물학적 과정의 시작과 끝을 지시한다. 현대식 식단과 생활 방식은 이런 유전자를 망가뜨려 돌연변이를 일으킨다. 유전적 손상은 기존의 유전적 암호 발현을 변화시키는 것과는 달리 암호 자체의 변화에 영향을 준다. 정상 세포 DNA가 손상되었을 때 신진대사 프로그램의 이런 변화는 암세포 성장을 촉진할 수 있다. 돌연변이는 손상된 컴퓨터 프로그램과 같다. 이 프로그램은 더 이상 원래대로 작동하지 않는다. 세포 산소 호흡에 대한 작동 지시가 손상될 수도 있는데, 결핍된 산소 호흡 결과가 암으로 이어진다.

화학 물질과 방사선에 의한 돌연변이는 급격하고 예측 불가능한 유전적 암호의 변화를 야기할 수 있다. 유전자는 유기체를 생성, 회복, 재생하기 위한 결정적인 설계도다. 이런 설계도를 무작위로 변경하는 것은 좋지 않다. 집을 건축할 청사진을 무작위로 변경하기 시작하면 어떻게 될까? 문, 창문, 벽, 방 전체가 이상하게 배치될 수 있다. 그런 집은 더 이상 정상적인 기능을 하지 못할 것이다. 즉 유전적인 손상을 입은 것이다.

돌연변이가 유전자에 손상을 가하는 것도 유전적 기능을 바꾸는 한 가지 방법이다. 또 다른 방법은 우리가 손상되지 않은 정상적인 유전자에게 내리는 지시를 바꾸는 것이다. 유전자는 당신이 시키는 대로 행하는 순종적인 하인이다. 만약 당신이 지시 사항을 바꾸면 당신은 다른 결과를 얻는다. 만약 당신이 암을 요구하면 유전자는 암을 줄 것이다. 만약 암이 사라지길 원한다면 당신은 더 이상 암을 요구하지 말아야 한다. 돌연변이 말고도 산소 호흡을 억제해 암을 유발할 수 있는 메커니즘들이 있다. 그중 하나가 후성 변화(생물 개체의 조직, 기관 따위는 발생에 따라 변화하면서 형성된다는 원리)인데, 이 변화는 유전자 자체는 바꾸지 않으면서 유전자에게 주어진 지시를 바꾼다. 유전자 발현의 이런 후성 변화는 식단, 생활 방식, 환경의 화학 물질에 대한 노출의 결과다.

오늘날 후성 변화가 큰 문제로 드러나고 있다. 우리는 이제 환경의 화학 물질이 실제 돌연변이 또는 DNA 구조적 손상 없이도 암을 유발할 수 있음을 알게 되었다. 특정 화학 물질은 유전자를 손상하거나 변이하지 않는 방식으로 DNA와 반응한다. 그러나 유전자 발현 방식을 변경해 유전자 행동에 거대한 영향을 줄 수 있다. 예를 들어 암 성장을 억제하는 유전자 산물이 생성되지 않아 암세포가 통제 불능 상태가 될 수도 있다. 더 심각한 것은 이런 후성 변화가 다음 세대에까지 전달될 수 있다는 증거가 있다는 사실이다. 이것은 당신이 환경 독소에 노출되는 것을 피하고 기존에 쌓인 독을 줄이기 위해 필요한 조치를 취하도록 노력해야 하는 또 하나의 이유가 된다.

후성 변화의 또 다른 원인은 영양 부족이다. 어머니의 영양 부족은 유전자 자체에는 변화를 주지 않은 채 암에 걸리기 쉬운 유전자를 포함한 자손들의 유전자 발현을 영구적으로 바꿀 수 있다. 현재 암이 유행하는 것은 여러 세대에 걸쳐 영양이 결핍된 가공식품 섭취가 원인의 일부일 수 있다. 심지어 조부모 영양도 당신 유전자가 발현되는 방식과 질병에 대한 민감성에 영향을 줄 수 있다. 우리가 노출되는 독소와 우리가 먹는 음식은 우리와 우리 아이들에게 가해지는 피해를 넘어서는 광범위한 결과를 가져올 수 있다. 미래의 인류들 또한 영향을 받는 것이다.

염증은 DNA를 손상해 돌연변이를 일으키는데, 염증이 심해지면 이 손상은 DNA 회복 능력을 넘어선다. 염증은 모든 만성 질환의 초석이며 암은 전적으로 염증에 의해 결정된다. 염증은 '산화적 손상'을 불러일으키며, 산화적 손상은 암 생성 과정과 암 유전자 활성화 및 암 전이를 용이하게 하는 데 큰 역할을 한다. 염증은 좋은 식단, 독소 줄이기, 스트레스 관리, 항산화 영양 보충제로 조절할 수 있다.

유전자 손상을 멈춰라

───── ───── ───── 세포 분열을 늦추는 유전자(종양 억제 유전자)와 세포 분열 속도를 빠르게 하는 유전자(원발 암 유전자)가 있다. 이런 유전적 온/오프 스위치는 신체 균형을 유지하는 데 도움을 준다. 이런 유전자들이 손상되면 통제 불능의 세포 성장을 초래할 수 있는데, 이것이 바로 암이다. DNA 돌연변이로부터 당신을 보호하려면, DNA 손상을 가져다주는 다음과 같은 것들에 대한 노출을 제한해야 한다.

- 전리 방사선(이온화 방사선): 평균적인 사람들 절반 정도가 진단용 엑스레이 촬영과 의학용 방사선 치료로 인한 이온화 방사선에 노출된다. 꼭 필요한 경우가 아니라면 이런 종류의 방사선을 피하라. 질병의 유전적 기원을 신뢰하는 의사들이 독성 의약품과 방사선을 사용해 환자들에게 엄청난 유전적 피해를 입히고 있다는 것 자체가 역설적이다.
- 비이온화 방사선: 이런 방사선은 돌연변이는 일으키지 않으나 유전적인 영향을 끼칠 수 있다. 모든 유형의 전기 장치, 전기함, 변압기, 휴대폰, 휴대폰 기지국 및 고전압 전력선에 가까이 접근하거나 장시간 노출되는 것을 피하라.
- 독소: 인공 산업 화학 물질, 처방 약, 담배도 포함된다. 호르몬, 폴리 염화 비페닐, 다이옥신 같은 육류 및 유제품의 화학 잔류물도 포함된다. 고온으로 가열되거나 탄 음식들(바비큐 등)은 유전자 변이와 암을 일으킬 수 있는 화학 물질들을 함유하고 있다.

전리 방사선은 DNA에 손상을 주며 직접적으로 암을 유발한다. 우리는 유방 조영술 엑스레이 검사가 유방암을 유발한다는 사실을 확실히 알고 있다. 의사들과 치과 의사들은 무책임하게도 우리를 방사선에 노출시키는데, 방사선은 암 유행에 큰 기여를 하고 있다. 오늘날 통용되는 엑스레이 검사의 90%가 의학적으로 정당화될 수 없는 것이다. 틀에 박힌 모든 엑스레이 검사를 거절하고, 절대적으로 꼭 필요할 때만 엑스레이 촬영을 허용하라.

환경 독소에 노출되면 DNA가 손상되어 세포의 작동 방식을 영구적으로 바꿔 버리는 돌연변이를 유발할 수 있다. 이런 손상은 결함이 있는 DNA를 인식하고 치료하는 세포 능력도 손상할 수 있다. 다시 말해 독소는 DNA 치료 장치를 작동하는 지침을 손상할 수도 있다는 것이다. 수많은 천연 및 인공적인 화학 물질이 유전적 돌연변이와 암을 일으키는 것으로 확인되었다. 단 몇 분이라도 이런 화학 물질에 노출되면 DNA의 영구적인 손상을 일으킬 수 있다. 이런 화학 물질에는 수많은 일반 가정용품, 의약품, 농약, 제초제, 식품 첨가물, 불소, 그리고 수은이나 납 같은 금속들이 포함된다. 우리는 발암 물질 홍수 속에 살고 있으므로 이들을 피하는 방법을 배워야 한다.

발암 물질을 피하려면 고온으로 가열된 식품을 피해야 한다. 특히 검게 탄 음식을 피하라. 그런 음식들은 벤조피렌과 헤테로사이클릭아민을 포함한 강력한 발암 물질들을 함유하고 있다. 벤조피렌은 DNA와 결합해 심각한 유전적 돌연변이를 일으킨다. 헤테로사이클릭아민은 튀긴 고기에 가장 많이 들어 있는 발암 물질이다. 구운 고기, 훈제나 바비큐 고기를 많이 섭취한 여성은 유방암에 걸릴 확률이 75% 높으며, 바짝 익힌 고기를 좋아하는 사람은 췌장암 위험성이 60% 높다. 땅콩과 옥수수 제품은 보통 곰팡이가 많고 강력한 발암 물질인 아플라톡신이 많이 들어 있다. 불소는 DNA 회복 효소를 억제하므로 불소로 오염된 수돗물, 치약, 가공식품을 피하라.

세포가 분열되어 새로운 세포를 형성하기 전까지 손상된 DNA가 회복을 못하면 그 손상은 영구화되어 모든 새로운 세포에도 그 피해가 나타나게 된다. 손상은 누적되기 때문에 이 영향의 범위는 사소한 것에서 파괴적인 것까지 다양하다. 생식 세포에서 유전적 돌연변이가 일어나는 경우에 이것이 다음 세대에 전달될 가능성은 50 대 50이다. 손상된 세포와 유전자는 조기 노화, 피로, 감염에 대한 낮은 저항성, 심리적인 스트레스, 사회적 부적응을 포함한 다양한 문제와 암으로 이어질 수 있다.

물려받은 유전자가 조기 노화, 질병, 암을 일으키는 것이 아니다. 손상된 유전자가 이런 문제들을 일으킨다. 21세기에 살고 있는 오늘 우리의 삶은 우리의 유전자를 망가뜨리고 있으며 전례 없는 방법으로 급격하게 돌연변이를 만들어 내고 있다. 형편없는 식단, 발암성 화학 물질에 대한 노출, 엑스레이 등으로 인해 현재 대부분의 노령 인구와 많은 젊은이가 몸 전체에 암세포 무리를 가지고 있다. 조건만 주어지면 이 세포들은 성장하고 전이될 것이다. 암이 완전히 발병되기까지는 보통 5년에서 40년이 걸린다. 다행히도 유전적 손상은 치료가 가능하다. 우리는 유전자 손상을 피해야 할 뿐만 아니라 유전자가 스스로를 치유하는 데 필요한 원료(영양소)를 제공해 주어야 한다.

DNA 회복을 도와라

───── ───── ───── 유전자는 항상 손상된다. 유전자가 손상되는 것

은 정상이다. 그래서 우리 안에 DNA 회복 시스템이 존재하고 있는 것이다. 하지만 형편없는 식단과 독소 및 방사선에 대한 대규모 노출 때문에 DNA 회복 시스템은 손상을 치료하는 데 어려움을 겪고 있다. DNA가 제대로 회복되지 않고 때로는 유전자 손상으로 인해 회복 장치 자체가 작동을 못하기도 한다.

어떤 영양소들은 DNA 회복 과정을 돕는 것으로 알려져 있다. 비타민 B3, 비타민 B6, 비타민 B12와 엽산, 아연과 L-카르니틴이 그것들이다. 대부분의 미국인에게는 이런 영양소들이 부족하다. 미국 농무부에 따르면 미국인의 73%가 아연 결핍이고, 40%는 비타민 B12 결핍, 80%는 비타민 B6 결핍이다. 당신 식단에 고품질 영양 보충제를 추가하는 것이 이제는 필수다. 당신은 신체가 제대로 일하기 위해 필요한 영양소들을 공급해 주어야 한다. 신체가 일을 하지 못하면 노화 과정은 가속화될 것이고, 암 과정이 작동되어 당신은 아프게 될 것이다.

당신의 유전자에게 올바른 지시를 하라

유전자 스위치가 켜졌을 때, 하나의 유전자는 무려 3만 종이나 되는 다른 단백질을 만들어 낼 수 있다. 각각의 단백질은 몸에서 서로 다른 역할을 하며 다른 결과를 만들어 낸다. 유전자가 생성할 단백질을 결정하는 요소는 무엇인가? 그것은 바로 유전자가 해당 환경으로부터 받는 지시다. 그리고 당신이 그 환경을 만든다. 당신은 언제 유전자 스위치를 켜거나 끌지, 어떤 단백질을 생성할지, 그리고 언제 생성할지를 유전자에게 말한다. 당신이 통제하고 있는 것이다!

아주 많은 사람이 유전자가 암을 일으키고 암이 가족으로부터 유전된다는 생각을 하고 있다. 그러므로 그들은 자신도 암에 걸릴 것이라고 여긴다. 이것은 낡은 사고방식이며 틀린 생각이다. 2000년 세계적인 의학 학술지 《뉴잉글랜드 의학 저널》에 보고된 쌍둥이에 관한 한 연구는 "우리가 연구한 쌍둥이 그룹에서 암의 원인에 압도적으로 기여한 것은 환경이었다"라고 결론 내렸다. 당신이 당신 유전자에게 만들어 주는 환경이 유전자 스스로가 암에 걸릴지 여부를 결정하는 것보다 훨씬 중요하다.

환경은 유전자 발현 방법을 알려 주는 지침을 제공한다. 유전자를 컴퓨터 프로그램이라고 생각해 보자. 컴퓨터 프로그램은 문서 작업, 이메일, 스프레드시트 또는 컴퓨터 게임과 같은 특정 작업을 수행하도록 설계되어 있다. 각 프로그램은 컴퓨터 기능 범위 내에서 당신이 요청한 내용에 따라 다양한 작업을 수행할 수 있다. 마찬가지로 당신이 각 세포 내부에 만들어 준 화학적 환경이 유전자에게 내려지는 지시 사항을 결정한다.

당신은 식단과 생활 방식으로 그 환경을 조성한다. 당신의 신체 활동 정도, 햇볕, 신선한 공기, 수면 양은 모든 세포 안에 생성되는 화학적 환경에 영향을 미친다. 세포 속의 pH, 나트륨 양, 독소의 양과 종류, 당신이 섭취한 호르몬과 호르몬 유사 화학 물질, 노출된 전자기장 환경, 그리고 당신의 생각, 믿음, 감정 등 이 모든 것이 당신의 고유한 유전자 집단과 상호 작용하는 환경을 만들어 유전자에게 어떻게 발현할지를 알려 준다. 어떤 식으로든 이 모든 것은 당신의 통제 아래 있다.

호르몬은 유전적 스위치로 어떤 유전자는 활성화하지만 어떤 유전자는 비활성화하기도 한다. 암을 통제하려면 호르몬 균형을 정상화하는 것이 매우 중요하다. 올바른 호르몬 균형은 암을 방어하지만, 균형이 틀어지면 암의 성장 속도가 빨라진다. 호르몬 균형은 충분한 수면을 취하는 것이 중요한 이유와 스트레스 호르몬이 당신을 죽일 수 있는 이유를 설명해 준다. 설탕이 엄청나게 위험한 독소인 이유 중 하나는 설탕이 호르몬 불균형을 일으키기 때문이다. 고기와 유제품(그 제품들이 함유하고 있는 호르몬도 같이)을 섭취하는 것이 암에 기여하는 것도 고기와 유제품 섭취로 인한 호르몬의 불균형 때문이다.

과학자들은 비타민 D가 200여 종의 유전자에게 영향을 미친다는 사실을 발견했다. 다발성 경화증과 같은 자가 면역 질환 및 암과 관련된 유전자도 여기에 포함된다. 이것은 비타민 D 결핍증이 얼마나 심각한 것인지를 분명히 보여 주고 있는데, 겨울이 끝날 무렵에는 미국인 절반 이상이 비타민 D 결핍 상태가 된다.

연구에 따르면 식단, 운동, 인간의 상호 작용을 포함한 암 환자 생활 습관의 변화는 건강한 방향에서 수백 가지의 암 관련 유전자 발현에 변화를 줄 수 있다. 그동안 스트레스 호르몬은 유전자 발현을 악화하는 것으로 알려져 왔다. 게다가 스트레스 호르몬은 신체의 거의 모든 세포에 영향을 미치며, 호르몬이 정상 수준으로 돌아온 후에도 부정적인 프로그램은 유지될 수 있다. 즉 정신적으로 스트레스를 받거나 보다 긍정적인 전망을 유지하거나 하는 것이 당신 유전자 발현에 영향을 미칠 수 있다. 그러므로 스트레스 호르몬은 암의 발병, 예방 또는 치료 능력에 직접 영향을 미친다.

결국 당신이 어떤 유전자를 가지고 있는지는 문제가 되지 않는다. 그 유전자가 어떻게 발현되는지가 문제다. 당신은 물려받은 유전자를 조절할 수는 없지만 발현되는 방식은 조절할 수 있다. 생활 방식에 대한 선택들을 통해 당신은 유전자가 켜지거나 꺼지도록 지시를 하고, 또한 어떤 단백질을 생성할지 그리고 언제 생성할지를 당신 유전자에게 말하는 것이다. 유전자가 당신 생명을 통제한다고 말할 수도 있겠다. 바로 그 유전자를 당신이 통제한다. 그러므로 당신의 생명은 당신이 통제하고 있는 것이다.

기억해야 할 것들

──── ─ ──── 암을 예방하고 치유하기 위해서는 유전자 손상을 막고 DNA 회복을 도우며 유전자에게 건강을 향상시키는 지시를 내려야 한다. 유전자는 암에 필수적인 역할을 수행하기 때문에 이런 권고사항들을 명심해야 한다. 우리가 알다시피, 암이란 세포들의 성장이 억제되지 않는 것이다. 세포 증식을 조절하는 유전자들이 있기는 하지만 그 유전자들도 올바른 지시를 받아야 한다. 그 유전자들이 확실하게 정상적으로 작동하기를 원한다면, 건강한 사고와 감정을 유지하고 올바른 영양 섭취와 독소 회피를 통해 세포 내부의 화학 작용을 균형 있게 유지해야 한다. 유전자 돌연변이 축적은 세포 성장을 조절하는 능력에 손상을 주며, 이것이 우리가 나이 들수록 암세포가 증가하는 한 가지 이유다. 후성 변화와 DNA 돌연변이로부터 스스로를 보호하는 것은 질병 예방과 생명 연장에 있어 매우 중요한 일이다.

제 9 장

의학의 경로

질병은 의약품과 수술로만 치료가 되고
약물 없이 자연적인 요법으로 질병을 예방하고 치료하는 것은
비과학적이라는 의견이 의학계의 지배적인 정설이다.
주류 의학은 이런 정설로 대중을 설득해 왔다.
이것이야말로 가장 큰 비극이다.

—마지드 알리(전 컬럼비아 대학 병리학 교수, 의학 박사)

기존의 암 치료법은 수색 섬멸 작전과 같다.
종양을 발견해 잘라 내고, 항암 요법으로 독을 가하거나
방사선 요법으로 제거한다.
암에 대해 확실하게 효과가 없는 접근법이 있다면,
그것은 바로 이 같은 기존의 치료법이다.
암으로 인한 사망률은 지난 50년간 변동이 없었다.
엄밀히 따져 사망률은 증가해 왔다.
기존 접근법이 효과가 없다는 사실에도 불구하고
이런 방법이 지금까지도 보편적으로 받아들여지고 있다.

—줄리언 휘터커(휘터커 건강 연구소, 의학 박사)

한번 생각해 보자. 만약 지금까지의 암 치료법이 효과가 있었다면 그 누구도 암을 두려워할 이유가 없을 것이다. 그런데 사람들은 지금 암을 두려워하고 있다. 그 이유는 주류 의학의 치료법이 실패했기 때문이다. 그들은 진짜 원인을 다루는 일을 전혀 하지 않기 때문에 실패했다. 심지어 삶을 연장하거나 삶의 질을 높이는 데도 실패했다.

왜 암 치료에 의학이 통하지 않을까?

주류 의학의 암 치료는 방사선, 항암제, 수술 등 증상만 처리하는 방식으로 이루어져 있어서 눈에 보이는 종양을 제거하거나 줄이기는 하지만 근본적인 원인을 해결하는 데는 아무런 도움이 되지 않는다. 뿐만 아니라 암의 생성과 진행 과정도 막지 못한다. 사실 이런 치료법들은 오히려 암의 생성을 촉진하기 때문에 치료가 되기보다는 더 많은 암을 유발한다. 어떤 치료도 하지 않은 대부분의 암 환자가 주류 의학 치료를 받는 환자들보다 더 오래 사는 이유가 바로 여기에 있다. 여배우이자 작가, 그리고 유방암 생존자인 수제인 소머스는 저서 《암을 고치는 미국 의사들》에 국제적으로 유명한 뉴욕의 암 전문의 니컬러스 곤살레스 박사와 인터뷰한 내용을 소개하고 있다. 곤살레스 박사는 "환자가 항암 요법과 방사선 치료를 받게 될 때 치료된 경우가 전혀 없지는 않으나 치료 성공률은 더 떨어지게 된다"라고 말했다.

주류 의학 암 치료법은 효과가 없을뿐더러 위험하기까지 하다. 대부분의 의사는 환자를 돕고자 하는 좋은 의도로 희망을 가지고 약을 투여한다. 그러나 그들이 받아 온 대부분의 교육은 한물간 것으로 절망적인 내용들이다. 비과학적일 뿐만 아니라 아무런 효용 가치가 없다. 그 결과는 처참하다. 미국의 의학 교육을 한번 살펴보자. 옥스퍼드 대학 의과 대학 교수이자 20세기 의학 교육 분야에서 가장 존경받는 전문가 중 한 사람인 의학 박사 조지 피커링은 1971년《영국 의학 저널 British Medical Journal》에서 다음과 같이 말하고 있다.

"미국의 의학 교육은 주로 쓸모없는 지식들로 짜인, 참 희한한 성지를 숭배하고 있는 것과 같다. 우리는 '과학에 무식한 사람들'을 배출하고 있다. …… 임상적인 의문이나 새로운 기술을 익히는 데 매우 비과학적인 접근 방식을 가진 사람들 말이다."

우리 의사들은 과학적으로 진보적인 분자 의학에 대한 교육을 받지 못하고 있다. 분자 의학은 독성이 없는 영양소를 투여해 세포와 분자를 교정하는 치료를 중시한다. 그런데 의사들은 '약물과 수술' 의학만 배운다. 독성이 강하고 건강에 해를 끼칠 수 있는 약을 처방하는 방법, 그리고 몸에 칼을 대 손상을 줄 수 있는 수술 방법을 배운다. '제9장 의학의 경로'는 심각한 결함이 있는 이런 시스템의 함정을 당신이 피할 수 있도록 도와줄 것이다.

여기 함정에 대한 한 사례를 보자. 2009년 초 효과적인 암 치료법을 탐구하는 단체 '암을 이긴 사람들'의 회장인 나의 친구 프랭크 비벌이 미국에서 가장 유명한 종양학자 중 한 사람과 통화한 사실에 대해 말해 주었다. 프랭크는 전화를 받자마자 이 유명한 여성 암 전문의가 누구인지 알 수 있었다. 프랭크가 무슨 일로 친히 전화까지 주셨느냐고 묻자 그 의사는 "제가 암에 걸렸습니다"라고 대답했다. 깜짝 놀란 프랭크는 "그런데 왜 저한테 전화를 하셨습니까?"라고 물었다. 그 의사는 "진행된 암을 치료하는 데 우리가 너무나 무능하다는 것을 잘 알고 계시지 않습니까?"라면서 그녀 자신의 암이 치료될 수 있는 대체 요법을 찾는 데 프랭크의 도움이 필요하다고 대답했다. 왜 암 전문의들이 자신의 암에 대한 대체 요법을 찾고 있을까? 그들은 자신들이 하는 치료가 통하지 않는다는 것을 잘 알고 있기 때문이다!

매년 엄청난 양의 질병 관리비를 지출함에도 불구하고 암과 기타 만성 질환 발병은 계속 증가하고 있다. 이런 현상이 일어나는 이유는 '건강 산업'이라는 것이 존재하지 않기 때문이다. 병들거나 낫지 않고 있는 수백만 명의 환자에게 의존하는 '질병 산업'이라는 것이 있다. 이런 시스템은 사람들의 건강을 유지해 주거나 건강을 회복해 주는 것으로는 경제적인 혜택을 얻지 못한다. 이런 시스템은 암을 치료할 동기가 없다. 만약 암이 완치되어 버리면 어떻게 될까? 모든 암 전문의, 제약 회사, 병원, 진단 센터, 치료 센터, 연구원들은 물론이고, 암에 관련된 비영리 기관 및 암 산업에 종사하는 다른 모든 사업은 어떻게 될까? 어쩌면 이런 점이 바로 미국의 많은 주에서 의사가 암을 대체 요법으로 치료하는 것을 주류 의학이 불법으로 만든 이유일 것이다. 임상적으로 입증된 장점에도 불구하고 대체 요법은 허용되지 않고 있다. 이런 이유 때문에 암 환자들은 암 산업에 큰 이익을 가져다주는 주류 의학의 치료법을 피할 수가 없다. 반세기가 넘는 동안 주류 의학의 치료법이 위험하고 효과가 없다는 것이 증명되었는데도 불구하고 말이다.

대부분의 사람은 의사들이 현대 과학이 제공하는 최고의 기술들을 사용할 것이라고 생각한다. 그러나 이보다 더한 착각도 없을 것이다. 미국 기술 평가국의 연구를 포함한 수많은 연구는 주류 의학 치료법의 10~15%만이 과학에 기초를 두고 있으며 주로 응급 처치와 외상 치료라는 작은 영역에서만 치료 효과가 탁월하다는 결론을 내렸다. 즉 85~90%의 의료 행위는 과학적으로 안전하며 효과가 있다는 것이 증명되지 않았다는 의미다. 현재 의료 행위의 비과학적인 근거들을 문서화한 가장 최근의 연구가 2011년 의학 학술지《내과학 보고서》에 발표되었다. 이 연구는 의사들이 기존 의료 지침을 따를 경우 과학적 근거가 거의 없거나 전혀 없는 치료법을 86%나 사용하는 것이라고 밝히고 있다.

의사들은 기존 치료 지침을 따르면서 자신들이 '증거 중심의 의학'을 실천하고 있다고 착각한다. 하지만 그 지침 뒤에 과학은 존재하지 않는다. 실제로 이 지침은 지침을 작성하는 위원회 구성원들의 가설이나 의견을 기반으로 해서 만들어진 것이다. 환자는 의사를 신뢰하고 의사는 의학의 권위자를 신뢰한다. 의사는 자기에게 가르침을 주고 지금은 위원회에 앉아 있는 그 교수가 무엇이든 잘 알고 있을 것이라는 가정 아래 그 권위자를 신뢰하는 것이다. 그러나 그 권위자조차도 자신이 지금 무엇을 하고 있는지 잘 모른다. 결과적으로 의사와 환자는 대부분의 약물과 수술이 초래하는 해로운 점을 과소평가하고 이로운 점을 과대평가한다. 널리 사용되는 치료법들이 비용도 저렴하고 안전한 대체 요법들보다 효과적이라는 증거는 사실상 없다.

주류 의학은 지난 세기의 엄청난 과학적 발전 성과들을 임상 의학으로 활용하지 못했다. 아직도 그렇게 하지 않고 있다. 그렇게 하지 않는데는 그럴 만한 이유가 있다. 대부분의 의사는 제대로 된 교육을 받지 못한 탓에 과학 논문을 읽고 해석하며 이해하는 방법을 잘 모른다. 또한 의학 문헌에 나오는 대부분의 연구는 규제가 허술하고 결함이 많다. 기득권 단체의 자금 지원을 받고 만든 것이 많아 과학적 근거가 뒷받침되지 않는 결론을 발표하기도 한다. 이는 과학을 악용하는 것으로, 노벨상을 여러 차례 수상한 저명한 과학자 라이너스 폴링이 대부분의 암 연구를 '사기'라고 말한 이유이기도 하다.

현재 주류 의학은 과학보다 훨씬 뒤처져 있고 그 상황이 너무 심각하다. 권위 있는 미국 국립 과학원 의학 연구소에서 2001년 이 문제에 대한 연구 보고서 〈의료의 질 향상Crossing the Quality Chasm〉을 발표했다. 이 보고서는 "우리가 지금 진행하는 건강 관리와 앞으로 우리가 할 수 있는 건강 관리 사이에는 조그마한 차이가 아니라 커다란 틈이 존재한다"라고 결론지었다. 또 보고서는 다음과 같이 말했다.

"미국의 보건 의료 전달 시스템은 지식을 업무로 전환하고 신기술을 안전하고 적절하게 적용하는 능력이 너무 부족하다. …… 만약 이 시스템이 오늘날의 과학과 기술을 지속적으로 제공할 수 없게 된다면 앞으로 수십 년 동안 나타날 특별한 발전에 대응할 준비가 전혀 되어 있지 않은 것이다."

지금 미국 주류 의학의 의료 행위는 과학 발전 궤도에서 너무나 멀리 벗어나 있기 때문에 그 회복이 불가능한 상황이다. 이제는 폐기되어야 하며 학회에서 말하는 '근본적이고 전면적인 재설계'로 대체되어야만 한다.

아픈 환자들에게 유독한 화학 물질을 먹이거나 그 몸을 조각조각 잘라 내는 방법을 써서 환자들을 도울 수 있겠다는 생각이 도대체 어디에서 왔는가? 사람들은 약물과 수술이 부족해서가 아니라 지나친 독과 부족한 영양 때문에 아픈 것이다. 독성과 결핍이라는 두 가지가 질병의 원인이다. 대부분의 처방 약은 독이며 건강의 결핍을 만들어 낸다. 아픈 사람에게는 처방 약이 아니라 좋은 영양이 필요하며 모든 장기가 제 기능을 발휘할 수 있는 몸이 필요하다.

주류 의학은 질병이 발병하기를 기다린다. 그런 다음 독성 약물과 외과 수술로 증상을 억제하려는 시도를 하고 신체에 심각한, 때로는 돌이킬 수 없는 치명적인 손상을 입힌다. 이처럼 불합리한 치료법은 비용이 많이 들 뿐만 아니라 사람을 계속 아프게 만들고 나아가 질병을 만성화해 처음보다 더 아프게 만든다. 심지어는 사망에 이르게 하기도 한다. 이처럼 시대에 뒤떨어진 절망적 의료 시스템은 이제 진실한 과학에 기초한 새로운 의학으로 대체되어야 한다. 한물간 낡은 패러다임에서 벗어나 질병을 예방하고 치료할 수 있는 새로운 패러다임으로 넘어가야 한다. 우리는 질병을 관리하기보다는 몸을 건강하게 만드는 데 집중해야 한다. 이런 발전적인 접근법은 수명을 연장하고 삶의 질을 높일 뿐만 아니라 우리에게 지금 절실한 대폭적인 비용 절감 효과도 가져다준다.

조금만 생각을 바꾸면 충분히 예방 가능한 만성 질환들을 치료하느라 전 국민 의료비의 4분의 3 이상이 헛되이 지출되고 있다. 애초에 망가지지 않게 예방하는 것보다 망가진 후 그것을 고치는 것이 훨씬 더 많은 비용을 필요로 한다. 그러나 주류 의학은 질병을 예방할 시도를 거의 하지 않는다. 게다가 주류 의학은 만성 질환을 대단히 잘못 다루고 있고, 암 치료에 있어서는 그 정도가 더 심하다. 암 전문의들은 자신들의 암 치료법이 유익하기는커녕 오히려 환자들에게 해를 끼친다는 사실조차 감지하지 못하고 있다.

미국인은 대부분의 다른 나라에 비해 1인당 의료비를 두 배 이상 지출한다. 측정된 결과와 미국인들이 의료비로 지출한 돈을 따져 보면 미국은 세계에서 가장 형편없는 의료 서비스를 제공하는 것이다. WHO에 의하면 미국의 전반적인 건강 상태는 세계에서 겨우 37위를 차지한다. 의료비 지출은 다른 선진국들보다 두 배 증가했지만, 기대 수명은 개선되지 않을 뿐만 아니라 앞으로 수십 년 동안 급격하게 감소할 것으로 예상된다. 현재 미국의 기대 수명 순위는 세계에서 49위인데, 1999년에는 24위, 1950년에는 5위였다.

미국의 의료 시스템은 비효율적일 뿐만 아니라 놀라울 정도의 의료 과실로 인해 위험하고 치명적이다. 그럼에도 불구하고 대부분의 사람은 의사를 신뢰하고 있다. 세계 최대 규모의 여론 조사 기관인 해리스 인터랙티브는 2006년 7월 7일부터 10일까지 전화로 실시한 '2006년 해리스 여론 조사'를 통해 사람들이 직업에 따라 다른 사람을 얼마나 신뢰할 수 있는지를 비교했다. 이 조사에서 의사가 1위였다. 조사 대상자의 85%가 의사를 신뢰할 수 있다고 했다. 의사들이 시대에 뒤떨어진 비과학적 방법들을 사용하고 있는데도 말이다. 이런 사실을 고려해 보면, 그들의 실제 치료 성공률은 매우 낮을 것으로 예측된다.

의료 과실, 해로운 약물, 불필요한 수술 등 주류 의학은 말 그대로 사람들을 죽음에 이르게 하고 있다. 그 숫자는 의료 통계에 그대로 나타나 있다. 캐럴린 딘 박사의 2005년 저서 《현대 의학에 의한 죽음Death by Modern Medicine》, 게리 널 박사의 2010년 저서 《약으로 인한 죽음Death by Medicine》, 1994년 《미국 의학 협회 저널》에 실린 1991년 하버드 의대 임상 연구인 〈의학의 오류Error in Medicine〉를 포함한 수많은 연구가 미국 의료 시스템이 도움이 되기보다는 해악을 끼쳤음을 보여 주었다. 이 분석 연구의 저자들은 훌륭한 의학, 과학 저널, 그리고 의학 연구소의 조사 보고서들을 토대로 통계를 내렸다. 그들은 의사의 치료가 미국인 사망의 주요 원인이며, 매년 100만 명 이상이 의사의 치료를 받다가 죽어 가고 있음을 분명하게 입증했다. 미국 국립 의료 평가 기관의 2011년 '병원 품질 및 임상 우수성 연구'에 따르면 현재 의료 과실이 매일 4만 건 이상 발생한다고 한다.

질병이 완치되지 않으면 만성 질환이 되어 끊임없는 관리를 해야 한다. 이는 질병 산업 사업 실적에는 좋겠지만 환자에게는 좋지 않은 일이다. 이제 주류 의학의 일반적인 수술에 대해 살펴보고 그것이 암 환자에게 어떤 영향을 미치는지 알아보자.

수술

—— 원발성 종양을 수술로 제거하는 것이 대부분의 종양에 대한 일반적인 치료 방법이다. 수술은 한정된 경우에 효과가 있다. 실제로 주류 의학의 거의 모든 암 치료법은 암이 전이되지 않은 경우에만 수술의 덕을 볼 수 있다. 그러나 대다수의 암 환자는 암이 진단된 시점에 이미 암이 전이되어 있으며, 일단 암이 전이되면 수술은 효과가 없고 단순히 일시적으로 완화시킬 뿐이다. 더 심각한 것은 암 수술이 전이를 촉진할 수 있음을 확실하게 보여 주는 증거들이 있다는 점이다(전이란 암세포가 여행해 신체의 다른 부위에 형성되고 새로운 종양들이 자라나는 과정이다).

종양을 수술로 제거하면 암이 제거된다는 것이 일반적인 생각이다. 유감스럽게도 이것은 착각이다. 눈에 보이는 종양은 단지 증상이고 암의 진행 과정에서 나타나는 하나의 부작용일 뿐이다. 암과의 전쟁에서 진정으로 승리하는 유일한 방법은 암의 진행 과정을 정지시키는 것뿐이다. 암이 전이되었는데 종양을 제거하는 것 말고는 다른 치료법이 없다면, 이런 치료의 결과는 암의 과정이 계속 작동 중이므로 더 많은 암이 생성될 뿐이다. 뒤에서 살펴보겠지만 방사선 요법 및 항암 요법을 수술과 병행하는 것도 도움이 되지 않는다. 암이 초기 단계일지라도 수술은 암의 전이를 촉진한다. 전이는 원래의 종양보다 훨씬 심각한 것이다. 진정으로 치명적인 위협을 나타내는 것이 전이성 병변이다.

우리가 전이에 대해 많이 듣기는 하지만 사실 전이는 매우 드물게 발생한다. 전이는 많은 과정을 거쳐야만 이루어질 수 있는 복잡한 과정이다. 신체는 전이를 막기 위한 수많은 방어 체계를 갖추고 있다. 따라서 전이는 매우 드물게 발생한다. 그런데 불행하게도 수술은 이런 자연 방어 체계를 회피해 전이를 부추기는 상황을 만든다. 암 전문의들은 환자들에게 이런 현실을 알려 주지 않는다. 그러므로 환자의 수술 결정은 충분한 정보에 입각한 것이 아니다. 의사들은 흔히 해를 입을 확률은 가볍게 여기면서 수술의 이점만을 터무니없이 과장한다. 따라서 환자들은 암을 제거할 수 있다고 믿게 된다. 실제로는 암을 더 퍼지게 할 수 있는데도 말이다.

전이가 일어나려면 먼저 암세포는 원발성 종양에서 떨어져 나와야 한다. 그리고 종양을 둘러싸고 있는 결합 조직들을 파괴해야 한다. 그런 다음 암세포는 혈액이나 림프관에 접근할 수 있도록 특별한 효소를 사용해야 한다. 일단 혈액이나 림프계 안에 들어가면 암세포는 몸 전체를 여행할 수 있다. 그러나 암세포는 여행을 하는 동안 암세포 같은 비정상 세포를 죽이는 순환성 면역 세포 앞에서 극도로 취약해진다. 암세포가 생존한다고 가정할 경우 암세포는 혈관에 성공적으로 부착되고 침투해야 하며, 주변 결합 조직에 성공적으로 침투하고, 새로운 장소에 도착해 새집을 꾸려야 한다. 다행스러운 것은 이 과정을 거치는 동안 암세포 생존율이 매우 낮다는 것이다. 그러나 불행하게도 의사들은 이처럼 저조한 성공률을 높이고 암세포 전이 능력을 크게 키우도록 조장하는 일들을 한다. 그중 하나가 바로 수술이다.

수술은 신체의 많은 보호 체계를 우회해 전이의 성공률을 높일 수 있다. 미국 외과 학회지《외과 연보Annals of Surgery》의 2009년 연구는 암세포가 전이를 시도할 때 직면하는 장애들을 암 수술이 크게 줄여줄 수 있다고 결론지었다. 수술하는 동안 종양과 혈관이 파열되어 많은 수의 암세포가 즉시 혈류로 들어갈 수 있게 된다. 그다음 문제로는 수술이 암세포 부착을 높인다는 것이다. 암세포가 생존하고 성장하려면 혈관에 침투하기 위해 혈관 벽에 붙어 있을 수 있어야 하고, 그 후 종양을 형성하기 위해 서로 붙어 있어야 한다. 그렇지 않으면 암세포는 유체에서 자유롭게 떠돌아다닐 것이다. 2004년《국제 암 저널》의 한 연구는 수술로 방출된 암세포는 수술에 노출되지 않은 암세포보다 250%나 더 높은 혈관 접착 능력을 가졌다고 밝혔다.

수술, 마취, 수혈은 모두 면역 체계를 강력하게 억압하며 그 영향은 수술 후 몇 주 동안이나 지속될 수 있다. 이것은 암이 장해물 없이 퍼질 수 있는 좋은 기회가 된다. 또한 수술 후 발생하는 모든 종류의 감염 위험을 높인다. 면역 체계는 돌아다니고 있는 암세포가 새로운 종양을 형성할 기회를 얻기 전에 암세포를 공격해 전이를 예방하는 데 중요한 역할을 한다.

앞에서 언급했듯이 전이를 막는 첫 번째 도구는 자연 살해 세포(NK 세포)라고 불리는 백혈구다. 의학 문헌에 의하면 낮은 수치의 NK 세포는 전이 및 암으로 인한 사망 위험 상승과 관련되어 있으며 NK 세포의 생물학적 활성 수준은 일반적으로 암 생존율을 예측하는 데 좋은 지표다. 수술은 NK 세포 활동의 상당한 감소로 이어진다. 이것이 바로 비극이다. 그 이유는 수술로 인해 암세포가 혈류에 내버려질 때 NK 세포 보호가 절실히 필요하기 때문이다. 1993년《영국 외과 학회저널 British Journal of Surgery》의 한 연구는 유방암 수술을 받은 여성의 NK 세포 활동이 수술 후 하루 만에 50%나 감소했다는 것을 발견했다.

수술의 또 다른 문제는 혈관 신생이다. 혈관 신생은 새로운 혈관이 형성되는 과정이다. 이것은 우리가 유아에서 성인으로 성장할 때 중요한 과정이며, 전이가 일어나기 위한 중요한 과정이기도 하다. 성장하는 종양에는 신선한 혈액이 필요한데 공급이 안 된다면 성장할 수 없다. 혈액 공급이 증가하지 않으면 종양은 핀의 대가리 크기보다 더 커지지 않는다. 당신을 손상으로부터 보호하기 위해 당신 몸은 새로운 혈관 형성을 억제하는 물질을 생성해 원발성 종양의 존재에 대응한다. 이것이 새로운 종양의 성장을 억제한다. 이런 방식으로 원발성 종양 존재는 전이를 억제하고 신체 다른 곳에서의 암 성장을 제한하는 데도 영향을 미친다. 그런데 원발성 종양을 수술로 제거하면 이런 화학 물질이 더 이상 생성되지 않는다. 전이는 더 이상 억제받지 않으며 온몸의 암세포 무리들은 자유롭게 성장할 수 있게 된다. 상황이 더욱 악화되는 것은 수술 받은 자리의 상처를 치유하기 위해 새로운 혈관 신생이 꼭 필요하다는 것이다. 그러므로 신체는 혈관 신생을 돕는 화학 물질을 생성할 것이며, 이 또한 새로운 종양의 성장을 돕는 결과를 가져온다.

수술의 또 다른 효과는 체내에 염증을 증가시키는 것이다. 수술은 인체에 엄청난 스트레스를 가하고 인터류킨-1과 인터류킨-6를 포함한 염증을 일으키는 화학 물질들의 생성을 크게 증대시킨다. 이들 모두는 사이클로옥시지나제-2(COX-2)라고 불리는 고도의 염증성 효소의 생성을 증가시킨다. COX-2 수치가 높은 암 환자는 생존율이 감소되는 것으로 나타났다. COX-2는 종양을 먹이고 암세포 부착도 증가시키는 새로운 혈관 생성을 자극한다.

심지어 조직 검사(생체 조직을 일부 떼어 내 분석하는 방법)도 위험하다. 조직 검사는 널리 사용되고 안전한 암 진단 절차인 것처럼 받아들여지고 있다. 그러나 결코 안전하지 않다. 1940년 초 의학 전문가들은 조직 검사로 인해 암세포가 종양에서 빠져나와 신체의 다른 부위로 퍼질 수 있음을 경고한 바 있다. 《영국 의학 저널》에 실린 2007년의 연구는 조직 검사가 틀림없이 암을 퍼지게 한다고 지적했다. 만약 당신이 조직 검사를 받게 되면 암이 퍼질 가능성이 50% 더 높아질 것이다. 신체는 세포막을 사용해 암세포를 분리함으로써 당신을 보호하려고 한다. 이 보호 캡슐에 구멍을 내면 암세포는 혈류나 림프계로 곧장 흘러들어 가 몸 전체로 퍼질 수 있다.

항암 요법

—— 항암 요법은 거의 예외 없이 형편없는 실패작이다. 항암

요법은 암을 치료하지도, 생명을 연장하지도, 삶의 질을 높이지도 못한다. 득보다는 실이 훨씬 많다. 그런데도 항암 요법은 약 80%의 암 환자에게 사용되고 있다. 항암 요법은 극도로 유독한 화학 물질을 사용해 암세포를 죽이는 방법이다. 불행하게도 이 화학 물질은 나쁜 세포보다는 좋은 세포를 더 많이 죽이고 몸 전체를 손상시키며 면역 체계를 대폭 약화시킨다. 의학 문헌에 따르면 항암 요법으로는 단지 2% 정도만 효과를 볼 수 있으며, 호지킨병과 고환암 및 림프구성 백혈병 같은 매우 특정한 암에만 효과가 있다. 다른 98%의 경우에는 효과가 없다(효과가 있더라도 수년 후 새로운 암을 발생시킬 위험이 크게 높아진다). 지난 25년 동안 미국 FDA에서 승인한 모든 암 치료 약물 중 겨우 5개만이 수명을 연장하는 것으로 입증되었다. 그것도 몇 년이 아니라 불과 몇 주 또는 몇 개월 정도의 연장일 뿐이다. 이 수명 연장 치료법의 비용은 평균 25만 달러(2억 5000만 원) 정도이며, 엄청난 통증과 고통을 겪어야 한다.

의사가 환자에게 항암 요법이 효과가 있다고 말할 때는 암이 치료될 수 있다는 의미가 아니다. 그것은 종양의 일시적인 수축을 의미한다. 암세포에 독이 가해지면 암세포는 죽을 것이며 종양은 수축될 것이다. 그러나 모든 암세포가 죽는 것이 아니고 살아남은 암세포들은 치료가 중단되면 다시 자라기 시작할 것이다. 더구나 나머지 암세포들은 이제 훨씬 더 빠르고 공격적으로 성장할 것이다. 엄청난 경제적인 비용과 개인적인 비용을 들여 일시적인 축소를 얻어 냈을 뿐이다. 개인적인 비용에는 구토, 탈모, 구강 점막 질환, 창자 조직의 치명적인 파괴, 정신적 손상, 생명을 위협할 정도의 면역력 억제, 치명적인 감염 등의 '부작용'이 포함된다. 또 다른 비극적인 부작용은 항암 요법으로 인체의 유전자와 신진대사 장치가 엄청난 손상을 입는 것이다. 이것은 환자가 항암 요법보다는 훨씬 더 효과적인 영양 요법에 반응하는 신체 능력마저 감소시킨다. 몸이 회복될 수 있는 또 다른 기회를 막아 버리는 것이다.

암에 대한 약물 치료의 경제적 비용은 아주 비싸다. 항암제 폴로틴은 한 달에 3만 달러(3000만 원) 정도의 비용이 든다. 폴로틴은 삶을 연장하는 것이 아니라 단지 종양을 일시적으로 축소하는 것으로 나타났다. 환자는 한 달에 9000달러(900만 원)의 할인된 가격으로 세계에서 가장 잘 팔리는 항암제인 아바스틴을 복용할 수도 있다. 아바스틴은 누구에게도 더 오래 살거나 삶의 질을 개선하는 데 도움을 준 것으로 입증된 적이 없다. 아니면 매달 1만 달러(1000만 원)를 지불하면서 논란이 많은 얼비툭스를 선택할 수도 있다.

1975년 〈뉴욕 타임스〉는 노벨상 수상자이자 DNA 구조 공동 발견자로 잘 알려진 제임스 왓슨이 매사추세츠 공과 대학 암 심포지엄에서 미국 대중들이 "암에 관한 끔찍한 사기를 당했다"고 단언했음을 보도했다. 얼마나 끔찍한지 살펴보자. 국제 학술지 《암세포Cancer Cell》의 2009년 연구는 아바스틴 및 얼비툭스 같은 항암제가 실제로는 암 전이를 촉진한다는 것을 보여 주었다. 이런 약물들의 부작용은 무시무시하다. 이 약물들은 대개 사람들을 죽이고 우리는 이제 이 약물들이 전이를 촉진한다는 것도 알고 있다. 항암제의 하나인 택솔은 암세포의 미세 촉수를 길게 자라나게 하고 종양 세포를 새로운 부위에 더 빨리 부착시켜 암을 확산하는 데 중요한 역할을 한다. 수술 전 원발성 종양을 수축하기 위해 택솔로 치료를 받는 경우, 몸속에서 순환하는 종양 세포 수가 최대 만 배까지 증가하게 된다.

항암 요법은 암세포와 함께 몸 전체의 건강한 세포도 파괴한다. 위장관을 감싸고 있는 세포도 손상된다. 이것이 음식물 알레르기와 면역 반응을 유발하는 영양소 흡수 불량과 장 누수의 원인이 되어 이미 과부하 상태인 면역 체계를 더욱 약화한다. 또한 간, 신장, 신경계를 손상하며 키모 브레인(화학 뇌)이라는 인지 장애를 야기한다. 이 약물들은 독성이 매우 강하고 발암성이 있어 극소량만으로도 건강한 사람들에게 암을 유발할 수 있다. 이런 이유로 독성 화학 물질을 생산, 혼합 및 투여하는 일을 하는 의료계 종사자들에게서 높은 암 발생률이 나타난다. 몇 년에 걸친 극히 적은 노출만으로도 암에 걸리기에 충분하다.

만약 항암 요법 약물들이 효과가 있다면 비용과 손상을 감수하고라도 약물 사용이 정당화될 수 있을 것이다. 그러나 불행하게도 아주 드문 경우를 제외하고는 환자들에게 전혀 도움이 되지 않는다. 몇 주 또는 몇 달간의 질이 낮은 삶이 있을 뿐 그 이상의 생명 연장은 없다.

종종 암 환자들에게 투여되는 진통제도 암을 전이한다. 과학 월간지 《사이언티픽 아메리칸Scientific American》 2010년 6월호에 실린 기사를 비롯한 많은 연구가 아편을 원료로 하는 진통제가 암세포 성장과 전이를 자극한다는 사실을 밝혔다. 모르핀과 같은 마취제는 암세포 복제를 빠르게 하고 종양 성장에 필요한 새로운 혈관 발달 속도를 높여 암을 촉진한다. 이런 약물들을 투여하지 않은 암 환자의 생존 기간이 더 길다.

방사선 요법

———— 방사선 요법은 암을 유발한다. 2007년 국제 학술지《전

립샘암 및 전립샘 질환Prostate Cancer and Prostatic Diseases》을 비롯한 수많은 연구 결과에 따르면 수술 후 방사선 치료를 받는 환자가 수술만 받은 환자보다 실제로 빨리 사망하는 것으로 나타났다. 전리 방사선이 암을 유발하는 세포 돌연변이를 늘리고, 방사선 치료가 암을 치료하거나 생명을 연장한다는 과학적 증거가 없는 것이 현실이다. 방사선은 가장 잘 알려진 암의 원인들 중 하나다. 방사선 요법은 상당한 골 소실 유발 등 다른 조직들에게 심각한 손상을 일으키는 원인이 될 뿐만 아니라 2차 암을 일으키는 것으로도 알려져 있다. 이렇듯 방사선은 오직 피해만 입힌다는 사실에도 불구하고 수술로 종양을 제거한 후에 이어지는 유방암의 가장 일반적인 치료로 여전히 사용되고 있다. 항암 요법과 마찬가지로 방사선 요법은 종양 축소와 같은 단기적인 이점은 제공하지만 장기적으로는 피해를 입힌다. 실제로 방사선 요법은 새로운 종양 발병 위험을 백 배 이상 높인다.

한 가지 더 중요한 문제는 방사선 요법이 면역 체계를 억제한다는 것이다. 면역 체계는 암을 통제하기 위한 1차 방어선이다. 그런데 방사선은 면역계 심장부인 골수를 손상시킨다. 방사선 요법과 항암 요법은 건강한 세포와 기관에 큰 손상을 주어 신체를 약화시키고, 많은 경우 매우 심각한 손상을 일으켜 환자를 끝내 죽게 만든다.

진단용 엑스레이 촬영도 특별한 문젯거리다. 미국인들은 1980년에 비해 진단용 엑스레이 방사선에 일곱 배나 더 노출되어 있다. 대부분의 사람이 일생 동안 노출되는 방사선은 진단용 엑스레이 촬영에 의한 것이다. 그런데 유방 조영술 같은 정기적인 엑스레이 진단을 포함한 진단용 엑스레이 검사들은 90%가량이 의학적으로 타당한 이유 없이 진행된다. 유방 조영술은 흉부 엑스레이 검사보다 우리 몸을 천 배나 더 많은 방사선에 노출시킬 수 있다. 유방 조영술은 유방암에 걸릴 위험을 높일 뿐만 아니라 암 전이의 위험도 증가시킨다. 유방 조영술과 관련한 《랜싯》의 1995년 연구는 유방 조영술이 "이로운 점은 극히 적은 반면 초래하는 피해는 상당한 데다 발생하는 비용도 엄청나다"라고 결론을 내렸다. 아무리 적은 양이라 해도 방사선에 노출될 때마다 암의 위험은 상승한다. 그러므로 꼭 필요한 의료용 엑스레이 촬영을 제외한 나머지는 모두 거부해야 한다.

엑스레이는 암을 유발한다. 이는 엑스레이 장비를 매일 사용하는 방사선 전문의와 기술자가 일반인보다 암에 더 잘 걸리는 이유다. 존 고프먼 박사는 의사이자 핵물리학자였다. 방사선 피폭에 관한 세계적인 전문가인 그의 획기적인 저서로는 1999년 출간된 《암 및 허혈성 심장 질환의 의학적 시술로 인한 방사선》이 있다. 고프먼 박사는 적은 용량의 방사선이 사람에게 미치는 영향에 대한 30년 동안의 연구에서 의료용 엑스레이가 모든 유방암의 약 75%에서 극히 중요한 역할을 한다고 밝혔다. 암 통계에 따르면 1983년 유방 조영술 검사가 도입된 이후 유방암이 증가한 것으로 나타났다. 실제로 유방암의 한 형태인 유방 관상피내암이 300% 이상 증가했다. 학술지 《내과학 보고서》에 실린 2008년의 한 연구는 유럽 전역 유방 조영술 검사 프로그램의 시작이 유방암 발생률 증가와 관련이 있음을 밝혔다.

방사선 피폭 외에도 정기적인 유방 조영술을 하면 안 되는 또 다른 이유들이 있다. 유방 조영술은 유방을 압박하기(보통 고통스럽게) 때문에 기존의 악성 세포들이 퍼질 수 있다. 유방 조영술은 높은 위양성률(질병이 없는 사람에게서 양성 반응이 나타나는 확률)을 가지고 있다. 유방 조영술의 약 5%는 추가적인 검사를 제안한다. 그중 90% 이상이 위양성이다. 이로 인해 불필요한 비용, 정서적 외상, 조직 검사 및 불필요한 외과 시술이 뒤따른다. 유방 조영술은 또한 높은 비율의 위음성률(질병이 있는 사람에게서 음성 반응이 나타나는 확률)을 초래한다. 위음성은 당신의 생명을 위협한다. 미국 국립 암 연구소에 따르면 40~49세 연령대 여성의 경우 파악하지 못하고 놓친 종양 비율이 40%라고 한다! 사실상 유방 조영술은 생명을 살리지도 못한다. 연구에 따르면 매년 유방 조영술로 유방을 주의 깊게 검사해도 유방암 생존율은 향상되지 않는다.

다행히 더 좋은 방법이 있다. 더 발전된 형태의 의학을 시행하는 의사는 서모그램이라고 하는 안전하고 정확하며 저렴한 진단 검사를 사용한다. 유방의 온도를 측정하는 방법이다. 이것은 기계적인 압력이나 전리 방사선을 사용하지 않으면서도 유방 조영술 검사보다 10년 일찍 유방암을 발견할 수 있다. 성장하는 종양에는 자체 혈액 공급이 필요하다. 증가된 혈류는 주변 조직보다 그 부위를 더 따뜻하게 만든다. 이 온도차는 환자에게 위험성이나 불편함 없이 위양성이 거의 없고 위음성은 전혀 없이 정확하게 측정해 준다.

또 다른 심각한 문제는 본래 계산축 단층 촬영CAT으로 알려진 컴퓨터 단층 촬영CT의 광범위한 사용이다. 이 X선 촬영 장치 사용은 지난 20년 동안 극적으로 증가했으며 현재 미국에서는 매년 7500만 건 이상 실시되고 있다. CT 촬영은 수초 내에 인체 전체를 이미지화해 의사가 우리 내부 깊숙한 장기 및 조직을 상세하게 볼 수 있는 고화질의 이미지를 제공한다.

CT 촬영은 여러 외상으로 인한 심각한 부상과 같은 특정 상황에는 도움이 될 수 있다. 하지만 불필요한 방사선의 엄청난 노출량에 대해 의학 학술지들은 경보를 울리고 있다. 건강한 사람들조차도 임상적으로 수상쩍은 목적의 검사로 인해 암을 유발하는 방사선에 과도하게 노출되고 있다. 2009년 CT 스캔에 관한 2건의 연구가 《내과학 보고서》를 통해 발표되었는데 그 연구들은 큰 우려를 나타냈다.

암과 관련해 알려진 '안전한' 방사선의 양은 없다는 것을 기억하라. 이런 현실을 감안할 때 CT 관상 동맥 혈관 촬영 한 번으로 흉부 엑스레이 검사 310회와 같은 양의 방사선에 노출될 수 있음을 고려하라. 설상가상으로 앞의 연구원들은 다른 CT 영상 장비들이 내뿜는 방사선 양에 엄청난 차이가 있음을 발견했다. 같은 유형의 촬영이라도 방사선 최대치와 최소치 사이에 열세 배의 차이가 나는 것을 발견한 것이다. 일부 사람들은 머리카락이 빠지기 시작할 정도로 지나치게 과도한 양의 방사선 피폭을 받는다. 암 발병 위험은 노출된 방사선 양에 비례하며 CT 촬영은 아주 많은 방사선을 방출한다. 이 연구원들은 2007년 한 해에 실행된 CT 촬영만으로도 향후 약 2만 9000건의 암이 발생할 것으로 추정했는데 이 추정치는 적게 잡힌 것으로 보인다. 영양이 결핍되고 고장 난 DNA 회복 시스템을 가진 사람은 특히 방사선 부작용에 취약하다. 암을 예방하려면 공항의 엑스레이 검사대를 포함해 어디서든지 방사선을 피해야 한다.

처방 약

────── 처방 약은 미국에서 세 번째로 높은 사망 원인일 뿐만 아니라 질병의 주요 원인들 중 하나다. 주류 의학의 비극 중 하나가 처방 약이라 부르는 독성 화학 물질을 사용하는 것이다. 모두가 질병을 치

료하기 위해 마법의 약을 원하지만 그런 것은 존재하지 않는다. 처방약 복용은 잠재적 이익보다 위험성이 훨씬 높고 암 확산의 주요 원인이기도 하다.

처방 약은 신체에 결핍과 독성을 불러일으켜 질병에 대한 전반적인 저항력을 떨어뜨린다. 이런 이유로 처방 약은 매년 200만 명을 입원시키고 30만~40만 명을 죽음에 이르게 한다. 더불어 수천만 명의 삶의 질을 떨어뜨린다.

미국 성인 60% 이상이 만성적인 건강 문제를 해결하기 위해 최소한 가지 이상의 약을 복용하고 있고, 특히 노인들을 비롯한 많은 사람이 매일 여러 가지 약을 복용하고 있다는 사실은 비극이다. 이런 약들 중 상당수는 초기 약물 치료로 인한 부작용에 대처하기 위해 처방된다. 여러 약을 복용하면 신체는 생화학적 혼란에 빠지게 되어 신체의 화학적 균형 회복과 질병 치유가 불가능해진다. 이것은 암에게 언제든지 오라는 초대장을 보내는 것과도 같다. 여러 가지 약을 복용하는 사람이 약 복용을 중단하면 건강이 크게 향상된다. 약을 '거부'하는 것은 일반적으로 바람직하고 유익하다. 물론 식견이 있는 자연 의학 의사와 상의해 진행해야 한다.

처방 약은 독성이 있을 뿐만 아니라 영양 결핍도 일으켜 모든 질병의 두 가지 원인인 결핍과 독성을 유발한다. 예를 들어 콜레스테롤을 낮추는 약물은 코큐텐 결핍을 유발해 피로감과 울혈성 심부전을 초래하고 암을 촉진한다. 항암 요법 약물은 마그네슘 결핍을 유발한다. 피임약은 비타민 C, 비타민 B2, 비타민 B6, 비타민 B12, 엽산, 마그네슘, 셀레늄을 줄인다. 비타민 C와 엽산 수치가 낮으면 암 위험성이 높아진다. 고혈압 약은 코큐텐, 칼슘, 마그네슘, 아연과 함께 비타민 C, 비타민 B1, 비타민 B6, 비타민 K를 고갈시킨다. 장기간 약물을 복용하면 그 결과는 영양 결핍으로 이어지고 영양 결핍은 암을 포함한 모든 질병의 위험성을 크게 높인다.

어떤 사람들은 약을 복용하지 않는다는 의견에 깜짝 놀란다. 그들은 혈압을 낮추거나 우울증 등을 치료하기 위해 약이 필요하다고 생각한다. 그러나 진실은 아무에게도 약이 필요하지 않다는 것이다. 처방 약보다 안전하고 비용이 적게 들며 더 효과적인 다른 치료법들이 있다. 약은 신체에 독성을 일으킨다. 그 약들은 환자를 치료하지 못하고 오히려 병을 만들어 준다. 많은 연구자가 진지하게 처방 약을 조사할 때마다 처방 약이 위험하다는 것을 발견했다. 그런데도 왜 처방 약을 복용하고 있을까? 당신을 자연적으로 치료해 줄 대체 요법 의사를 찾아라. 당신의 몸은 더 좋은 건강이라는 선물을 받게 되어 당신에게 감사할 것이다.

미국인들은 아플 때 약이 필요하다는 위험한 오해를 갖고 있다. 어떤 건강 문제든 그에 대한 유일한 진짜 해결책은 낫는 것이다. 낫는다는 것은 세포에 필요한 영양소를 공급하고 세포에 축적된 독성을 줄이며 세포가 정상적인 기능을 하도록 회복시키는 것이다. 당신이 이런 방법을 사용하면 무엇이 잘못되었던 그것은 사라진다. 암도 마찬가지다. 수십 년간의 부정적인 결과와 수백만 명의 불필요하고도 비극적인 사망에도 불구하고 의사들은 몸을 해치는 독성 약을 처방하는 구식 관행을 계속 이어 오고 있다. 의사들이 진정으로 해야 할 일은 영양 보충과 해독을 처방해 몸에 영양분을 주고 건강을 회복시키는 것이다. 이제 당신의 암 발병 위험을 높일 수 있는 일반적인 약물들을 살펴보자.

[피임약]

암을 유발하는 것으로 밝혀진 약물 중 하나가 바로 피임약이다. 《미국 국립 암 연구소 저널》의 1991년 연구에 따르면 피임약을 5년 이상 복용한 여성은 복용한 적이 없는 사람보다 간암 발병 위험이 550%나 높은 것으로 밝혀졌다.

[호르몬 대체 요법]

호르몬 대체 요법은 주류 의학의 가장 큰 실수 중 하나다. 이 요법은 암을 유발한다. 호르몬 대체 요법이 심장 발작, 뇌졸중, 혈전을 유발한다는 사실은 수많은 연구가 증명했다. 호르몬 대체 요법을 받는 여성은 암뿐만 아니라 혈전이 생길 가능성이 최대 세 배나 높다. 수십 년간 이에 대한 확실한 혐의가 제기되어 왔고, 현재는 호르몬 대체 요법이 암을 유발한다고 입증되었다. 《미국 의학 협회 저널》의 2000년 1월호에 실린 4만 6000명의 여성을 대상으로 한 연구 결과, 가장 일반적인 형태의 호르몬 대체 요법을 5년간 사용한 여성은 유방암 위험이 40% 증가했으며 그 위험성은 매년 8%씩 증가했다는 것이 밝혀졌다. 《미국 의학 협회 저널》에 실린 2010년 연구에서는 호르몬 대체 요법이 유방암 위험을 높일 뿐만 아니라 암을 공격적이고 치명적이게 만들 수 있다는 점을 발견했다. 《미국 국립 암 연구소 저널》의 2006년 연구는 호르몬 대체 요법과 난소암 사이의 연관성을 발견했다. 다른 연구들은 폐암과의 연관성도 발견했다. 2000년 이후부터는 많은 의사가 호르몬 대체 요법 처방을 중단했는데, 연구 결과에 따르면 최근 유방암 사망이 감소된 것은 호르몬 대체 요법 처방이 감소한 데서 오는 직접적인 결과라고 한다. 유방암 사망률이 떨어지는 이유는 이제 적은 숫자의 의사들만이 환자들에게 호르몬 대체 요법을 처방하기 때문이다!

[종양 괴사 인자 차단제]

암을 유발하는 또 다른 종류의 약으로는 종양 괴사 인자 차단제가 있다. 종양 괴사 인자 차단제는 크론병과 류머티즘 관절염 같은 염증성 및 자가 면역 질환을 치료하는 데 사용되었다. 미국 FDA는 이 의약품을 제조하는 업체들에게 어린이와 청소년의 암 위험 증가에 대한 '블랙박스 경고문'을 포함하도록 명령했다. 이것은 FDA가 제품을 시장에서 철수시키지 않고 제품에 부착할 수 있는 가장 심각한 경고다. FDA는 이런 약물을 복용하는 동안 암에 걸린 어린이들에 대한 수많은 보고서가 쏟아져 나왔기 때문에 이런 조치를 취해야만 했다. FDA는 이 보고서들을 분석해 〈2009년 8월 4일 종양 괴사 인자 차단제에 대한 지속적인 안전성 검토〉 보고서를 통해 "이 의약품의 사용과 관련해 어린이와 청소년에게 림프종과 기타 암의 위험이 증가할 수 있다"고 결론을 내렸다. 그러나 종양 괴사 인자 차단제가 성인에게도 위험할 수 있다고 말하지 않은 것은 무책임한 짓이다.

[항생제]

대부분의 사람은 항생제를 주류 의학의 가장 큰 업적 중 하나로 생각한다. 그러나 항생제는 의학의 가장 큰 실패 중 하나다. 정상적으로 작동하고 있는 위장관은 질병에 대한 제1의 방어선 중 하나이므로 장내 박테리아 감소는 만성 질환 발병을 촉진한다. 항생제는 장내에서 장내 세균(박테리아, 효모 및 기타 미생물)의 자연적인 균형을 파괴한다. 이런 독성 약물들은 사람들의 건강을 황폐화할 정도로 근본적인 손상을 입힌다. 항생제는 감기에서 천식, 알레르기, 자가 면역 증후군, 두 뇌 및 신경계 손상, 암에 이르기까지 상상할 수 있는 거의 모든 질병에 기여한다.

항생제의 목적은 박테리아를 죽여 감염을 치료하는 것이다. 그러나 항생제는 유익한 박테리아도 파괴하기 때문에 굉장히 치명적이다. 장 내 유익한 박테리아는 면역과 소화에 중요한 역할을 한다. 또한 독소 를 분해하고 비타민을 생성하며 영양 흡수를 돕는다. 놀랍게도 우리 장에는 몸속 세포보다 더 많은 박테리아가 살고 있다(박테리아는 인간 세포보다 훨씬 작다). 이들은 어떤 면에서는 심장이나 폐 등 신체 기관 같은 역할을 하는데, 항생제는 이런 기관에 심각한 손상을 준다.

면역 체계 관련 물질의 70%가 장내에 위치하고 있으며, 유익한 세 균은 최상의 기능으로 핵심 역할을 수행한다. 건강한 박테리아의 자 연적인 균형을 깨트리면 기생충, 마이코플라스마, 곰팡이류, 칸디다균 같은 해로운 미생물들, 그리고 슈도모나스, 클로스트리듐 및 클레브시 엘라 같은 적대적인 박테리아의 과잉 성장을 촉진할 수 있다. 일단 이 런 일이 발생하면 면역력이 심각하게 약화된다.

유해 미생물은 신경 독소를 비롯한 많은 독소를 생성한다. 이런 독 소들은 내분비선 기능 장애를 일으켜 갑상샘 저하증과 부신 기능 부 전을 유발할 뿐만 아니라 다발성 경화증, 루게릭병과 유사한 수많은 인지적 문제 및 신경학적 문제를 일으킨다. 또한 이런 독소들은 장내 면역 세포 생성을 줄여 면역력을 떨어뜨리고 위장관도 망가뜨려 암세 포를 죽이는 신체 능력을 손상시킨다.

건강은 위장관에서 시작된다. 산소를 제외한 모든 영양분은 장을 통 해 체내로 들어간다. 건강해지기 위해서는 먼저 음식물을 제대로 소화해야 하는데 좋은 박테리아는 소화에 중요한 역할을 한다. 만약 음식이 제대로 분해되지 않으면 그것은 장내에서 발효, 부패되어 당신 몸에 독성을 일으키는 강력한 독소를 생성한다. 일단 음식이 제대로 소화되면 음식에서 나온 영양소는 장벽을 통해 혈류로 흡수되어야 한다. 좋은 박테리아는 이런 흡수를 촉진하는 반면, 유해한 장내 세균은 흡수를 지연해 창자 조직을 손상한다. 따라서 도움이 되는 좋은 박테리아 파괴는 모든 질병의 두 가지 원인인 결핍과 독성을 일으킨다.

식품 알레르기, 면역 결핍 증후군 및 다양한 소화기 질환은 장내 세균 변화로 생길 수 있다. 항생제로 인한 손상은 소화 장애 유행을 일으켰고, 이로 인해 처방전 없이 구입할 수 있는 소화제가 엄청나게 많이 팔리고 있다. 안타깝게도 대부분의 의사는 자신이 처방한 항생제가 환자들에게 소화 장애를 일으킨다는 사실을 알지 못한다.

항생제 복용이 일시적이라면 그 부작용이 그리 크지 않을 수도 있다. 그러나 장내 세균의 정상적인 균형이 깨지면 완전히 정상으로 회복되는 것이 매우 어렵고 어쩌면 불가능할 수도 있다. 그 결과 당신은 영구적인 손상을 입어 건강이 상하고 허약한 상태로 살아가야 할 수도 있다. 일련의 항생제 치료를 겪은 후에는 결코 과거 몸 상태로 되돌릴 수 없다. 고품질의 유산균 보조 식품을 섭취하거나 익히지 않고 배양균이 살아 있는 사우어크라우트(독일식 김치) 또는 김치 등을 식단에 포함하는 것이 이런 피해에 대처하는 최선의 선택이다.

항생제는 건강에 근본적인 손상을 주기 때문에 항생제가 암을 유발한다는 것이 놀랄 일은 아니다. 2004년 《미국 의학 협회 저널》의 한 연구에 따르면 항생제를 복용한 여성은 유방암 발병 위험이 높아졌고, 항생제 처방 수가 증가함에 따라 유방암 위험도 *꾸준히* 증가했다고 한다. 연구진은 장내에서 에스트로겐을 대사하고 제거하는 데 필요한 박테리아를 항생제가 죽인다고 밝혔다. 이것은 암의 성장을 활발하게 하는 에스트로겐 과잉을 유발한다. 스물다섯 가지 미만의 항생제를 복용한 여성은 항생제를 복용하지 않은 여성에 비해 유방암 발병 위험이 50% 높았으며, 스물다섯 가지 이상의 항생제를 복용한 여성은 발병 위험이 200%나 더 높았다. 점점 더 많은 연구가 항생제 사용과 암의 관련성을 보여 주고 있다. 일부 연구원들은 라임병을 앓던 환자들이 나중에 빈번하게 림프종 진단을 받게 되는데 그 주된 원인이 장기간의 항생제 사용일 수 있다고 말한다.

또 다른 문제는 항생제 사용으로 인해 항생제 내성균 생성이 증가한다는 것이다. 항생제 내성균은 병원을 황폐화하면서 일반 대중에게로 확산되고 있다. 그로 인해 치료 불가능까지는 아니더라도 항생제로 치료하기 어려운 여러 질환을 일으킨다.

항생제를 한 번이라도 복용한다면 그것으로 인해 건강을 파괴하는 일련의 사건이 시작될 수 있다. 항생제를 자주 또는 장기간 복용하면 암을 포함한 평생의 건강 문제들이 거의 틀림없이 발생한다. 다행히도 항생제는 필요가 없다. 비타민 A, 비타민 C, 비타민 D, 비타민 E와 같은 면역력을 높이는 비타민들, 그리고 야생 오레가노 및 올리브잎 추출물과 같은 천연 항생제가 있기 때문이다. 이것이 감염을 예방하고 치료하는 데 훨씬 더 안전하고 효과적이며 자연적인 방법이다.

예방 접종

—— 주류 의학의 또 다른 거대한 실수는 예방 접종이다. 예방

접종 목적은 전염병을 예방하는 것이다. 문제는 예방 접종이 질병을 예방한다는 과학적인 증거가 없고 위험하다는 증거가 많다는 것이다. 백신은 발암성 여부를 검사하지도 않는다. 그런데 우리는 암 유발 여부도 모르는 채 이 위험하고 독성이 강한 혼합물을 어린이들에게 투여한다. 암이 젊은이들 질병의 주요 사망 원인이 되고 있다는 점을 기억하자. 따라서 우리는 더 많은 관심을 기울여야 한다. 백혈병, 천식, 자가 면역 질환, 뇌성 마비, 유아기 발작, 영아 돌연사 증후군, 소아암 등의 유행에 대한 책임이 예방 접종에 있다는 연구가 늘어나고 있다. 예방 접종은 성인에게도 암을 유발한다. 2002년 학술지《랜싯》에 실린 2건의 연구는 연간 5만 5000건에 달하는 비호지킨 림프종 사례 중 절반 정도가 수십 년 전에 소아마비 예방 접종을 받은 것에서 기인한 것으로 추정한다.

천연두, 디프테리아, 소아마비 같은 전염병의 극적인 감소는 종종 예방 접종의 효과에 대한 증거로 인용된다. 진실은 예방 접종 도입 이전에 이미 전염병 발병률이 급격히 감소했다는 것이다. 즉 예방 접종은 하지도 않은 일에 대해 인정을 받은 것이다. 예를 들어 1950년에 소아마비 확산도는 영국에서 가장 높았다. 1956년 소아마비 백신이 도입될 즈음에는 이미 82%의 소아마비가 감소해 있었다.

오스트레일리아의 비에라 샤이브너 박사는 예방 접종에 관한 의학 문헌 6만 페이지를 조사한 후 자신의 저서《예방 접종Vaccination》에서 다음과 같이 말했다.

"아기들을 대상으로 한 접종을 포함한 예방 주사들은 단 하나의 전염병조차도 예방하지 못했다. 예방 접종은 의학적 치료 역사 전체로 볼 때 인간이 만든 다른 어떤 활동보다도 더 많은 고통과 죽음을 초래했다."

캐나다의 의사이자 베스트셀러 《메디컬 마피아The Medical Mafia》의 저자인 가일레인 랭토트 박사는 다음과 같이 말했다.

"의료계 권위자들은 계속 거짓말을 하고 있다. 예방 접종은 면역계를 공격하는 것이다. 그리고 실제로 많은 질병을 일으킨다. 우리는 예방 접종을 통해 유전자 부호를 변경하고 있는 것이다. …… 100년 후 우리는 인류에 대한 가장 큰 범죄가 예방 접종이었음을 알게 될 것이다."

유명한 소아과 의사이자 저자인 로버트 멘델존 박사도 마찬가지로 그의 저서 《나는 현대 의학을 믿지 않는다Confessions of a Medical Heretic》를 통해 다음과 같이 말했다.

"당신이 예방 접종을 믿게 된 것 중 많은 부분이 사실과 전혀 다르다. 나는 당신이 아이들을 위해 모든 예방 접종을 거부할 것을 강력히 권고한다. …… 대규모 예방 접종으로 소아 질병을 제거할 수 있다는 확실한 과학적 증거는 없다."

의학 연구원이자 의학 박사인 후안 마누엘 마르티네즈 멘데즈 박사는 권위 있는 건강 잡지인 《타운센드 편지Townsend Letter》 2004년 8월호/9월호에서 이렇게 언급했다.

"고초열(꽃가루 알레르기), 천식, 암 및 에이즈를 포함한 만성 질환들은 주류 의학의 약이 유기체에 잘못된 개입을 한 결과다. …… 강력한 화학 약물과 반복되는 예방 접종을 통해 서양인들의 면역 체계는 파괴되었다. …… 의학은 질병을 치료하기는커녕 인류의 퇴보를 초래한다."

백신 속에는 수은 화합물, 포름알데히드 및 알루미늄이 들어 있는데 이 모든 물질은 암을 유발하는 것으로 알려져 있다. 알루미늄은 보호 단백질에서 철분을 제거하고 신체의 철분 수치를 높이며 강력한 염증, 활성 산소 생성 및 지질 과산화를 유발해 암을 일으킨다. 백신은 바이러스를 함유하고 있는데 일부 바이러스는 암과 관련되어 있다. 예를 들자면 소아마비 백신에서 발견된 원숭이 바이러스 SV40은 암을 유발하며, 수십 년 전 소아마비 예방 접종을 받은 사람들에게서 폐, 뇌, 뼈 및 림프에서 암이 발병되는 것에 대한 책임도 소아마비 백신에 있다는 것이다. 게다가 백신은 면역력을 떨어뜨려 암을 유발한다. 강한 면역력은 자신을 암으로부터 방어하는 데 매우 중요하다.

백신은 위험하다는 것 외에도 이중 맹검법(약의 효과를 객관적으로 평가하는 방법으로, 진짜 약과 가짜 약을 피검자에게 무작위로 주고 효과를 판정하는 의사에게도 진짜와 가짜를 알리지 않고 시험함—옮긴이), 위약 통제 연구에서 효능을 입증하지 못했다. 기존 증거들은 예방 주사가 효과적이지 않았다는 것을 보여 준다. 위험한 데다 효능이 입증되지 않아 아이가 유치원에 갈 때까지 열네 가지의 예방 접종을 총 48회 받는 것은 터무니없는 짓이다. 이 중 36회의 예방 접종은 아이 신체와 뇌가 엄청나게 성장을 하는 생후 18개월 동안 투여된다. 이것은 왜 미국 어린이들의 신경계와 면역계 장애가 폭발적으로 증가했는지를 설명하는 데 도움이 되며, 소아암의 폭발적인 증가에도 거의 확실히 기여한다는 사실을 설명해 준다.

치과 치료에 사용되는 물질

────────────── 또 다른 거대한 실수는 주류 치과 의학에서 엑스레이 촬영, 니켈 및 수은 같은 독성 금속, 발암성 국소 마취제를 사용한다는 것이다. 엑스레이는 암을 유발하는 것으로 알려져 있

다. 안전한 수준의 방사선은 없다는 것이 널리 알려져 있지만 치과 의사들은 일상적으로 엑스레이를 사용한다. 특정 상황에서는 이런 위험에 대한 정당성이 있을 수도 있겠지만 일상적인 엑스레이 사용에 대해서는 환자들이 이의를 제기할 필요가 있다.

소위 '은' 충전재라는 것도 사실은 약 50%의 수은으로 구성되어 있다. 수은은 우리 주위에서 가장 위험한 독소들 중 하나다. 수은은 두뇌, 중추 신경계, 신장에 손상을 입히고 암을 유발하는데도 불구하고 여전히 미국에서는 매년 1억 개 정도의 수은 충전재를 사용하고 있다.

안전한 수준의 수은이 있다는 것은 그 누구도 증명하지 못했다. 수은은 면역 체계를 망가뜨린다. 현재 대부분의 어류는 수은으로 오염된 바다로 인해 안전하지 않은 것으로 간주된다. 미국 환경 보호국은 수은을 체중 1킬로그램당 최대 0.1마이크로그램만 섭취하도록 권고하고 있다. 이것은 체중이 70킬로그램인 사람의 경우 하루에 7마이크로그램 이상의 수은을 섭취하면 안 된다는 것을 의미한다. 어류 및 해산물의 평균 일일 흡수량은 2.3마이크로그램으로 추정된다. 걱정스러운 것은 1개의 수은 충전재가 자체 발산 및 마모를 통해 매일 15마이크로그램의 수은을 방출할 수 있다는 것이다. 8개의 수은 충전재를 가지고 있는 사람은 하루에 120마이크로그램의 수은을 흡수할 것이다! 다행히도 현재 수은 충전재 대신 플라스틱 합성물이 광범위하게 사용되고 있다. 수은 충전재를 가진 사람들은 숙련된 치과 의사의 시술을 통해 이를 안전하게 제거해야 한다. 수은을 제거하는 동안 발산되는 수은을 호흡하지 않도록 통풍 장치를 준비할 필요가 있다.

도자기 치아의 약 75%는 안감으로 스테인리스강을 사용해 강도를 부여한다. 스테인리스강은 니켈을 함유하고 있다. 니켈은 알레르기 유발 항원이며 수은보다 강력한 발암 물질이다. 당신에게 니켈로 만들어진 도자기 치아가 있다면 제거하는 것이 최선이다. 금니가 더 나은 선택이다. 오늘날의 도자기 치아 기술은 금속이 전혀 없는 크라운 사용이 가능할 정도로 발전했다. 이것들이 최선의 선택이 될 것이다.

치아 뿌리관은 또 다른 문제다. 사실상 거의 모든 치아 뿌리관은 감염된 것으로 밝혀졌다. 이 감염은 독소를 생성해 몸 전체에 독성을 퍼뜨리고 면역력을 떨어뜨린다. 요제프 이셀스 박사는 그의 저서 《암 : 2차 의견Cancer : A Second Opinion》에서 사람에게 암을 유발할 수 있는 티오에테르라는 화합물을 생성하는 치아 뿌리관을 '독소 공장'이라고 일컫는다. 만약 당신이 암에 걸렸다면, 당신은 치아 뿌리관을 제거해야 한다. 단, 뿌리관을 안전하게 제거할 줄 아는 숙련된 치과 의사를 찾아야 한다.

치과 의사들이 흔히 사용하는 국소 마취제(리도카인을 포함한)는 암 확산의 주요 원인이 될 수 있다. 이 마취제는 몸속에서 암을 유발하는 화합물인 아닐린으로 분해된다. 1993년, 미국 FDA는 리도카인이 인체 조직에 접촉되었을 때 동물에서 거의 모든 종류의 암을 유발하는 것으로 알려진 화합물인 2,6-다이메틸아닐린으로 분해된다는 것과 실제로 99% 이상의 경우가 그러하다는 사실을 발견했다. 1996년 9월 미국 FDA는 국소 마취제를 함유한, 처방전 없이 살 수 있던 모든 진통제를 시장에서 회수하고 이런 물질을 함유한 새로운 처방 약에 경고문을 붙일 것을 요구했다. 아쉽게도 기존의 처방 마취제들은 미국 FDA의 경고를 이행할 필요가 없으며 대부분의 의료계 종사자들은 여전히 이 문제를 인식하지 못하고 있다. 2000년 10월, 통합 실험 시스템은 더 자세히 알고 싶어 하는 사람들을 위해 〈아마이드 국소 마취제에 대한 독성학의 최종 요약Final Toxicological Summary for Amide Local Anesthetics〉보고서를 발표했다. 다행히도 암을 유발하지 않는 셉토카인이라는 새로운 마취제가 있다. 당신은 치과 의사에게 이 제품을 사용해 달라고 요청하면 된다.

―― 《음식이 최고의 약이다Food is Your Best Medicine》의 저자 헨리 비엘러 박사는 "지금은 의학의 암흑시대다"라고 말했다. 미국의 의료 시스템은 심각한 재고가 필요하다. 기존의 대증 요법 의학은 100년이 채 되지 않았지만 치명적인 결함이 있는 시스템으로, 질병의 주요 원인이며 우리의 주된 사망 원인이 되었다. 기존 의료 시스템은 지난 세기 동안 과학의 엄청난 발전을 따라잡고 실행에 옮기는 데 실패했다. 게다가 사람들의 건강과 생활을 전반적으로 개선하기보다는 자신들의 이익을 우선시하는 다국적 제약 산업과 식품 산업에 의해 부패의 길을 걸어왔다. 뿐만 아니라 질병의 원인이 아닌 증상 치료에만 집중한다. 건강 관리 비용이 많이 드는 이유는 주류 의학이 치료를 하지 않기 때문이다. 환자들은 계속 아픈 상태에 있으며 증상을 관리해 주는 대가로 계속 돈을 쓴다.

주류 의학의 암 치료 방법은 사기이며 그 방법은 통하지 않는다. 사실은 주류 의학이 암을 일으킨다. 이 사실은 이미 과학적 근거가 있고 반론의 여지가 없다. 세포와 분자 수준에서 진행되고 있는 일을 정확하게 이해한다면 우리는 암을 포함한 거의 모든 질병을 예방하고 치료하는 방법을 이미 알고 있는 것이다. 어떤 질병이든 치료법은 결핍과 독성의 문제를 해결하고 오작동하는 세포를 정상으로 회복시키는 것이다. 당신이나 당신의 소중한 사람들을 위한 건강 관리 방법을 선택할 때 이런 사실들을 명심하라.

무엇보다도 최선의 방법은 건강을 유지하는 것이다. 좋은 식사를 하고 고품질의 영양 보충제를 섭취하며 환경 독소, 독성 처방 약, 예방 접종 및 항생제를 피함으로써 강한 면역력을 유지하라.

암의 위험을 줄여 주는 영양 보충제

나는 매일 예순 가지 정도의 영양 보충제를 섭취한다.
이로써 나는 내 몸이 최적의 상태를 유지하는 데
필요한 것들을 회복해 놓았다.

—수제인 소머스(《암을 고치는 미국 의사들》 저자)

수제인 소머스는 자신의 암을 치료하는 데 대체 요법을 사용했고 앞의 인용문처럼 매일 예순 가지의 영양 보충제를 섭취한다고 오프라 윈프리에게 말했다. 오프라는 매우 놀라워했다. 사실 대부분의 사람은 이런 이야기에 충격을 받는다. 그러나 그 결과를 보라! 그녀는 치유되었고 건강하게 지내고 있다. 나는 날마다 스물여섯 가지의 영양 보충제를 섭취하고 있는데, 다시 한 번 그 결과를 보라. 나는 48세에 의학적으로 죽음이 확실시되던 위기에서 나 자신을 구해 냈다. 현재 80대인 나는 매우 건강하다. 전혀 아프지 않고 무한한 에너지와 맑은 정신으로 20대인 것처럼 느끼고 또 그렇게 활동한다. 그동안 나는 감기에 두 번 걸렸는데 그때 걸린 감기에는 좋은 핑곗거리도 있었다. 대부분의 내 나이대 사람들은 여러 가지 건강 문제를 가지고 있고 수많은 처방 약을 복용하고 있다. 영양 보충제는 적은 비용으로 건강을 유지하는 데 도움을 준다. 부작용이 없고 기분도 좋아진다.

영양 보충제는 이제 필수품이 되었다. 1998년 4월 미국 국립 과학원에서는 과일과 채소를 많이 먹는 좋은 식습관을 가진 사람들조차도 자신이 필요로 하는 모든 비타민을 얻지 못할 것이라는 자료를 발표한 일이 있다. 2002년《미국 의학 협회 저널》에 발표된 36년간의 자료를 분석한 획기적인 연구는 연령대나 건강에 상관없이 모든 사람은 매일 종합 비타민제를 섭취해야 한다고 결론지었다. 미국 농무부의 최신 자료는 신선한 농산물 속의 영양분이 지난 25년 동안 50%까지 감소했음을 보여 준다. 우리의 토양은 미네랄이 지나치게 고갈되어 있기 때문에 모든 식품이 손상되었다. 그러므로 우리가 먹는 음식만으로는 우리를 건강하게 해 주지 못한다. 이제는 영양 보충제를 섭취하지 않고서는 필요한 영양소들을 얻는 것이 거의 불가능하다. 일단 만성 질환에 걸리면 영양 결핍이 너무 심해지기 때문에 영양 보충제 섭취야말로 건강을 완전히 회복할 수 있는 유일한 방법이다. 오작동하는 세포를 정상화하기 위해서는 세포가 일을 수행하는 데 필요한 모든 영양소가 공급되어야 한다. 보통 이런 세포 작업을 완수하려면 특별히 엄청난 양의 영양소들이 요구된다.

2000년《미국 기능 식품 협회 저널Journal of the American Nutraceutical Association》의 한 연구는 "특정 항산화제 및 다른 영양 보충제들을 투여함으로써 암 위험과 임상적 암 발병 감소, 나아가 발암 과정을 방해하는 데 충분하면서도 적절한 과학적 임상 자료가 있다"고 결론을 내렸다. 이 결론은 매우 명확하다. 당신은 영양 보충제를 사용해 암을 예방할 수 있고 암 진행 과정을 방해할 수 있다.

사람들은 흔히 처방 약을 대량으로 복용하는 사람들을 묘사하기 위해 자주 사용되는 문구인 '알약 팝핑'(약통에서 알약이 튀어나오는 모습)을 여러 영양 보충제를 섭취하는 것과 동일시한다. 이런 생각은 엄청난 오해다. 처방 약은 우리 몸의 화학 작용에 맞지 않는 이질적인 것이기 때문이다. 처방 약은 몸속에 독성이 쌓이게 하고, 정상적인 세포 기능을 방해하며, 신체가 이런 화학 물질을 해독하고 손상을 복구하는 데 소중한 에너지와 자원을 낭비하게 함으로써 해를 입히는 것이다. 처방 약은 미국에서 세 번째로 높은 사망 원인인데 그 이유가 독성 때문이라는 것을 기억하라. 반면에 제대로 만든 고품질의 영양 보충제는 식품이다. 신체가 필요로 하고 원하는 분자를 공급하며, 정상적인 세포 기능을 지원하고, 질병의 예방 및 치료를 돕는다. 다음과 같이 생각하면 된다. 영양이 결핍된 음식을 먹고 있는 사람이 그동안 잃어버린 비타민과 미네랄을 영양 보충제 섭취를 통해 채우는 것이다. 신체가 기능을 제대로 수행하기 위해 요구하는 것들을 제공해 주면 의학적 치료 및 약물에 대한 필요성을 제거할 수 있다.

질병 산업 관련자들은 제품의 안전 증진을 가장하면서 영양 보충제에 대한 접근을 제한하기 위해 전 세계적인 노력을 기울이고 있다. 하지만 품질이 형편없는 영양 보충제조차도 처방 약보다는 훨씬 안전하다. 미국 국립 독극물 데이터 시스템(미국 독극물 관리 센터가 관리함)에서 수집한 최신 정보에 따르면 2008년에 영양 보충제로 사망한 사례는 단 하나도 없었다. 어떤 남성도, 여성도, 또는 어린이도 영양 보충제로 사망하지 않았다. 하지만 같은 해에 처방 약 때문에 수백만 명이 건강을 상했고 수십만 명이 처방 약에 중독되어 사망했다. 이런 일들은 매년 일어나고 있다.

오늘날의 세상은 보충제가 필수적이긴 하지만, 당신에게 어떤 보충제가 필요한지, 어떤 브랜드가 가장 적합한지, 그리고 최상의 결과를 얻기 위해 얼마나 많이 섭취해야 하는지를 알기는 쉽지 않다. 내가 아파서 건강을 회복하려 할 때 나는 대부분의 영양 보충제 브랜드가 돈 낭비이며 효과가 없다는 점을 발견했다. 나의 손상된 면역 체계와 화학 물질 과민증 때문에 영양 보충제들 중 많은 제품이 오히려 나에게 악영향을 미쳤다. 이런 경험이 계기가 되어 나는 그 후 20년 동안 비타민 화학 물질을 연구하게 되었다. 깨달은 점도 많았고 실망한 점도 있었다. 제 기능을 하는 비타민 제품 하나를 만들려면 세심한 관리와 추가 비용뿐만 아니라 대단히 고도로 전문화된 지식이 필요하다는 점도 알게 되었다. 영양 보충제 산업에서는 이런 조건들을 충족하기 어렵다. 나는 판매 순위 상위권에 있는 수많은 브랜드가 생물학적으로 효과가 없는 제품들을 홍보하고 있으며 우리가 힘들게 번 돈을 낭비하게 만든다는 것을 알게 되었다. 그러나 소비자는 현명한 선택을 할 수 있는 지식이 부족하기 때문에 브랜드들은 품질 경쟁보다는 가격과 광고로 경쟁하고 있다. 나는 가격이 비싸다고 해서 꼭 품질이 좋은 것은 아니라는 사실도 알게 되었다.

나는 나의 생명을 위협하는 모든 조건 속에서 어떻게 식단을 개선하고 영양 보충제를 섭취하며 독소를 제거해 나 자신을 치료할지를 배운 후 내가 얻은 지식들을 가족 및 친구들과 공유하기 시작했다. 영양 보충제에 대한 광범위한 연구를 하면서 나는 우수한 제조업체를 찾아냈다. 가족과 친구들은 나와 함께 이 영양 보충제를 섭취하면서 눈에 띄게 좋은 결과를 얻었다. 그러다가 결국 나는 우수한 품질의 영양 보충제를 직접 개발하게 되었고 정확한 설계대로 제품을 생산할 수 있는 제조사도 갖게 되었다.

《미국 기능 식품 협회 저널》의 1999년 논문은 일반적인 영양 보충제들 중 2.5%만이 효과가 있다고 밝혔다. 영양 보충제 중 97.5%는 효과가 없다는 것이다! 보충제로 가득 찬 선반과 카탈로그를 끝까지 뒤져 본다 한들 전문적인 지식이 없다면 효과 있는 그 2.5%의 영양 보충제를 고르기란 거의 불가능하다. 올바른 선택을 위해 내가 작성한 무료 보고서 〈영양 보충제 선택을 위한 안내서The Roadmap to Choosing Supplements〉를 제공한다. www.beyondhealth.com에서 다운로드 받을 수 있다.

많은 의사가 사람들에게 필요한 모든 비타민과 미네랄을 일반적인 식단으로 얻을 수 있다고 여전히 믿으면서 환자들에게 값비싼 소변을 만들기 위해 돈을 낭비하지 말라고 조언한다. 그러나 많은 식품의 영양소가 줄어들고 있고 환경에 독소가 증가함에 따라 영양 보충의 필요성을 반대하는 주장을 펴기는 점차 어려워지고 있다. 모든 결핍은 신체의 생화학적 균형을 파괴하므로 건강 유지를 위해 당신이 쏟는 노력의 결과를 훼손한다. 한 가지 영양소라도 만성적으로 부족해지면 암을 비롯한 질병을 유발할 것이다.

사람마다 생화학적인 개인차가 있기 때문에 모든 사람이 다른 사람과 똑같은 영양소들을 필요로 하지는 않는다. 그리고 사람마다 영양소 흡수율과 활용률이 각기 다르다. 어떤 사람은 다른 사람보다 특정 영양소가 몇 배 더 필요할 수도 있다. 두 사람이 같은 집에 살면서 같은 음식을 먹을 경우에도 한 사람은 영양이 적절하게 공급되어 건강해지는데 다른 한 사람은 영양이 결핍되고 아플 수 있다. 우리가 항생제 같은 처방 약을 복용하면 내장 조직에 손상을 입게 되고 그로 인해 특정 영양소를 선택적으로 흡수하지 못하게 된다. 이런 사실을 고려할 때 그 누구도 영양가가 거의 없는 가공식품이나 설탕처럼 해로운 음식을 먹을 여유가 없는 것이다. 건강해지기 위해서는 되도록 영양가가 가장 높은 음식을 먹고 고품질의 영양 보충제를 섭취해야 한다. 하지만 극소수의 미국인들만 이를 실행하고 있다.

사람들이 특정 상태에 대해 어떤 영양 보충제를 섭취해야 하는지 질문하는 경우가 종종 있는데 관련 증거가 많은 괴혈병, 펠라그라, 각기병 같은 영양 결핍 질환들은 무엇이 결핍되었는지 분명히 드러나기 때문에 치료가 간단하다. 그러나 다른 결핍들은 발견해 바로잡기가 매우 어렵다. 모든 영양소는 하나의 그룹으로 행동한다는 것을 기억해야 한다. 그룹에서 한 구성원이라도 만성적으로 결핍되면 그룹 전체가 손상을 입는다. 그리고 그 결과는 질병이다. 분명한 것은 모든 결핍의 문제를 해결할 마법의 알약 같은 것은 없다는 것이다. 승리를 위한 전략은 질병을 유발하는 4대 유해 식품으로부터 완전히 벗어나 신선한 유기농 채소를 먹고 최상의 영양 보충제 프로그램을 실천하는 것이다.

오늘날 어린이들의 건강은 몹시 손상되어 있다. 따라서 200년 만에 처음으로 자식들이 부모보다 오래 살 수 없을 것이라는 예측이 나오고 있다. 우리 아이들에게서 증가하고 있는 만성 질환이 이 사실을 말해주기 때문에 어린이들에게는 영양 보충제가 더 필요하다.

암이란 눈에 보이는 멍울이 아니라 생물학적 과정이라는 것을 명심하자. 특정 비타민, 미네랄 및 파이토뉴트리언트라 불리는 식물 화학 물질들은 암의 진행 과정을 예방하고 멈추게 하는 데 특별한 역할을 하는 것으로 알려져 있다. 예를 들어 특정 플라보노이드와 비타민은 종양이 주변 조직들에 침투하도록 부추기는 효소 작용을 방해한다. 다른 영양소들은 면역계를 강화하고 자연 살해 세포(NK 세포) 활동을 돕는다. 시간과 경험이 쌓임에 따라 우리가 암이라 부르는 세포 기능 장애를 예방하고 치료하는 데 몇 가지 영양 보충제가 특히 효과적임이 입증되었다. 암을 치유할 때는 많은 양의 비타민과 미네랄이 필수적이다. 과학적 증거에 따르면 암세포는 정상 세포보다 높은 농도로 비타민을 흡수한다. 비타민은 세포 자멸을 돕고 암 진행 과정을 방해한다. 비타민과 미네랄이 함께 작용하며 다양한 조합을 이루면 암 진행 과정을 정지시키는 것으로 알려져 있다.

　암 치료에는 영양 요법으로 치료한 경험이 풍부한 의사와 상담하는 것이 가장 이상적이다. 애석하게도 이런 의사들을 찾기가 힘들다. 모든 사람이 뒤에서 언급하는 영양 보충제를 모두 섭취하거나 권장량을 똑같이 섭취할 필요는 없다. 다음 영양 보충제는 안내서이므로 많은 추가적인 정보들을 원하면 인터넷에서 즉시 제공 받을 수 있다. 당신이 무엇을 실행하고 있는지에 대해서는 주치의에게 항상 알려라. 그러나 일반적인 의사들은 영양 요법에 대한 교육을 거의 또는 전혀 받지 않았기 때문에 영양 보충제 필요성을 이해하지 못할 뿐만 아니라 당신의 노력을 지지하지 않을 수도 있다. 그러므로 당신은 당신 몸에 가장 효과적인 것을 놓고 그 누구로부터도 방해받을 필요가 없다.

　당신이 관심을 가질 필요가 있는 영양 보충제들을 살펴보자.

비타민 A

──── 비타민 A는 면역계의 정상적인 기능을 위해 필수적이며 암을 예방하고 치유하는 데 중요한 역할을 하는 것으로 잘 알려져 있다. 2006년 미국 국립 보건원은 "식이 섭취 연구들은 베타카로틴과 비타민 A가 풍부한 식단이 여러 종류의 암 발병 위험을 낮추는 것과 관련이 있다"고 발표했다. 미국 국립 보건원은 8만 2000명 이상을 대상으로 연구한 결과 비타민 A를 많이 섭취하면 위암 발병 위험이 반으로 줄어든다는 사실을 발견했다. 2007년《미국 임상 영양 저널》에 발표된 연구에 따르면 "비타민 A는 암세포 DNA 생성을 억제하면서 암과 싸운다. 그리고 발병된 암 종양의 성장을 늦추고 백혈병 세포가 분

열되는 것을 막을 수 있다"고 한다. 그런데도 사람들은 비타민 A가 독성을 지니고 있다고 경고하기도 한다. 그럼에도 불구하고 미국 독극물 관리 센터는 매년 비타민 A로 인한 사망 사례를 단 하나도 증명하지 못하고 있다.

이성질체라 불리는 또 다른 형태의 비타민 A가 있는데, 이것은 암 진행 과정을 통제하는 유전자 발현에 영향을 미치는 호르몬으로 작용할 수 있다. 비타민 A는 면역 반응에서 중요한 역할을 하는 백혈구의 성장 및 분화에도 영향을 미친다. 또한 면역 체계 주요 조절 세포인 T 림프구 활성화에도 영향을 준다. 피부와 점막 세포(기도, 소화관 및 요로를 감싸고 있는 세포)는 장벽 역할을 해서 감염에 대한 신체의 첫 번째 방어선을 형성한다. 이런 장벽 세포의 완전한 상태와 기능을 유지하는 데 비타민 A가 반드시 필요하다. 비타민 A는 면역에 도움을 주는 것 외에도 세포 자멸을 지원하고 암세포를 정상 상태로 되돌리는 것을 돕는다.

영양 보충제를 권한다. 나는 보통 고품질의 대구 간 오일을 추천하는데, 대구 간 오일 한 숟가락으로 비타민 A 2500IU(국제단위)를 얻을 수 있다. 최근에 미국 국립 과학원의 식품 영양 위원회가 권고하는 비타민 A 하루 권장량은 다음과 같다.

- 만 1세 미만 유아 : 1250IU
- 만 1~3세 유아 : 1333IU
- 만 4~6세 유아 : 1667IU
- 만 7~10세 어린이 : 2333IU
- 만 11세 이상의 남성과 여성 : 3333IU

• 임산부/수유부 첫 6개월간 : 4333IU

암 환자는 하루 30만 IU에 달하는 대량 섭취가 필요할 수도 있다. 이 때는 반드시 비타민 요법을 사용하는 의사의 감독 아래 실행해야 한다.

비타민 B

──── 비타민 B는 하나의 그룹으로 작용하며 성장, 발달, 에너지 생성과 기타 다양한 기능에 필수적이다. 비타민 B는 DNA 복구 효소 같은 효소들 활동에 중요한 역할을 한다. DNA를 양호한 상태로 유지 하면 암 예방에 도움이 된다. 몸이 스트레스를 받으면 비타민 B가 쉽 게 고갈될 수 있는데, 이는 심각한 문제로 이어진다. 비타민 B를 보충 할 때는 생물학적으로 가장 활성화된 형태를 유지하는 고품질 제품으 로 섭취해야 한다.

비타민 B1은 에너지 생성에 중요한 역할을 한다. 하루에 100밀리그 램씩 섭취하라.

비타민 B2는 에너지 생성과 DNA 회복에 도움이 된다. 하루 50밀리 그램씩 섭취하라. 생물학적으로 활성화된 형태로서의 비타민 B2는 리 보플래빈-5'-인산염인데, 고품질 제품이어야 한다.

비타민 B3(니아신)는 손상된 DNA를 복구하는 효소 시스템의 필수 성분이므로 암 예방에 도움이 된다. 몇몇 연구 결과에 따르면 이미 암 에 걸린 사람은 100~1000밀리그램의 비타민 B3를 매일 3회 복용하 는 것이 효과적이라고 한다. 하루 100밀리그램 복용은 유지 수준이다.

비타민 B5는 신체가 에너지를 생성하도록 돕는다. 하루에 100밀리그램씩 보충하라.

전염병학(역학) 연구 결과 비타민 B6가 암 발병 위험을 낮추는 것으로 나타났다. 비타민 B6는 DNA 복구에 매우 중요한 물질이다. 또한 신체가 여러 가지 신경 전달 물질을 만드는 데 도움이 된다. 신경 전달 물질은 하나의 신경 세포에서 다른 신경 세포로 신호를 운반하는 화학 물질이다. 비타민 B6는 두뇌의 정상적인 발달 및 기능에 필수적이며, 신체가 세로토닌과 노르에피네프린(기분에 영향을 미친다) 및 멜라토닌(신체 시계의 조절을 돕는다) 같은 호르몬을 만드는 데 도움을 준다. 고품질의 영양 보충제에는 생물학적으로 활성화된 피리독살-5'-인산염 형태의 비타민 B6가 포함되어야 한다. 이것을 매일 200밀리그램씩 보충하라.

비타민 B9(엽산)도 DNA 회복 과정에 매우 중요하다. 엽산 수치가 높은 사람들은 암 발병 위험성이 낮다. 권장 복용량은 하루에 800마이크로그램이다.

비타민 B12는 DNA 회복에 중요한 역할을 하며 비타민 B12 결핍은 암 위험 인자로 알려져 있다. 50세 이상의 성인은 하루에 최소 100~400마이크로그램의 비타민 B12 보충제를 섭취해야 하며, 비타민 B12 혈청 수치를 주기적으로 측정해야 한다. 암 환자는 하루에 1000~5000마이크로그램이 필요하다. 비타민 B12 영양 보충제를 선택할 때는 주의해야 한다. 대부분의 제품이 생물학적 효과가 거의 없는 화학적인 형태로 되어 있기 때문이다. 고품질의 영양 보충제는 히드록소코발라민 형태의 비타민 B12를 함유하고 있어야 한다.

영양 보충제를 선택할 때는 앞에 나열한 모든 비타민이 생물학적 활성 형태 제품인지를 꼭 확인해야 한다.

비타민 C

──── 비타민 C는 암 진행을 늦출 뿐만 아니라 암을 제거할 수도 있다. 연구에 따르면 비타민 C 보충제가 암 예방에 효과가 있으며, 비타민 C를 파괴하는 기존 암세포에 손상을 주는 연쇄 반응을 일으킬 수 있다고 한다. 2008년 《국립 과학원 회보Proceeding of the National Academy of Science》에 발표된 연구에 따르면 비타민 C 대량 요법은 난소암, 췌장암, 악성 뇌종양의 성장 속도를 현저하게 낮추었으며, 암을 막는 수준의 비타민 C는 아스코르브산 정맥 주사로 쉽게 얻을 수 있다고 한다. 암 산업계는 당신이 이 사실을 알게 되는 것을 원하지 않으며, 미국 암 학회 같은 조직들은 사람들이 암 치료를 위해 비타민 C를 사용하는 것을 적극적으로 막는다.

비타민 C는 몸에 섭취할 수 있는 가장 중요한 분자 중 하나인데, 대부분 충분한 양을 섭취하지 못한다. 비타민 C는 독성이 없는 항암제이며 높은 복용량은 암을 예방하고 치료하는 데 큰 효과를 낼 수 있다. 암 환자는 대체로 비타민 C 수치가 낮다. 이것은 활성 산소의 활발한 활동 및 신체의 산화적인 손상과 관련이 있다. 신체는 비타민 C의 특별한 화학적 성질(과학적으로 이것을 산화/환원 또는 '산화 환원' 특성이라 부른다)을 이용해 세포를 분열하고 다른 형태의 세포로 분화되도록 지시하거나 죽게 만든다. 몸은 지속적으로 줄기세포를 생성하는데 처음 생성되었을 때는 특정한 일거리가 없다. 세포가 수행해야 할 기능을 지시하는 데 비타민 C가 도움을 준다. 이를테면 비타민 C는 암 진행 과정에 영향을 미치는 세포 자멸에 큰 역할을 한다. 세포가 언제 죽어야 하는지를 알려 주는 것이다. 비타민 C가 충분하지 않으면 세포는 죽으라는 지시를 받지 못해 무분별한 분열을 할 수 있다.

암에 대한 비타민 C의 효과를 입증하는 훌륭한 연구가 많이 있다. 2005년《국립 과학원 회보》에 실린 한 연구는 비타민 C가 선택적으로 암세포를 손상시킬 수 있는데, 정맥 주사를 사용하면 종양을 손상시키는 수준의 비타민 C를 투여할 수 있다는 사실을 확인해 주었다. 연구진들은 "이런 연구 결과들이 암 치료에 있어 아스코르브산 정맥 투여의 타당성을 부여한다"고 결론 내렸다.《캐나다 의학 협회 저널 Canadian Medical Association Journal》에 실린 2006년 연구는 정맥 주사로 비타민 C를 주입하는 것이 암 치료에 효과적이라는 것을 발견했고,《세포 생리학 저널Journal of Cellular Physiology》에 실린 2008년 연구는 정맥 주사로 비타민 C를 주입하는 것이 "몇몇 종류의 암 증식을 억제하는 데 매우 결정적인 역할을 한다"고 밝혔다.《분자 교정 의학 저널》에 실린 1990년 연구는 비타민 C를 사용해 신장암을 치료한 성공적인 사례를 보고했다. 또한 학술지《의학 가설Medical Hypotheses》에 실린 1995년 연구는 3만 밀리그램의 비타민 C 정맥 주사를 일주일에 두 번 투여해 폐와 간의 종양이 몇 주 만에 사라지는 것을 확인했다.

장이 수용할 수 있는 만큼의 비타민 C 경구 투여량을 권장한다. 장의 내성을 얻기 위해 무른 변이나 설사가 나올 때까지 비타민 C 섭취량을 천천히 늘린다. 그런 다음 대변이 정상적으로 될 때까지 복용량을 천천히 줄인다. 몸은 필요한 만큼만 흡수할 것이고 초과분은 변비약처럼 작용해 무른 변과 가스를 유발할 것이다. 그 양은 사람마다 다르다. 입을 통해 하루에 20그램을 복용하는 것은 이례적인 일이 아니다. 그러나 하루에 100그램이나 그 이상을 투여했다는 말을 들어 본 일은 없다. 정상적인 혈중 농도를 유지하는 데 필요한 고용량의 비타민 C는 정맥으로 투여하는 것이 훨씬 강력하고 유익할 수 있는데, 그

양은 1주일에 50그램 또는 어떤 경우에는 하루에 200그램 정도까지 가능하다. 비타민 C는 일반적인 독성 항암 요법보다 저렴하고 안전하며 훨씬 효과적인 치료법이다. 구강 투여나 정맥 내 투여 모두 암 치료에 효과적이며 심지어 국소 투여도 기저 세포 피부암에 효과적일 수 있다. 분말과 물로 만든 용액을 기저 세포 피부암에 직접 바르면 딱지가 앉았다가 떨어진다. 비타민 C는 암세포에만 선택적으로 해를 입힐 뿐 건강한 피부 세포에는 손상을 끼치지 않는다. 이처럼 간단하게 가정에서도 할 수 있는 치료법을 프레더릭 클레너 박사가 1971년 《응용 영양 저널Journal of Applied Nutrition》에 처음 발표했지만 암 산업계에서는 대중들이 이 정보를 사용하지 못하도록 금지시켰다.

기저 세포암은 천천히 성장하며 전이하는 경우가 드물다. 그러므로 적절한 의학적 진단과 후속 조치를 받는다면 국소 치료법을 시도할 수 있는 좋은 기회를 얻을 수 있다. 비타민 C 포화 용액 준비는 간단하다. 약 반 티스푼의 비타민 C 분말에 소량의 물을 천천히 붓는다. 용해되지 않은 분말이 바닥에 남기에 충분한 정도의 물만 사용한다. 이를 포화 용액이라 하는데 손가락 끝이나 면봉으로 매일 여러 번 용액을 묻혀 바른다. 물은 몇 분 안에 증발해 피부에 비타민 C 결정체만 남을 것이다.

한 가지 문제점은 마트에서 파는 대부분의 비타민 C가 고품질이 아니라는 것이다. 상업용 비타민 C를 사용하지 마라. 비타민 C 보충은 필수적이지만 좋은 비타민 C를 복용하는 것 역시 필수적이다. 좋은 비타민 C는 라벨에 '100% L-아스코르브산, 완전히 농축함, 옥수수 무첨가'라고 표기되어 있어야 한다. 이런 표기가 없는 제품은 좋은 비타민 C가 아니다.

비타민 D

──── 독성이 없고 비싸지 않으며 부작용도 없고 노화, 감기, 우울증, 당뇨, 독감, 다발성 경화증, 비만, 골다공증을 예방하며 5명 중 4명의 암을 예방할 수 있다고 증명된 신비의 약이 있다고 상상해 보라. 이런 약이 존재한다면 대부분의 사람은 매일 이 약을 복용할 것이다. 비타민 D가 그 놀라운 신비의 약이다. 몇몇 연구자는 불행하게도 모든 미국인의 90%가 비타민 D 결핍 상태라고 말한다. 이 이야기는 만성 질환 및 암의 유행을 설명하는 데 도움이 된다.

2009년 《미국 임상 영양 저널》에 보고된 연구에 따르면 칼슘과 비타민 D3 보충제를 복용한 임상 연구 참여자들 암 발병 위험률이 놀랍게도 77%나 감소된 것으로 증명되었다. 참여자가 복용한 비타민 D 용량은 1100IU로, 정부의 하루 권장량인 400IU보다 약 세 배 많은 양이다. 비타민 D 전문가들은 1100IU도 여전히 저용량이라고 생각해 4000IU가 더 적절할 것이라고 한다. 77% 감소도 거의 기적이지만, 만약 실험에서 더 높은 용량을 사용했다면 어떤 성과를 달성했을지 궁금하다.

비타민 D는 세포 성장에 영향을 미치고 건강한 세포 분화를 촉진하며 세포 자멸(프로그램 된 세포의 죽음)을 도와줌으로써 건강을 개선하고 수명을 연장하며 암의 위험을 줄인다. 또한 종양 성장을 돕는 새로운 혈관 성장을 감소시킴으로써 신생 혈관 생성을 억제한다.

비타민 D와 칼슘 수치가 낮으면 세포 간의 통신에 혼란이 생긴다. 세포 간의 통신 실패는 암이 번성하는 데 강력한 영향을 미치는 가장 심각한 고장 중 하나다. 효율적인 세포 간 통신은 건강한 세포 생성에 필수적이며 이는 공격적인 암세포가 늘어나는 것을 막아 준다. 따라서 대부분의 암 환자는 당연히 비타민 D가 결핍되어 있다.

비타민 D 결핍은 심장병, 뇌졸중, 고혈압, 자가 면역 질환, 당뇨병, 우울증, 만성 통증, 골관절염, 골다공증, 근력 저하, 근육 소모, 선천적 장애, 치주 질환뿐만 아니라 최소 17종의 암을 유발하는 역할을 한다. 또 비타민 D 결핍은 200여 종의 중요한 유전자에 악영향을 미친다. 이 유전자들 중 일부는 세포 분화를 유도하고 세포 증식을 통제함으로써 암을 예방한다.

유방암은 특히 비타민 D에 민감하다. 현재 우리는 혈액 검사로 60~80밀리리터당 나노그램 정도의 비타민 D 수치가 나오면 유방암 위험이 실질적으로 제거될 수 있다고 알고 있다. 혈중 비타민 D 수치가 낮은 여성일수록 유방암 위험이 높아지는데 전이로 사망한 여성들은 모두 비타민 D가 지나치게 결핍된 상태였다. 비타민 D는 유방암이 진행 중인 환자의 예후를 개선하는 데도 도움을 줄 수 있다. 2009년 《임상 종양학 저널》의 연구는 비타민 D가 유방암 재발을 예방할 수 있음을 발견했다. 연구진은 혈중 비타민 D 수치가 정상인 여성에 비해 결핍된 여성의 암 재발 가능성이 94% 더 높고 사망할 확률은 73%나 더 높다는 것을 발견했다. 현재의 공식적인 하루 권장 복용량은 50세 미만인 경우 200IU, 50~70세는 400IU, 70세 이상은 600IU다. 비타민 D 전문가들은 이 양이 너무 적다고 평가한다. 모든 사람은 정기적으로 비타민 D 수치를 측정해 보아야 한다. 이 검사를 25-하이드록시 비타민 D 검사라고 한다. 50밀리리터당 나노그램 미만의 혈중 농도는 매우 낮으므로 이미 암에 걸린 경우라면 80~90밀리리터당 나노그램을 유지해야 한다. 2010년 《영양학 저널Journal of Nutrition》의 연구에서는 겨울철에는 하루 2100~3100IU를 섭취하라고 권하고 있다. 비타민

D 항암 작용은 하루 약 1100IU의 복용량에서부터 시작되는 것으로 알려져 있다.

햇볕은 비타민 D의 가장 좋은 원천이다. 겨울이 긴 북쪽 나라에 사는 사람들은 햇볕 노출이 적기 때문에 더 많은 영양 보충이 필요하다. 당신이 보충해야 할 비타민 D의 양은 피부가 얼마나 어두운지, 사는 곳이 어디인지, 햇볕을 얼마나 쬐는지, 그리고 개인적인 유전자 구성과 고유의 생화학적 상태에 따라 달라진다. 2010년 미국 국립 과학원 의학 연구소는 만 9세 이상은 누구든지 하루 4000IU의 비타민 D를 섭취해도 안전하다고 발표했다. 학술지 《항암 연구Anticancer Research》의 2011년 논문에 따르면 성인이 질병 위험을 줄이기 위해 필요한 비타민 D 양은 하루에 4000~8000IU라고 한다.

어두운 피부를 가진 사람, 나이가 많은 사람, 햇볕 노출을 피하는 사람, 그리고 미국 북부에 거주하는 사람들은 비타민 D 보충제를 대단히 많이 섭취해야 한다. 피부색이 어둡고 나이가 많은 사람들은 햇볕을 통한 비타민 D 생성 효과가 떨어지기 때문에 더 많은 보충이 필요하다. 가장 중요한 것은 비타민 D 수치를 측정한 다음, 그 수준을 정상 범위 수준으로 유지하기 위해 노력하는 것이다. 모든 사람은 자신의 비타민 D 수치를 알아야 한다. 충분한 비타민 D가 당신이 구입할 수 있는 가장 저렴한 항암제임은 분명하다. 암 환자의 경우 비타민 D 혈중 농도를 최적화하지 않고 무시하는 것은 엄청난 실수다.

비타민 E

─── - 비타민 E는 산화 방지제로 작용하는 지용성 비타민이다.

비타민 E는 네 종류의 토코페롤(비타민 E의 본체)과 네 종류의 토코트리에놀이라는 여덟 가지 항산화 물질로 이루어져 있다. 비타민 E가 하는 중요한 일은 비타민 A와 필수 지방산을 산화로부터 보호하고 신체 조직의 손상을 예방하는 데 도움을 주는 것이다.

DNA가 산화 및 활성 산소로 인해 손상을 입으면 암이 발생할 수 있다. 비타민 E는 활성 산소의 유해한 영향을 막아 주므로 암을 예방하는 데 도움이 된다. 또한 식단의 아질산염으로 인해 위장 속에 만들어지는 니트로사민이라는 발암 물질 형성을 차단한다. 뿐만 아니라 비타민 E는 면역 기능을 높여 암으로부터 우리를 보호한다.

일부 연구들은 비타민 E에는 암을 예방하는 효과가 없다고 주장하는데 이는 부실하게 수행된 연구들이다. 그 연구들은 천연 비타민 E보다 덜 효과적이라고 알려진 합성 비타민 E를 사용했다. 이와는 반대로 앞에서 언급한 '하버드 간호사 건강 연구'에 따르면, 유방암 가족력이 있는 여성들 중 가장 많은 양의 비타민 E를 섭취한 여성들은 비타민 E 섭취량이 가장 낮은 여성들에 비해 유방암 발병률이 43%나 감소한 것으로 나타났다. 앞에서 언급한《암 연구와 임상 종양학 저널》의 2002년 연구에서는 비타민 E 보충이 놀랍게도 식도암 위험을 87%까지 감소시키는 것을 발견했다.《미국 국립 암 연구소 저널》에 발표된 1996년의 한 연구에 따르면 비타민 E 섭취량이 많은 남성은 섭취량이 적은 남성에 비해 대장 선종 발생 확률이 65%나 낮다고 한다. 가장 낮은 혈청 알파-토코페롤 수치를 가진 미국 흑인들에게서 전립샘암 발생률이 가장 높았다.

비타민 E 계열의 여덟 가지 중 네 가지인 토코트리에놀은 실험 결과 호르몬에 민감한 암세포 성장을 50%까지 억제하는 것으로 나타났다.

토코트리에놀은 유방암 발병률을 줄이고 기존 유방암 세포의 증식을 억제할 수 있는 상당한 잠재력을 보여 주었다. 여러 연구가 토코트리에놀이 세포 자멸을 효과적으로 돕는다는 것을 입증했다.

비타민 E 보충은 전반적인 건강에 중요하다. 나는 토코페롤과 토코트리에놀 둘 다 복용할 것을 권한다. 각각 다른 시간대에 복용해야 한다. 그래야 흡수를 위한 경쟁을 막을 수 있다. 하루 권장 복용량은 체중 18킬로그램당 토코페롤은 400밀리그램, 토코트리에놀은 250밀리그램이다.

베타카로틴

———— 베타카로틴은 카로틴이라는 영양소의 한 계열이다. 카로틴은 짙은 녹색 잎채소, 당근이나 비트, 토마토처럼 색채가 있는 과일 및 채소에 들어 있다. 음식에 들어 있는 카로틴이 암 발병률을 줄인다는 강력한 증거들이 있다. 앞에 나열된 식품들 속 카로틴 이용률을 극대화하기 위해서는 생으로 먹거나 가볍게 쪄서 먹는 것이 좋다. 강력한 항산화제인 베타카로틴은 활성 산소로 인한 건강한 세포의 손상을 방지하는 데 도움이 된다. 항산화제는 이런 손상을 예방하고 염증을 조절함으로써 암 예방에 핵심적인 역할을 한다.

베타카로틴은 비타민 A와 관련이 있으며 비타민 A의 천연적인 전구물질이다. 비타민 A와 달리 베타카로틴은 체내에 축적되지 않으며 비타민 독성을 유발하지도 않는다. 베타카로틴은 산화적 손상으로부터 세포를 보호하는 것 외에도 면역 기능을 높이는 것으로 알려져 있다. 동물 실험에서는 암세포에 선택적으로 손상을 일으키는 것으로 나타났다. 종양에 베타카로틴을 주입하면 종양이 수축된다. 고품질의 순수한 베타카로틴 보충제는 매우 안전하고 독성이 없다. 암 환자는 하루에 최대 10만~30만 IU의 베타카로틴을 섭취해도 좋다. 당근 주스는 베타카로틴의 좋은 공급원이며, 천연 원료 보충제를 섭취하는 것도 좋다. 합성 베타카로틴은 실제로 카로틴 결핍을 일으킬 수 있으므로 사용해서는 안 된다. 천연 보충제는 자연적인 형태로 만들어진 것인데 상표에 천연 베타카로틴, D. 살리나, 해조류 또는 야자수에서 얻은 원료라고 표기되어 있는 제품이어야 한다.

플라보노이드

―――――――――― 플라보노이드는 폴리페놀 화합물이라 불리는 천연 화학 물질 계열이다. 플라보노이드는 다양한 차, 채소, 과일뿐만 아니라 식품, 음료 및 보충제에도 들어 있는데 과일과 채소의 색상을 담당한다. 곡물류, 견과류 및 대부분의 콩류는 풍부한 플라보노이드 공급원이다. 플라보노이드는 활성 산소로 인한 세포의 손상을 방지하는 항산화제 역할을 하는데 항바이러스, 항알레르기, 항혈소판, 항염증, 항종양과 같은 특성을 가지고 있다. 플라보노이드는 기본적인 세포 활동을 통제하고 세포 활동 조화를 꾀하는 세포 신호 전달에도 한몫을 한다.

5000여 종의 플라보노이드가 확인되었는데 화학 구조에 따라 플라보노이드 계열 화합물 구성원은 플라보놀, 플라본, 이소플라본, 카테킨, 안토시아니딘, 칼콘 등으로 알려져 있다. 과일 한 조각에는 이런 유익한 영양소가 수백 가지나 함유되어 있다. 그러나 그중 수십 가지 정도만 연구되어 왔다. 그중에서도 특히 유용하게 쓰이는 것은 케르세틴과 쿠르쿠민 두 가지인데 이것들을 적절히 보충할 것을 권장한다.

플라보노이드는 강력한 항암 화학 물질이다. 이것은 세포 자멸(정상 세포의 프로그램화된 사망)을 돕고 혈관 신생(자라나는 종양을 먹이기 위한 새로운 혈관의 성장)을 억제한다. 플라보노이드는 암 진행 과정을 막을 수 있다. 실제로 식물의 플라보노이드는 일반 세포가 강력한 발암 물질에 노출된다 할지라도 세포가 암으로 변성되는 것을 방지한다. 식물에 들어 있는 화학 물질들 중 일부는 실제로 암세포를 정상으로 회복시킬 수 있다. 이런 강력한 항암 화학 물질은 일반적인 과일과 채소에 들어 있다. 특히 브로콜리, 미니 양배추, 양배추, 콜리플라워, 케일 등 십자화과 채소에 많이 들어 있다. 일반적으로 가장 짙은 색을 띤 과일과 채소들이 가장 많은 플라보노이드를 함유한다.

연구 결과에 따르면 플라보노이드 섭취량이 많은 사람일수록 위암, 췌장암, 폐암, 유방암 발병이 적다고 한다. 플라보노이드는 활성 산소를 중화할 뿐만 아니라 면역력을 높이고 혈관을 강화한다. 따라서 여러 가지 유익한 효과 중에서도 특히 혈류량 및 산소 가용성을 높인다.

[케르세틴]

케르세틴은 찻잎에서부터 사과와 양파에 이르기까지 널리 발견되는 일반적인 식물성 플라보노이드다. 이것은 강력한 항암 화합물이다. 국제 학술지《임상 암 연구Clinical Cancer Research》의 2010년 연구에서는 케르세틴이 세포 자멸을 도와 암세포 성장을 지연하는 것을 발견했다. 또한 케르세틴은 혈관 신생을 억제한다.

케르세틴은 항염증 및 항산화 특성을 가지고 있으며 DNA에 대한 강력한 항산화 보호 효과도 제공한다. 또한 다른 많은 플라보노이드 기본 구성 요소로서의 역할을 한다. 케르세틴의 천연 공급원으로는 사과, 라즈베리, 여러 가지 짙은 색 베리류, 홍차, 녹차, 메밀, 양파, 올리브유, 레드와인, 붉은 포도, 감귤류 과일, 체리, 브로콜리, 잎이 무성한 녹색 채소 등이 있다.

케르세틴은 면역 세포가 알레르기 반응을 일으키는 화학 물질인 히스타민 방출을 막는 항히스타민제와 같은 역할을 한다. 이것은 콧물, 눈물, 두드러기, 부기 등 알레르기 증상을 줄이는 데도 도움이 된다. 케르세틴은 고혈압 환자의 혈압을 낮추고 전립샘염과 류머티즘 관절염 증상을 줄이며, 심장 마비나 뇌졸중으로 이어질 수 있는 동맥의 플라크 축적을 감소시킴으로써 심혈관 질환 예방에도 도움이 된다. 또한 케르세틴은 비타민 C와 함께 작용해 신체가 건강한 콜라겐을 유지하도록 돕는다. 콜라겐은 암의 전이를 막는 데 꼭 필요하다. 암을 예방하기 위해 하루에 2000~4000밀리그램의 고품질 케르세틴을 보충제 형태로 섭취할 것을 권한다. 암에 걸린 사람들은 하루에 최대 2만 5000밀리그램을 나눠서 복용하면 된다.

쿠르쿠민

──── 쿠르쿠민은 암을 예방하고 치유하는 비플라보노이드 폴리페놀이다. 생강 계열 향신료인 강황에서 흔히 얻을 수 있다. 인도 요리에는 강황이 광범위하게 사용되는데 이는 인도에서 결장암, 유방암, 전립샘암, 폐암 등의 발병률이 미국에 비해 열 배나 낮은 이유로 여겨지고 있다.

강황은 인도의 전통적인 카레 향신료로서 음식의 황색 색소로 사용되기도 한다. 강황은 적어도 6000년 동안 고대 이집트부터 인도에 이르기까지 전통 의학에서 사용되어 왔다. 2010년 한 해에만도 쿠르쿠민 장점에 대한 연구가 240건 이상 발표되었다.

쿠르쿠민은 여러 단계에서 암 진행 과정을 방해하는 데 매우 효과적인 항암 물질이다. 쿠르쿠민은 염증을 억제해 암 발병에 필요한 주요 생물학적 경로를 차단한다. 또한 염증을 촉진하는 300여 종의 유전자 발현을 통제하는 강력한 중앙 스위치인 '핵 인자 카파B'를 차단한다. 사실 쿠르쿠민의 항염증 작용은 스테로이드성 약물과 견줄 만하고 위험한 부작용도 없다.

쿠르쿠민은 죽어야 할 세포를 죽지 못하게 해 암세포로 만드는 단백질 생성을 억제함으로써 세포 자멸을 촉진한다. 또한 종양 성장에 필요한 혈액 공급원인 혈관 신생을 억제해 종양을 굶겨 죽인다. 쿠르쿠민은 종양을 둘러싼 콜라겐을 분해하는 데 필요한 효소를 차단해 종양 성장을 억제하고 암 전이에 필요한 수많은 분자를 차단하기도 한다. 쿠르쿠민을 피부에 국소적으로 바르면 피부암 세포 성장도 억제할 수 있다.

사람에 대한 임상 실험 결과 하루 최대 1만 밀리그램까지는 안전한 것으로 밝혀졌다. 하루 3600밀리그램으로 암 진행 과정을 막는 데 성공했다. 여느 보충제들과 마찬가지로 그 품질은 매우 다양하다. 경구 섭취 시에는 흡수가 잘 되고 생물학적으로 활성화되어 있으며 독성 오염 물질이 제거된 제품을 사용하는 것이 중요하다. www.beyondhealth.com의 'Health Resources'에서 쿠르쿠민에 관한 나의 글을 참조해 주기 바란다.

—— 노벨상 수상자인 라이너스 폴링 박사는 "당신은 모든 통증과 질병 및 질환이 미네랄 결핍과 관련되어 있는지 추적해 볼 수 있다"고 말했다. 불행하게도 오늘날 미네랄 결핍은 일반적이다.

[셀레늄]

셀레늄은 필수 미량 미네랄이며 소량만으로도 몸의 항산화 작용에 도움이 된다. 셀레늄은 건강한 면역 체계를 촉진하고 항암 효과가 강력하며 수은, 카드뮴, 은과 같은 중금속을 제거해 몸의 해독을 돕는다. 셀레늄은 특수한 효소의 필수 구성 요소로, 건강한 세포를 공격해 암을 유발할 수 있는 활성 산소를 제거한다. 또한 암세포 제거 속도를 높이고 종양 성장을 늦추는 데 도움을 준다. 게다가 셀레늄은 신체의 산화 방지제를 재활용해 활성 산소의 세포 손상을 방지하고 암 위험을 낮추는 역할도 한다. 특히 알맞은 양의 비타민 E를 셀레늄과 함께 사용하면 췌장암 위험이 극적으로 감소된다.

셀레늄 섭취가 증가할수록 암 발병 위험은 감소한다는 많은 증거가 있다. 토양 속의 셀레늄 농도가 낮아지면 우리가 음식으로 섭취하는 셀레늄 양도 적어지게 되고 그에 따라 암 위험도 증가한다. 전립샘암 위험이 높은 집단에서의 셀레늄 보충제는 종양 위험과 종양 성장률을 떨어뜨린다. 또한 셀레늄 보충제는 대장 속 폴립의 성장을 멈추게 하고 폐암 및 간암의 위험을 낮춘다. 수많은 연구가 셀레늄 보충의 이로운 점들을 증명했다. 토양의 셀레늄 양이 낮은 중국의 어떤 지역에서는 식도암이 유행하고 있는데 셀레늄을 보충했더니 그 위험이 절반으로 줄었다. 암 환자는 대부분 혈중 셀레늄 농도가 낮다. 셀레늄 수치가 가장 낮은 혈중 농도를 가진 사람들은 가장 높은 사람들에 비해 암으로 사망할 확률이 네댓 배 높았다. 셀레늄 200마이크로그램을 7년간 매일 복용한 결과 모든 암의 발병이 절반으로 줄고 전립샘암 발병률도 69%나 줄었다.

우리가 섭취하는 셀레늄 양은 농작물이 재배되는 토양의 셀레늄 농도에 따라 달라진다. 중국, 덴마크, 핀란드, 뉴질랜드는 토양의 셀레늄 농도가 낮은 나라들이다. 셀레늄이 풍부한 식품의 원천은 곡물과 브라질너트다. 과일 및 채소에도 셀레늄이 들어 있다.

셀레늄의 하루 권장량은 55마이크로그램이지만 연구들에 따르면 암의 예방에는 하루 100~300마이크로그램이 필수라고 한다. 암 환자들은 매일 200~1000마이크로그램을 섭취함으로써 효과를 보고 있다. 그러나 너무 많은 셀레늄 섭취는 독성을 일으킬 수 있으니 주의해야 한다. 셀레늄은 무기물 형태보다는 유기물 형태로 섭취하는 게 훨씬 좋다.

[기타 미네랄]

칼슘은 결장의 전암세포가 더 이상 진전되지 못하게 막는 것으로 나타났으며, 대체로 직장암과 결장암 위험성의 감소와 연관성이 있다. 다른 미네랄들은 칼슘만큼 생물학적 작용을 많이 하지 않는다. 칼슘은 거의 모든 생물학적 기능에 관여한다. 심장 박동과 모든 근육 운동에 필요한 전기 에너지를 공급한다. 또한 젊고 건강한 신체를 유지하는 데 매우 중요한 DNA 복제 및 pH 조절에도 중요한 역할을 한다. 미네랄이 고갈된 토양으로 인해 미국인의 75% 이상이 칼슘 결핍을 보이는데, 이는 우리 몸이 왜 이토록 산성화되었는지를 설명하는 데 도움이 된다. 우리가 너무 일찍 노화되는 한 가지 이유는 칼슘이 결핍되어 DNA가 부적절하게 관리되기 때문이다. 연구자들은 암 예방을 위해 보충제 형태로 매일 1000~2000밀리그램의 칼슘을 복용하도록 권하고 있다.

칼슘, 마그네슘, 칼륨, 아연과 같은 알칼리성 미네랄들은 모두 암으로부터 우리를 보호한다. 이 미네랄들은 몸을 알칼리성으로 유지하게 하는 효과가 있는데 암은 알칼리성 환경에서 잘 자랄 수 없다. 마그네슘은 암 진행 과정에서 생성되는 산을 중화하는 데 특히 중요하다. 망간은 항산화 효소를 형성하는 데 필요하다. 몰리브데넘은 많은 효소에게 매우 중요하다. 모든 미네랄은 하나의 팀으로 작용하기 때문에 당신에게는 모든 미네랄이 필요하다. 그리고 항암 효과를 얻으려면 팀 전체가 잘 짜여 있어야 한다. 하나의 미네랄이라도 결핍되면 세포의 기능 장애와 질병이 발생한다. 이런 이유로 영양 전문가들이 모든 사람은 적어도 고품질의 종합 비타민이라도 매일 섭취해야 한다고 권장하는 것이다.

[세슘]

미네랄 영양소들과는 달리 세슘은 이미 존재하는 암을 치료하는 데 사용되는 알칼리성 미네랄이다. 모든 암 환자에게 딱 맞는 치료법이 없지만 세슘만은 부작용이 거의 없이 모든 종양을 줄이는 데 효과적이라는 사실이 연구들을 통해 밝혀졌다. 세슘은 암세포에 우선적으로 흡수되며 암세포 pH를 정상보다 높여 암세포를 죽이는 효과가 있다. 세슘은 암세포 pH를 암세포에 치명적인 수치인 8.0 정도까지 올린다. 이 정도면 암세포는 며칠 내에 죽게 될 것이다. 또한 세슘은 세포의 포도당 흡수를 제한한다. 암세포는 에너지를 생성하기 위해 당이 필요한데 세슘이 암세포를 굶겨 죽인다. 이 미네랄 요법을 사용하는 의사들은 보통 하루에 1~6그램의 염화 세슘을 투여할 것을 권한다. 암 환자들은 염화 세슘을 단독으로 섭취하면 배탈이 날 수 있으니 매일 3그램을 음식과 함께 섭취하도록 한다. 경험이 많은 의사의 도움을 받아 섭취하는 것이 가장 좋다.

요오드

—— 대부분의 사람은 요오드와 갑상샘 기능과의 상관성을 알고 있다. 그러나 신체의 모든 세포가 요오드를 사용하며 필요로 한다는 사실은 잘 모른다. 요오드는 암과 싸우고 암을 예방하는 여러 특성을 보이는데 그중 하나가 세포 자멸을 돕는 것이다. 불행하게도 지난 30년 동안 미국인들은 신체의 요오드 수치가 거의 50%가량 떨어져 있다. 내가 만난 모든 암 환자는 당연히 요오드가 부족한 것으로 나타났다.

요오드 결핍은 여러 가지 이유 때문에 보편화되어 있다. 화학적 농법이 토양에서 요오드를 포함한 미네랄을 고갈시켰다. 이런 토양에서 재배된 작물들은 마땅히 요오드가 결핍될 것이다. 또한 브롬, 염소, 불소와 같은 환경 독소들이 몸에서 작용하려면 요오드와 경쟁을 하게 되는데 이럴 경우에는 요오드 섭취가 충분하더라도 결핍을 유발한다. 수십 년 전 제빵사들은 요오드를 반죽 첨가제로 사용했다. 1980년대 부터는 제빵사들이 요오드를 브롬으로 대체했는데 브롬은 요오드를 방해하고 발암 물질로 작용하는 것으로 알려졌다. 이 때문에도 빵이나 기타 상업용 제과류 같은 가공식품을 먹지 말아야 한다.

몸의 균형을 유지하기 위해서는 산화제와 산화 방지제 사이에 균형이 이루어져야 한다. 요오드는 몸속에서 강력한 산화 방지제뿐만 아니라 산화제로도 작용한다. 이런 이중적인 성질이 강력한 항암 효과를 만들어 낸다.《요오드 : 당신은 왜 요오드가 필요한가, 왜 요오드 없이는 살 수 없는가Iodine : Why You Need It, Why You Can't Live Without It》의 저자인 데이비드 브라운스타인 박사는 요오드가 종양을 축소하고 죽일 수 있다고 주장한다. 그는 요오드를 보충한 후 갑상샘, 난소, 자궁의 결절과 낭종에서 자신의 주장과 유사한 결과를 발견했다.

요오드는 신체의 모든 호르몬 생성에 관여한다. 또한 적절한 면역 기능에도 필수적이다. 요오드의 좋은 공급원으로는 어류 및 해조류가 있다. 당신은 자신의 요오드 수치가 얼마인지를 알아야 하며 만약 부족하다면 보충해야 한다. 간단한 소변 검사로 결핍 여부를 알 수 있다.

코큐텐

—— 코큐텐은 여러 메커니즘을 통해 종양의 성장을 지연시킨다. 코큐텐은 면역 기능을 돕고 혈관 신생을 억제하며 염증을 줄이는데, 이 모든 것이 암 환자들에게 이로움을 준다.

세포는 코큐텐을 사용해 신체가 기능하는 데 필요한 에너지를 만들어 낸다. 코큐텐은 DNA를 망가뜨릴 수 있는 활성 산소로부터 세포를 보호하는 항산화제이기도 하다. 이런 항산화제는 암으로부터 우리 몸을 보호해 준다. 게다가 코큐텐은 면역 체계가 작동하는 데 필요한 많은 양의 에너지 공급을 도와줌으로써 면역 체계를 향상시키기도 한다.

암 환자는 혈중 코큐텐 농도가 낮다는 것이 발견되었으며, 1960년대 초반부터 낮은 혈중 코큐텐 농도가 암의 발병 및 진행과 관련이 있다는 사실이 알려졌다. 코큐텐 농도로 유방암 환자 생존율을 예측하는 것도 가능하다. 혈중 농도가 높을수록 생존율도 높아진다.

코큐텐은 에너지를 생성하고 면역력을 강화하며 혈관 신생을 방해하고 염증을 줄이는 일을 도와줌으로써 암 예방 및 치료를 돕는다. 다수의 대체 요법 의사가 다량의 코큐텐을 사용해 말기 암을 치료한 기적적인 결과를 발표했다. 그 용량의 범위는 하루에 300~1200밀리그램이었고, 정상적인 용량의 범위는 60~100밀리그램이다.

효소

—— 특정 효소 또한 암을 억제하는 데 도움이 된다. 암세포는 두꺼운 단백질 코팅을 형성함으로써 면역 체계가 자신을 식별하고 공격하는 것을 어렵게 만든다. 단백질 코팅을 절단하면 면역 체계가 암세포를 식별할 수 있으므로 암세포가 파괴될 수 있다. 이 과정은 프로테아제라고 불리는 단백질 분해 효소를 통해 이루어진다. 이런 효소로는 췌장에서 생성되는 트립신과 키모트립신이 있다. 영양이 부족한 식단, 독성 및 유전적 돌연변이가 이런 효소들의 공급을 줄인다. 특히 동물성 고단백질 식단이 문제의 발단이 될 수 있다. 동물성 고단백질 식사가 암의 위험 요소가 되는 한 가지 이유는 고기 소화에는 단백질 분해 효소가 사용되는데 그로 인해 이 효소의 양이 줄어들어 암세포를 분해하는 데 적게 사용될 수밖에 없기 때문이다. 또 다른 이유는 고기는 몸을 산성화하는데 췌장 효소는 산성 환경에서는 작용을 못하고 알칼리성 환경에서 최상의 작용을 하기 때문이다.

보충제 섭취는 높은 효소 수치를 유지하는 데 도움이 될 수 있다. 많은 대체 의학 의사는 현재 암 치료의 일부로 단백질 분해 효소를 사용하고 있으며, 종종 많은 용량을 복용시킨다. 이런 효소들은 신체에 자연스럽고 정상적으로 작용한다. 해가 되지도 않으며 암 치료에도 효과적이다.

리신과 프롤린

──── ──── 제3장에서 강력하고 건강한 콜라겐을 유지하는 것이 중요하다고 이야기했다. 잘못 구성된 콜라겐 섬유는 손상되기 쉽기 때문에 콜라겐 용해 효소가 결합 조직을 절단해 암이 퍼질 수 있다. 비타민 C는 콜라겐 생성을 돕고, 아미노산 리신과 프롤린은 콜라겐의 중요한 구성 요소다. 우리는 이 세 가지 모두 필요하다. 그런데 대부분의 사람은 나머지 두 영양소는 보충한다 할지라도 리신은 충분히 섭취하지 못한다. 리신과 프롤린을 보충하면 암 발병을 예방할 뿐만 아니라 이미 존재하는 암의 확산도 막을 수 있다. 암 환자에게는 매일 5000밀리그램을 투여하는 것이 좋다. 암을 예방하거나 치료 후 건강을 유지하기 위해서는 하루에 500밀리그램을 복용해야 한다.

에피갈로카테킨 갈레이트

──── ──── ──── 에피갈로카테킨 갈레이트는 일반적으로 녹차 추출물이라 부른다. 녹차에는 항산화·항암 작용을 하는 폴리페놀이라는 화학 물질이 들어 있다. 녹차의 주요 폴리페놀은 카테킨이

라 불리는데, 가장 중요한 카테킨은 강력한 산화 방지제인 에피갈로 카테킨 갈레이트인 것으로 알려져 있다. 에피갈로카테킨 갈레이트는 간 해독을 촉진하고 발암성 화학 물질에 의한 손상으로부터 DNA를 보호한다. 연구에 따르면 에피갈로카테킨 갈레이트는 암 예방과 치료에 효과적이며 세포 자멸을 촉진하고 혈관 신생을 억제한다. 암 환자는 유기농으로 재배된 고품질의 녹차를 1000밀리그램씩 하루에 세 번 보충하기를 권한다. 녹차를 하루에 네댓 잔씩 마시면 암의 성장을 늦추고 매일 두 잔만으로도 암을 예방하는 데 도움이 된다.

포도씨 추출물

―――― ―――― 전통적으로 사람들은 포도를 먹을 때 포도씨도 함께 먹었다. 오늘날 우리는 포도씨를 먹지 않을 뿐만 아니라 이제는 씨가 없는 포도도 생겼다! 밝혀진 바와 같이 포도씨에는 암을 억제하는 플라보노이드가 풍부하다. 알약 형태로 섭취할 수 있는 포도씨 추출물이 세포 자멸을 돕고 암세포를 빠르게 죽인다는 것이 실험을 통해 입증되었다. 매일 100밀리그램씩 3회 복용할 것을 권한다.

변형 시트러스 펙틴

――― ――――― ――― 펙틴은 과일에 들어 있는 탄수화물인데, 사과, 감귤류, 자두 등의 껍질에 가장 많이 들어 있다. 수백 또는 수천 개의 당 분자로 이루어져 있고 화학적으로 함께 연결되어 있다. 변형 시트러스 펙틴은 가루 형태로 사용할 수도 있는데, 큰 분자가 소화관에서 쉽게

흡수될 수 있도록 작은 분자로 분해하기 위해 화학적으로 변형했다.

변형 시트러스 펙틴이 암을 치료하지는 않지만 연구들에 따르면 암이 전이되는 것과 암이 몸 전체에 퍼지는 것을 막는 데 도움이 된다고 한다. 변형 시트러스 펙틴 분자는 암세포의 수용체에 결합해 암세포가 주변의 건강한 조직으로 침투하는 것을 방지한다. 변형 시트러스 펙틴은 암세포의 결합 성질을 방해함으로써 전이에 꼭 필요한 과정인 암세포들이 혈관 내벽에 달라붙는 것을 방지한다. 또한 변형 시트러스 펙틴은 암이 퍼지는 것을 방해함으로써 암 때문에 몸의 면역 체계가 제압당하는 것을 막아 준다. 매일 15그램을 세 번 나누어 복용하기를 권한다.

육인산 이노시톨

육인산 이노시톨IP-6은 곡물, 콩, 현미, 옥수수, 참깨, 밀기울, 기타 고섬유질 식품에서 발견되는 천연 화합물이다. IP-6는 항산화제, 면역 증강제 및 심혈관계 건강 보조제 역할을 비롯해 많은 건강상 이점을 가지고 있다. 또한 IP-6는 간이 지방을 신체의 다른 부위로 옮기는 데 도움을 주며, 다양한 세포와 조직을 보호하고 성장을 조절하는 데 효과가 있다.

IP-6는 세포 자멸을 돕고 혈관 신생을 억제하며 혈소판 응집을 억제하고 악성 세포 분화를 증가시킨다. 악성 세포 분화가 향상되면 악성 세포들이 정상으로 복구될 수 있다. 알약 형태로 사용할 수 있는 이런 천연 화합물은 알려진 독성이 없으며 여러 가지 건강상 이점을 제공한다. 암 환자의 경우 보통 하루에 5~8그램을 권장한다. 암 예방을 위해서는 매일 공복에 1~2그램을 복용하는 것으로 충분하다.

요약

—— 엄청난 양의 연구가 보여 주는 바와 같이 항산화 비타민 및 다른 영양 보충제들은 암의 위험을 줄여 준다. 우리를 보호하는 이런 영양 보충제는 DNA에 대한 활성 산소의 산화성 손상 및 몸속 발암 물질 형성을 줄이고, 면역력을 강화하며, 세포 간 통신을 돕고, 유전자에 신호를 보내며, 신체의 DNA 회복을 향상시킨다. 영양 보충제는 질병의 두 가지 원인 중 하나인 결핍을 제거하는 데 도움이 된다. 영양 보충제들이 함께 작용해 얻어지는 효과는 한 가지의 영양 보충제만으로 달성할 수 있는 효과를 훨씬 뛰어넘는다.

대부분의 질병은 영양 결핍에 의해 발생하는데 미국인들의 일반적인 식단은 최적의 건강을 유지하기에 충분한 양의 영양분을 공급하지 못한다. 소위 '좋은 식단'이라고 부르는 것조차도 영양 보충이 꼭 필요하다. 우리의 세포에 필요한 영양을 공급해야만 질병을 예방하고 치유할 수 있다. 미국 국립 노화 연구소에서 《임상 영양 저널Journal of Clinical Nutrition》을 통해 발표한 1996년 연구는 비타민 C와 비타민 E 보충제를 섭취하는 노인들은 그렇지 않은 노인들에 비해 모든 질병으로 인한 조기 사망 위험성이 50%나 낮다는 것을 발견했다. 모든 사람은 최소한 고품질의 종합 비타민에 추가로 비타민 C와 비타민 E 정도는 복용해야 한다. 암 환자들은 이런 최소한의 영양 보충제보다 훨씬 많은 영양 보충제가 필요하다.

영양 결핍은 만성 질환뿐만 아니라 전염병 같은 대부분의 질병의 근본 원인이다. 유감스럽게도 미국인들의 일반적인 식단으로는 최적의 건강을 유지하기에 충분한 미네랄과 비타민을 공급 받을 수 없다. 이것이 우리에게 영양 보충제가 필요한 이유다. 2005년《내과학 보고서》에 실린 미국 의학 협회 조사에 따르면, 18~74세 4명 중 1명 미만이 하루에 다섯 접시의 과일과 채소를 섭취하고 있는데 이것조차도 우리가 건강해지기 위해 필요한 양의 절반에 불과하다. 미국 성인의 3%만이 일반적으로 건강한 생활 방식이라 여겨지는 삶을 살고 있다. 많은 미국인은 필요로 하는 양의 과일과 채소를 섭취하는 것이 비실용적이라고 주장한다. 그렇지만 암에 걸리는 것이 훨씬 더 비실용적인 것이다! 의심할 여지없이 모든 신선한 과일과 채소를 가능한 한 많이 먹고 고품질의 영양 보충제를 섭취하는 것이 올바른 접근 방식이다. 단 하나의 영양소 부족만으로도 수많은 질병을 유발할 수 있으며, 한 가지 영양소 보충만으로도 질병을 치료할 수 있다. 영양 보충의 제일 큰 문제는 충분한 양을 섭취하지 못하는 것이다.

꼭 알아 두어야 할 것이 있다. 좋은 목적에도 불구하고 품질이 낮은 영양 보충제를 선택한다면(그 제품의 가격이 얼마인가는 중요하지 않다) 그 제품은 거의 도움이 되지 않을 것이다.

제11장

스스로 암을 예방하고 치유할 수 있는 우리 몸

암은 오늘날 우리나라에서
가장 잘 치료될 수 있는 질병 가운데 하나다.
—빈센트 데비타(전 미국 국립 암 연구소 소장, 의학 박사)

암 치료에 대한 전 세계적인 연구를 통해 정보가 충분한데도
어느 누구도 그 정보들을 감별해
임상적으로 유용한 치료 체계를 만들고 있지 않다.
—러셀 L. 블레이록(《암 환자를 위한 자연치료 전략》 저자, 의학 박사)

무슨 일이 실현될 수 없다고 말하는 사람은
그 일을 실행하고 있는 사람을 방해하지나 말아야 한다.
—고대 중국의 격언

이 책을 다 읽었다면 나는 당신에게 하나의 여행을 안내한 셈이다. 이 여행은 때때로 당신에게 충격과 혼란을 주었겠지만 다른 한편으로는 암은 치유될 수 있다는 소망도 주었을 것이다. 얼마나 많은 사람이 효과도 없고 위험하기까지 한 주류 의학의 치료법을 신봉함으로써 고통받고 있고 목숨까지 잃어버리고 있는지를 알게 된다면 그것이야말로 하나의 충격이다. 독을 가하고(항암), 잘라 내고(수술), 태워 버리는 것(방사선)이 정통적 치료로 간주되고 있다는 사실 그 자체가 충격이다! 암 생존율에 대한 통계는 너무나도 조작이 심해 그 통계가 의미 없을 정도까지 되었다. 실제로 암 생존율은 1950년대에 비해 조금도 나아지지 않았다는 사실을 알면 혼란을 느끼게 된다.

그러나 내가 제공한 정보에는 희망과 약속이 들어 있다. 당신은 과학적 근거도 없는 치료법에 의존하지 않고도 암을 예방하거나 암에서 벗어날 수 있다. 아인슈타인은 우리가 문제를 일으킬 당시의 사고방식을 그대로 가지고서는 문제를 해결할 수 없다고 조언했다. 병에서 낫고 건강을 유지하기 위해서는 이전과는 다르게 생각해야 한다. 음식을 단순히 즐기기 위해 먹는다는 생각을 버리고, 음식이란 우리 몸세포들의 영양 공급원이라는 사실을 인식해야 한다. 우리 삶 속의 독소들은 직접 감지하기도 어렵고 즉각적인 악영향을 미치지 않는 것처럼 보이지만, 이 독소들을 더 이상 무시해서는 안 된다.

암이란 아무 까닭도 없이 무고한 희생자들을 공격하는 괴물이라는 생각 또한 바꾸어야 한다. 대신 우리가 잘못된 선택을 함으로써 나타나는 매우 예측 가능한 결과가 암이란 것을 깨달아야 한다. 잘못된 선택이란 암이 아주 잘 자랄 만한 체내 환경을 만드는 생활 방식을 뜻한다. 암이 몸 안에서 잘 자랄 만한 환경을 만드는 나쁜 선택을 할 수 있다면, 반대로 암이 몸 안에서 잘 자랄 수 없는 환경을 만드는 좋은 선택도 할 수 있다. 이것이 암을 예방하고 암에서 회복되는 새로운 패러다임이다.

마지막으로(가장 어려운 부분이기도 하다), 우리의 건강을 보살펴 줄 것이라고 생각한 현재의 보건 의료 기관들에 대한 맹신을 그만두어야 한다. 여기에 관여하고 있는 사람들의 좋은 의도에도 불구하고 이 기관들은 국민의 건강을 지켜야 한다는 임무를 저버리면서까지 자신들의 이익을 보호하려는 세력에 굴복하고 말았다. 미국 FDA, 미국 의학 협회, 미국 암 학회, 미국 국립 암 연구소, 제약 산업, 건강 보험 회사 등이 과연 당신의 건강을 최우선적인 일로 여긴다고 믿고 있는가? 그들의 존재는 질병 존속에 의존하고 있다.

오늘날 우리는 이런 기관들에게 건강에 대한 책임을 맡길 만한 여유가 없다. 각자의 삶은 스스로가 책임져야 하며 우리의 실패를 가중시키는 이런 기관들보다는 우리 몸의 자연 치유력을 더욱 신뢰해야 할 것이다. 자연 치유력에 대한 믿음을 쌓기 위해서는 질병의 진실이 무엇인지, 우리 몸이 세포 수준에서 적합한 기능을 유지하려면 무엇이 필요한지에 대해 잘 알아야 한다.

당신이 암에 대해 걱정하고 있다면, 당신에게 이 말을 해 주고 싶다. 암은 예방할 수 있고 치료할 수 있다고. 식습관과 생활 방식에 변화를 줌으로써 당신 자신을 항암 상태로 만들 수 있다. 특히 세포에 산소 공급을 늘리고, 산소 대사를 정상적으로 복구하거나 유지하는 생활 방식을 취하면 된다. 또한 pH를 적정 수준으로 유지하고 좋은 기름을 섭취하면 된다. 희귀한 유전 질환이 있지 않는 한 당신은 스스로 질병을 치유할 수 있다. 그렇게 하기 위해 기꺼이 해야 할 일을 하기 바란다.

암은 독을 퍼붓거나(항암제), 잘라 내거나(수술), 태운다고(방사선) 사라지는 종양 덩어리가 아니라는 것을 항상 기억하라. 암은 종양을 만들어 내는 생물학적 과정이다. 우리 몸의 정상적인 조절 메커니즘이 변성되어서 생긴 몸 전체의 문제다. 이 과정은 전적으로 당신이 자신의 몸과 마음에 무엇을 집어넣는가에 달려 있다. 현 주류 의학의 표준적인 접근 방식인 수술, 항암제, 방사선 따위로 종양을 공격하는 치료법은 성공 확률이 매우 낮은 실패한 전략이며, 국가적인 불명예다.

수술, 항암제, 방사선 치료는 종양의 크기를 줄여 줄 수는 있지만, 암을 일으키는 근본적인 상태는 바꿀 수 없다. 종양은 사라질 수도 있지만 그렇다고 해서 암이 사라지는 것은 아니다. 암은 종양 덩어리가 아니다. 암은 하나의 과정이며 이 과정이 계속 작동하는 한 당신은 여전히 암에 걸려 있는 것이다.

암에 걸리려면 신체 내부 환경이 암 생성 과정을 도울 수 있도록 바꾸면 되고, 암에서 나으려면 신체가 정상적인 화학 작용을 하도록 복구하면 된다. 그렇게 할 때 암 생성 과정은 멈추고 종양은 간단히 사라지게 된다.

모든 병의 원인은 결핍과 독성, 이 두 가지뿐이므로 병에서 나으려면 산소, 영양 공급, 그리고 독성 해독으로 이 두 가지 원인을 제거하면 된다. 무엇보다 최선의 전략은 암을 예방하는 것이다. 신체가 정상적인 화학 작용을 하는 동안에는 우리 몸은 암 생성 과정을 허용하지 않을 것이므로 건강한 몸에는 암이 생길 수 없다. 암을 예방하고 스스로를 항암 상태로 만들기 위해서는 당신의 신체적 화학 작용을 정상화해야 한다.

현시점에서 과학은 매우 분명하며 이론의 여지가 없다. 암은 예방할 수도 있고 치료할 수도 있다. 문제는 낡은 사고방식을 바꾸기가 어렵다는 것이다. 분자 수준에서 올바르게 이해하면 모든 병은 예방할 수 있고 치료할 수 있다. 암 치료 성공에 가장 큰 장애물은 암은 치료하기 어렵다는 믿음이다. 지금까지 전국의 많은 암 환자와 이야기를 나누었는데 그들은 한결같이 암은 낫기 어렵다고 믿으며 부정적인 이야기를 했다. 환자들이 나아지기 시작하는 시점은 그들이 대체 요법을 시작할 때부터다. 대체 요법은 암을 제거하거나 파괴하는 데 초점을 맞추는 것이 아니라 신체가 정상적인 기능과 균형을 회복하는 데 초점을 맞춘 것이다. 진실을 말하자면 오직 하나의 질병만이 있다(정상적으로 기능하지 못하는 세포들). 따라서 치료법도 하나만 있다(세포들이 정상적인 기능을 하도록 회복시키는 것).

앞에서 언급했듯이 암은 근본적으로 음식, 환경, 그리고 생활 방식의 잘못 때문에 생긴다. 우리가 오늘날 살아가는 모습, 곧 암을 조장하는 식습관과 환경, 그리고 생활 방식을 보면 암에 걸리는 것은 너무나도 당연한 결과다. 신체가 더는 제대로 소통, 자기 조절, 자기 복구를 하지 못할 때 질병이 발생한다. 이처럼 균형이 깨진 상태에서는 신체가 통제 불능 상태가 되고 암세포 성장도 통제 불능 상태가 된다.

당신 신체는 본래 건강하도록 설계되어 있다. 신체는 적절하게 적응하고 회복하며, 모든 부분을 통제하고, 균형을 유지하며, 원활하게 작동할 수 있도록 최상의 능력을 갖추고 있다. 당신의 신체는 믿을 수 없을 정도로 잘 작동할 것이다. 당신 스스로 몸을 망쳐 버리기 전까지는 말이다.

쥐가 먹어도 건강할 수 없는 음식을 먹고, 몸을 환경 독소와 전자기 방사선에 노출시키고, 만성 스트레스에 의한 복합적인 대사 불균형을 초래하게 함으로써 널리 유행하고 있는 만성 질환과 암을 만들어 내는 장본인은 바로 우리 자신이다.

건강에 영향을 미치는 요인 중 우리가 거의 또는 전혀 통제할 수 없는 것들도 있다. 예를 들면, 당신의 부모님이 가지고 있던 식습관과 독소들은 일생 동안 당신의 수명과 전반적인 건강, 그리고 암의 발병에 영향을 미칠 수 있다. 이것들은 다 과거이므로 이제 와서 바꿀 수는 없다. 그러므로 지금 당장 시작하라. 당신의 올바른 선택이 부모로부터 물려받은 건강과 수명에 관한 부정적인 영향력을 줄일 수 있다. 어떤 유전적인 영향을 받는다 하더라도 지금부터 당신이 어떤 삶을 살아가느냐에 따라 그것은 문제가 되지 않을 수 있다. 당신이야말로 당신 건강을 조절하는 막강한 조종 능력을 가진 사람으로, 당신이 취한 선택들을 가지고 그 조종 능력을 매일같이, 하루 종일 훈련할 수 있다. 날마다 모든 방면에서 건강을 선택하라. 그러면 승리할 것이다. 여섯 가지 경로에 있는 정보들을 활용하면 건강한 삶을 선택하는 데 많은 도움이 될 것이다.

전통적 수련을 받아 온 의사들에게 암이란 그냥 생긴 것이고 통제할 수 없는 것이다. 그러나 진실은 이렇다. 어떤 사람이 암 진단을 받았다면 그 암은 진단 당시보다 훨씬 오래전부터 진행되어 온 것이다. 의사들이 진단할 수 있을 만큼 종양이 커지기까지는 평균 7년이 걸리고 20

년이 걸리기도 한다. 당신과 당신 의사들이 건강하다고 믿고 있을지라도 당신의 식습관, 환경, 그리고 생활 방식은 그동안 당신 몸을 건강하지 않은 상태로 지속해 온 것이다.

암의 진행 속도가 느리다는 것과 관련해 좋은 소식은, 우리에게는 암 진단을 받기 전 암을 예방할 수 있는 충분한 기회가 있다는 것이다. 아주 많은 미국인(특히 50대 이상)의 몸속에는 이미 다수의 암세포 무리들, 미세 종양들이 존재하고 있다. 당신도 그 가운데 한 사람일 수 있다. 그렇다고 해서 당신의 운명이 다했다는 뜻은 아니다. 이 미세 종양들은 더 자랄 수 있는 기회를 엿보고 있지만, 종양이 더 커질 만한 환경을 당신이 제공하지 않는 한 더 자랄 수 없다. 당신이 미세 종양들에게 기회를 주지 않는다면 그 종양들은 해를 끼칠 수 없는 상태가 될 수 있다. 당신은 이 종양들의 진행 과정을 막아 버릴 수 있다. 그러면 이미 자란 종양들도 그 진행을 멈출 수 있다.

암의 진행 속도가 느리다는 것과 관련해 나쁜 소식은, 주류 의학의 암 치료법이 효과가 있을 거라는 오해, 그리고 암 수술을 받았으니까 생활 방식을 바꿀 필요가 없을 거라는 오해를 불러일으킬 수 있다는 점이다. 암 수술을 받은 환자가 병증만을 완화한 나머지 암 진행을 막기 위한 식습관 바꾸기와 독소 제거 요법을 하지 않는다면 산소 결핍 상태는 계속될 것이므로 거의 틀림없이 몇 년 내에 새로운 암이 재발할 것이다.

암은 단일 치료 방법만으로 100% 효과를 얻을 수 없는 매우 복합적인 질환이다. 암 판정을 받았을 때는 이미 당신의 몸은 엄청난 불균형 상태에 놓여 있는 것이고, 몸속에는 많은 독소가 있으며, 많은 부분이 쇠약해져 있을 것이다. 그러므로 최상의 결과를 얻기 위해서는 통합적인 접근과 건강을 향한 여섯 가지 경로를 따르는 것이 지극히 중요하다. 항암 상태가 되려면 건강한 상태를 만들어야 한다. 신체 내부를 발병이 아니라 건강에 도움이 되는 환경으로 복구함으로써 건강을 만들 수 있다. 식습관을 바꾸고 독소를 제거할 뿐만 아니라 당신의 생각까지 바꿔야 한다. 부정적인 생각과 감정으로 인한 스트레스가 세포 단위에서 결핍과 독성들을 만들어 내고 결국 그것이 질병으로 이어진다.

우리는 암의 원인이 세포의 산소 부족임을 알고 있다. 그러나 이런 산소 부족이 여러 원인으로 인해 일어날 수 있으므로 특정 암 환자에게 정확히 어떤 원인이 작용하고 있는지 알기란 쉬운 일이 아니다. 그러므로 암을 치유하려면 환자는 암 진행을 멈추기 위해 할 수 있는 모든 일을 해야 한다. 여기에는 좋은 식습관, 고품질의 영양 보충제, 해독 요법, 운동, 그리고 긍정적인 사고 등이 포함되어야 한다.

사람이 병에 걸리는 것은 쉬운 일이 아니다. 사람은 본래 기운이 왕성하고 회복력이 좋으며 적응력이 강한 유기체다. 그러므로 역사적으로 암은 흔치 않은 병이었다. 의학사 연구자들은 암에 관한 고대 문헌을 분석하던 중 미라의 화석에서 그 흔적을 찾아보았다. 그들의 결론은 종양이란 근래까지도 매우 드문 병이었다는 것이다. 고대인들에 대한 사체 연구 결과, 암은 과도한 공해와 잘못된 식습관이 초래하는, 곧 인간이 만든 병이라는 결론이다. 불행하게도 이런 과도한 공해와 나쁜 식습관들이 우리를 질병에 걸리도록 할 뿐만 아니라 몸 안의 여러 시스템이 제 기능을 상실해 질병의 회복 능력까지도 위험에 처하게 만들었다. 바꿔 말해, 우리가 낫기 위해서는 그야말로 헌신적인 노력이 필요하다는 뜻이다. 하지만 우리는 해낼 수 있다. 이번 장에서는 그런 노력을 위한 도움을 줄 것이다.

좋은 식사 습관과 영양가 높은 음식 선택

——————————— 몸이 하는 모든 일은 식사로
부터 공급되는 영양 물질과 관련되어 있다. 암을 예방하고 치유하기
위해 할 수 있는 가장 중요한 일은 좋은 식사를 하는 것이다. 건강한
식습관에 초점을 맞추지 않는다면 나쁜 영양들이 건강을 위한 당신의
노력을 물거품으로 만들어 버릴 것이다. 세포들에는 정상적으로 제
기능을 하는 데 필요한 영양소들의 목록이 있다. 단 한 가지 영양소라
도 만성적으로 결핍되면 그것이 암의 원인이 될 수 있다. 그런 이유로
우리는 영양소가 결핍된 음식을 먹을 여유가 없을뿐더러 우리의 식단
은 살아 있는 생채식의 식물성 음식으로 구성되어야 한다.

당신은 영양가가 전혀 없는 음식을 섭취하는가, 아니면 생기를 주
는 고품질 영양소의 음식을 섭취하는가? 이 질문에 대한 당신의 솔직
한 대답이 건강과 질병의 차이를 말해 준다. 우리 몸속의 모든 세포는
스스로 대사 작용을 하는 완벽한 생명체다. 이 세포들이 제 기능을 하
기 위해서는 산소와 필수 영양소들이 공급되어야 한다. 세포들에 이
런 영양소들을 공급해 주는 대신, 대사 기관에 독성을 공급하고 충분
한 운동과 수면을 취하지 않으며 소화 기관이 항생제와 여러 의약품
때문에 손상받고 있다면, 당신의 세포들은 변질되기 시작한다. 정상적
인 세포 재생 과정은 늦춰질 것이고, 조직들은 늙어 가며, 질병에 대한
저항력은 떨어질 것이고, 나아가 당신은 늙고 병들게 될 것이다.

좋은 음식 섭취가 좋은 건강의 바탕이 된다. 그러나 실제로는 모든

사람에게 다 맞는 좋은 식사라는 것은 없다. 어떤 사람들에게는 엄격한 채식주의 식사가 매우 좋지만 다른 사람들에게는 그렇지 않을 수있다. 어떤 사람들은 건강을 유지하기 위해 동물성 단백질이 필요할수도 있다. 우리 모두 생물학적으로 독특하므로 각자 다른 것들이 요구된다. 최선의 충고는 자신의 몸에 귀를 기울이는 것이다. 음식을 섭취한 후 느낌이 어떤지 살펴보라. 눈이 가려운가? 우울하거나, 매스껍거나, 피곤하거나, 속이 더부룩하거나, 몸이 무거워지지는 않는가? 더워졌는가? 땀에 젖었는가? 근육 경련이 일어나는가? 이런 것들은 모두 나쁜 신호들이고 특정 음식이 당신에게 맞지 않는다고 말해 주는것이다. 이런 음식들은 아마도 당신에게 알레르기 반응을 일으킬 것이고 면역력 또한 억제할 것이다. 당신이 주의 깊게 귀를 기울인다면당신 몸이 무엇을 원하고 무엇을 원하지 않는지 알려 줄 것이다. 오늘날 많은 사람이 영양학 관련 책으로부터 조언을 얻고 있다. 그러나 나는 아직까지 그런 조언들이 소수를 제외하고는 대부분의 사람에게 다맞는 방법인지 아닌지 확인하지 못했다.

가장 중요한 것은 영양가가 높은 음식을 먹는 것이다. 좋은 영양 요법 한 가지만으로도 항암제나 방사선 치료보다 암 회복에 더 좋은 효과를 낼 수 있다.

모든 사람의 몸에서 소수의 세포만이 암세포로 전환된다. 그렇지만우리 몸은 무엇을 해야 할지를 알고 있기 때문에 악성 세포들이 몸에해를 끼치기 전에 이들을 제거해 버린다. 새로 생성되고 있는 암세포숫자가 제거되는 암세포 숫자보다 많아질 때 문제가 시작된다. 불행하게도 이런 일들이 지금 우리 사회에서는 다반사로 일어나고 있다.나쁜 식습관, 독성 증가, 만성 스트레스, 전자기장의 오염, 그리고 건강에 해가 되는 의학적 치료 때문에 우리 면역 체계는 혹사당하고 취약해진 나머지 이제 암은 통상적인 일이 되어 버렸다.

암을 예방하거나 암을 치유하려면 반드시 지금까지와는 다른 식이 요법을 선택해야 하고, 신체 내부 환경을 암이 발병하기 쉬운 환경으로부터 건강에 도움이 되는 환경으로 바꾸기 위해 필요한 일들을 꼭 해야 한다. 우리 몸의 세포들이 필요로 하는 영양소들을 공급하라. 식사는 최대한 생채식으로 하고 꼭 조리해야 한다면 살짝 쪄서 먹도록 하라. 비타민, 미네랄, 플라보노이드(토마토 등에서 발견되는 물질로 항암, 심장 질환 예방 효과가 있음), 그리고 필수 지방산이 많이 들어 있는 음식을 취하라. 4대 유해 식품(설탕, 밀가루, 가공된 기름, 유제품과 과량의 동물성 단백질) 같은 면역을 억제하고 발암 원인이 되는 음식들을 추방하라. 암세포들은 생존하고 번성하기 위해 많은 양의 설탕을 필요로 한다. 당신이 설탕을 섭취할 때마다 암에게 먹이를 주고 있다고 생각하면 된다. 무엇이든지 혈중 인슐린 분비를 높이는 것들, 예를 들어 설탕, 흰 밀가루, 흰 감자, 흰쌀, 그리고 과일 주스 같은 것들은 좋지 못하므로 피해야 한다.

암세포들은 충분한 산소가 들어오면 잘 자랄 수 없다. 우리가 산소가 없는 달에서 살아남을 수 없듯이 암세포들은 산소가 있는 곳에서 살아남을 수 없다. 우리가 해야 할 일은 세포들 속에 산소 공급량을 늘려서 암에게 적대적인 환경을 만드는 것이다. 다행스럽게도 우리에겐 세포 속에 산소량을 늘려서 우리 자신을 항암 상태로 만들 수 있는 간단한 방법들이 있다. 다음은 당신이 주목해야 할 매우 중요한 대목들이다.

암을 예방하고 암에서 회복되기 위해서는 많은 양의 신선한 채소와 과일을 섭취해야 한다는 사실이 수많은 연구를 통해 명백하게 입증되었음에도 불구하고 아직도 4명 가운데 1명 정도만이 이를 따르고 있다. 신선한 과일과 채소 섭취량은 하루 다섯 접시(한 접시의 양=작은 주먹 하나 또는 야구공 크기)부터가 건강에 도움이 되기 시작하는 양이며, 열 내지 열두 접시를 섭취할 수 있다면 가장 좋을 것이다. 생채소에는 암 진행 과정의 모든 단계를 중단시키는 화학 물질이 듬뿍 들어 있다. 그런데도 대부분의 암 환자들이 하루에 섭취하고 있는 양은 두 접시도 채 되지 않는다. 채소와 과일을 많이 먹는 사람들은 그렇지 않은 사람들에 비해 암으로 고통받는 경우가 절반 정도다. 이것이 바로 당신이 채식 위주 식사로 전환해야 하는 이유다. 채소를 거의 먹지 않는 사람들은 매일 다섯 접시 이상의 채소를 먹는 사람들에 비해 췌장암에 네 배나 더 잘 걸린다. 실제로 신선한 채소와 과일 같은 좋은 영양소의 올바른 조합이 암세포를 정상 세포로 되돌릴 수 있다.

암을 촉진하는 요소들을 제거하고 암을 억제하는 요소들을 극대화함으로써 암을 끝내 버릴 수 있다. 우리는 신선한 과일, 특히 채소가 암 억제제라는 것을 잘 알고 있다. 될수록 많이 섭취하라. 가능한 가장 신선하고 유기농으로 재배된 재료를 생채식으로 섭취하라. 채소즙을 짜면 식물 세포가 분해되어 영양소가 추출된다. 생채소를 씹어 먹는 것보다 같은 양이라도 즙을 짜서 마실 때 세 배나 더 많은 양의 영양소를 얻을 수 있다. 브로콜리, 양배추, 당근, 케일 같은 항암 채소들을 매일 즙으로 짜 마시면 강력한 항암 효과를 얻을 것이다.

신선한 과일과 채소를 더 많이 먹게 되면 가공식품 섭취량을 더 낮추는 결과를 얻는다. 가공식품 섭취량이 줄면 당신 식단에서 아주 많은 양의 설탕, 정제염, 화학 첨가제를 제거하게 된다. 더불어 암의 주된 원인 중 하나인 가공된 기름 섭취량도 줄일 수 있게 된다. 우유와 유제품을 배제하면 지방 섭취량을 낮출 수 있다. 동물성 지방 섭취를 줄이면 암 발생을 줄일 수 있다. 우유에는 특히 유방암과 선립샘암을 일으키는 암 촉진 호르몬이 아주 많이 들어 있다.

우리는 설탕, 오메가-6, 동물성 단백질의 지나친 섭취 등이 암을 촉진한다는 사실을 잘 알고 있다. 따라서 이것들을 피해야 한다. 과일만으로 짠 주스들을 조심해야 한다. 유기농이고 갓 짜낸 신선한 주스라 할지라도 당의 흡수가 너무 빨라서 인슐린 분비를 증가시킨다. 암을 억제하려면 인슐린 수치가 잘 조절되어야 하는데 이 점이 바로 식단에서 설탕을 제거해야 하는 이유다. 과다한 오메가-6 오일은 암을 촉진하고 면역 체계를 약화시킨다. 그러므로 마트에서 파는 옥수수기름, 땅콩기름, 콩기름, 카놀라유, 해바라기씨유, 홍화씨유 등을 멀리해야 한다. 지금까지 오메가-6 오일로부터 받은 나쁜 영향을 상쇄하려면 오메가-3 오일을 충분히 섭취해야 한다. 이는 아마인유와 생선 기름으로 보충하면 된다. 암을 멀리하고 싶다면 과량의 동물성 단백질 섭취를 피해야 한다. 육류, 달걀, 우유 제품, 생선 등의 섭취를 절제하라는 뜻이다. 암은 철분을 아주 좋아하고 철분이 있어야 잘 자란다. 따라서 철분이 많이 들어 있는 붉은 살코기 같은 음식은 아주 소량으로 제한해야 한다. 당신이 잘 알다시피 이런 것들은 무슨 고도의 첨단 과학을 알아야만 할 수 있는 일이 결코 아니다. 누구라도 쉽게 할 수 있는 일이다.

영양 보충제 섭취는 모든 식이 요법과 건강 프로그램에서 필수다. 현대인들의 음식에는 필수 영양소들이 결핍되어 있다. 산성 음식을 먹고 만성 염증을 만들며 알레르기와 감염으로 만성적인 면역 반응을 유발함으로써 우리 몸 안에 얼마 남아 있지 않은 영양소들을 한층 더 고갈시키고 있다. 이런 상황이 건강을 더욱 악화한다. 단순히 주요 비타민, 미네랄, 필수 지방산과 기타 영양소들 결핍만으로도 우리 몸의 세포 장치들은 제대로 가동되지 않는다. 건강을 되찾으려면 이 모든 것이 공급되고 정상 수준으로 회복되어야 한다. 많은 사람이 건강을 되찾지 못하는 한 가지 이유를 들자면, 세포 정상 가동을 위한 필수 영양소들을 제대로 공급하지 못하기 때문이다. 예를 들어, 지속적인 염증 반응은 매일 많은 양의 항산화 물질 연소를 통해 진행된다. 이 염증 과정을 끝내려면 많은 양의 항산화 물질이 공급되어야 한다. 그러므로 암 환자들은 염증을 유발하는 기름을 피하고 많은 양의 고품질 필수 지방산을 정확한 비율로 보충함으로써 완전무결한 세포막을 복구해야 한다.

고품질의 멀티 비타민 같은 특정한 영양 보충제는 꼭 챙겨야 한다. 고용량의 비타민 C 섭취는 대부분의 암 환자에게 필수적이다. 비타민 D와 요오드 수치를 정상화해야 한다. 비타민 D를 충분히 섭취하지 않고 암을 이긴다는 것은 쉽지 않은 일이다. 모든 암 환자는 현재 섭취하고 있는 기름을 바꿔야 한다. 오메가-3 지방산과 아마인유를 다량 보충하는 것이 좋다.

영양 보충제는 필수적이다. 복용하는 영양제는 체내에서 생물학적 작용을 활발하게 할 수 있는 형태여야 한다. 대부분의 영양제 제품들이 여기에 합당하지 않은 형태로 만들어져 있다. 붕소, 구리, 철분, 마그네슘, 망간, 몰리브데넘, 셀레늄, 바나듐, 아연과 같은 중요한 미네랄들은 아스코르브산염, 구연산염, 푸마르산염, 그리고 말산염처럼 생물학적 작용이 잘되는 형태로 공급되는 것이 매우 중요하다.

더운물 목욕으로 몸속에 쌓인 독 줄이기

──── ──── ──── ── ─ ──── 되도록 인공 합성 화학 물질을 사용하지 않도록 하라. 이 책의 '제5장 독소의 경로'를 읽고 독소 원인을 확인해 이를 피하라. 독이 쌓인 가공 음식을 피하고 신선한 유기농 음식을 섭취하라. 안전하고 독성 없는 미용 및 위생 용품만을 사용하고 일반적인 샴푸, 로션, 향수, 살균 비누 등은 피하라. 깨끗한 물을 마시고 불소가 들어 있는 물은 마시지 마라. 이런 것들은 암을 유발하고 종양을 자라게 한다. 일반적인 세탁 세제를 사용하지 마라. 몸속에 새로운 독소를 쌓는 일을 최소화한 다음에는 이미 쌓여 있는 독소 제거에 초점을 맞춰라. 체내 지방 조직에 축적되어 있는 지용성 독소들과 다른 여러 독소가 결합하면 정상적인 생화학적 작용에 심각한 지장을 초래해 당신을 병들게 하고 암을 유발한다.

보통 사람들 몸속에는 농약, 합성수지, 폴리염화 비페닐, 다이옥신, 프탈레인산, 화재 방지제 같은 수백 가지의 화학 물질이 축적되어 있다. 여러 해 동안 유기농 생활을 해 온 사람들에게서도 각종 발암 물질, 신경 독, 그리고 환경 호르몬 등이 검출될 것이다. 이전에 쌓아 놓은 독소들을 제거하지 않았기 때문이다. 지용성 독소를 제거할 수 있는 믿을 만하고도 유일한 방법은 바로 정기적으로 더운물 목욕을 하는 것이다.

호흡법 또는 명상으로 스트레스와 마음 다스리기

──── ── ──── ──── ──── ── 우리의 마음은 아마도 그동안 잘못 사용되었거나 아예 활용되지 못한 자산일 것이다. 그

러나 우리의 마음을 써서 병을 고치는 일은 앞으로 추세가 될 것이다. 의사를 포함해 대부분의 사람은 여전히 뉴턴 물리학에 기초한 기계론적 세계에 갇혀 있다. 이런 기계론적 세계에서는 몸을 약물과 같은 물질에 반응하는 기계처럼 여긴다. 그렇지만 정신 건강이야말로 모든 물리적인 요인보다 훨씬 더 중요할 수 있다. 따라서 이 주제를 중요하게 다루면 다룰수록 당신의 상황은 더욱 개선될 것이다.

오래된 감정의 상처가 병의 원인이 된다. 최상의 건강을 얻으려면 이런 상처들이 해결되어야 한다. 만성적인 스트레스는 활성 산소 생성을 높이고 면역 체계를 심각하게 억제함으로써 암을 촉진한다. 따라서 호흡법이나 명상처럼 스트레스를 줄이는 기법을 사용하는 것이 중요하다.

무엇보다도 살고자 하는 의지가 병을 고치는 가장 강력한 방법일 것이다. 실제로 이 방법만으로도 암이 치유된 사례들이 있다. 문제는 건강이 좋아지고 싶다고 말하는 사람 모두가 실은 건강의 개선을 원하고 있는 것은 아니라는 점이다. 많은 사람이 질병을 가진 덕분에 매우 많은 이익을 얻고 있다. 이를테면 동정과 관심을 받거나 금전적으로 도움을 받는 위치에 있을 수 있다. 어떤 사람에게는 살고 싶어 하는 이유가 오직 가족이나 다른 사람들을 위한 것이기도 하다. 이것은 충분히 좋은 이유가 되지 못한다. 당신은 당신 자신을 위해 살고 싶어야 한다. 당신 자신에게 살고 싶은 강력한 소망이 생길 때 당신 몸의 치유력은 최상이 될 것이다. 당신에게는 그저 다른 사람들을 위해 사는 것 이상의 이유가 있어야 한다. 당신에게는 목표 의식이 필요하다. 대체 요법의 암 전문가들은 환자들의 태도, 희망, 그리고 자신의 치유에 대한 참여 정도가 암으로부터 회복하는 과정에서 결정적 요인이 된다는 것을 관찰했다.

많은 암 환자가 명상, 최면 요법, 이미지 상상 요법 등을 통해 커다란 치유 성과를 얻고 있다. 당신은 이런 치유법을 통해 암 환자를 치유해 준 경험이 있고 암 환자를 도울 능력 있는 전문가를 찾고 싶어 할지 모른다. 당신의 생각이 당신의 몸을 더 좋게도 또는 더 나쁘게도 만들 수 있다는 것을 기억하라.

사실 우리는 양자 물리학을 기초로 한 완전히 새로운 세계를 창조하는 일의 선두에 서 있다. 우리의 물질세계는 에너지로 만들어져 있다. 물리적인 세계를 창조하는 것은 비물질적인 에너지다. 이런 새로운 세계에서는 생각의 에너지가 감지되는 그 어떤 물리적 현실보다 중요하다는 점을 알게 될 것이다.

이 새로운 사고방식은 기존에 알려진 어떤 치료법보다 훨씬 강력하게 치유의 문을 열어 준다. 아주 신나는 일은 당신이 건강을 유지하거나 회복하기 위해 지금 당장 이 정신적 능력을 사용해 육체적 현실을 바꿀 수 있다는 점이다. 유감스럽게도 현재의 주류 의학은 심히 과학적으로 뒤처져 있고 절망적이라고 할 만큼 시대에 뒤져 있어서 이런 정신적 능력을 치료에 사용하지 못하고 있다. 따라서 당신 스스로 알아서 해야 한다.

몸에게 건강해지라고 지시하고 건강해질 것이라고 믿으면 기적이 일어날 수 있다. 심지어는 중환자에게서도 이런 기적이 일어날 수 있다. 에너지를 바꾸면 당신의 몸은 변한다. 당신의 지적 능력과 상관없이 당신은 이 에너지가 당신에게 매우 유리하게 작용하도록 에너지를 이용하는 방법을 배울 수 있다. 반면, 만약 당신의 건강이 좋아질 수 있다고 믿지 않는다면 당신의 건강은 좋아지지 않을 것이다.

만성 염증은 암 발병과 진행의 바탕이 되는 주춧돌과도 같다. 염증은 모든 만성 질환의 주요 원인이고 암 진행에도 근본적인 요인으로 작용한다. 따라서 당신 몸에 얼마나 많은 염증이 있는지를 알아야 하고, 이를 최소화하기 위한 단계를 밟아야 한다. 염증을 측정하는 방법으로 C-반응 단백CRP 테스트가 있다. 염증은 암 진행 시 필수적인 요인으로 작용하므로 CRP 테스트는 암 환자 생존을 예측하는 데도 신뢰할 수 있는 방법이다.

염증 조절법의 하나는 면역 반응을 최소화하는 것이다. 알레르기 반응 같은 만성 면역 반응은 염증을 일으키고 면역력을 떨어뜨린다. 만성 면역 반응은 또한 우리 몸에 비축되어야 할 중요한 영양소의 양을 줄이고 많은 양의 산성 부산물을 생성해 몸을 지나치게 산성화한다. 될 수 있는 대로 알레르기 반응이 일어나지 않도록 하라. 유제품, 콩, 밀가루, 옥수수 등 알레르기를 일으킬 수 있는 식품을 먹지 마라.

염증은 독자적인 생명력을 가지고 조직 손상과 염증 반응을 높이는 끝없는 악순환을 지속한다. 이 악순환을 끝내려면 일단 염증을 촉진하는 일을 멈춰야 한다. 염증을 유발하는 설탕, 밀가루, 우유, 유제품 등을 섭취하지 말아야 한다. 오메가-6 지방산이 지나치게 많이 들어 있는 마켓 기름들도 마찬가지다. 글루탐산염, 식품 첨가제, 처방 약, 농약, 불소, 염소 등 염증을 유발하는 독소와 알루미늄, 비소, 카드뮴, 납, 수은 등 염증을 유발하는 중금속을 피하라. 잇몸 감염과 같은 만성 감염을 제거하라. 알레르기 유발 항원들을 피하고, 몸에 이미 쌓여 있는 독소의 양은 줄여라. 스트레스를 조절하고 예방 접종을 피하라.

일단 염증을 일으키는 일을 중단했다면 이제는 지금 가지고 있는 염증을 멈추는 일을 해야 한다. 만성 염증으로 줄곧 고통을 받아 온 사람에게는 아주 많은 양의 항산화제가 필요하다. 항산화제의 대량 요법에 대해 생각하고 있는 사람은 아주 드물고 거의 모든 의사마저도 이에 대해 두려워한 나머지 실행하지 못하고 있다. 이 점이 바로 대부분의 염증이 결코 멈추지 않고 만성으로 남아 있는 이유다. 항산화제는 염증을 멈추게 해 준다. 그러므로 우리는 항산화제가 몸에서 최적화될 수 있도록 활용해야 한다. 항염 효과가 있는 영양 보충제들로는 오메가-3 지방산, 비타민 A, 비타민 B 복합체(엽산, 비타민 B6, 비타민 B12가 들어 있는), 비타민 C, 비타민 D, 비타민 E, 그리고 플러스 베타카로틴, 코큐텐, 강황, 케르세틴, 셀레늄, N-아세틸시스테인, 아연, 알파리포산 등이 있다. 비타민 C는 장내 내성 때문에 경구 투여해야 하나 정맥 주사로 투여해야 하는 경우도 있다.

건강을 유지하고 증진하기 위해서는 만성 염증을 예방하고 치유해야 한다. 그러려면 염증을 유발하는 요인을 최대한 제거하고 아주 많은 양의 항산화제를 써야 한다. 식단에 알칼리성 식품과 항산화제를 될수록 많이 첨가하면 신체 내에서 염증 사이클이 중단되고 면역 기능과 세포 재생 능력이 향상되는 생물학적 변화가 일어날 것이다. 그렇게 되면 질병에 대항하는 전반적인 방어 능력이 향상된다.

알칼리화한 몸에서는 살 수 없는 암세포

─────── ─────── ─ ─ ── ─── 알칼리성 음식을 필수적으로 섭취해야 한다. 암세포는 산성 환경에서 잘 자라지만 알칼리성 환경에서는 말라 죽는다. 우리는 너무 많은 산성 식품을 먹고 있다. 설탕이

많이 든 시리얼, 팬케이크, 와플 또는 토스트, 달걀, 베이컨, 그리고 커피와 같은 전형적인 서양식 아침 식단은 몸에 산성 물질을 더해 신체를 지나치게 산성화한다. 사람들은 산성을 유발하는 설탕, 곡물, 유제품, 고기, 청량음료 등을 지나치게 많이 섭취하는 반면, 신선한 과일이나 채소 같은 알칼리성 식품은 충분히 섭취하지 않는다.

당신이 암 환자라면, 신선한 채소를 짜서 만든 채소즙을 매일 섭취하는 것만으로는 pH 수치를 정상으로 되돌리기 어렵다. 식단 조절만으로 몸을 알칼리화하는 것도 쉽지 않다. 암세포들 스스로가 산성 물질을 생성하기 때문이다. 따라서 영양 보충제가 꼭 필요하다. 칼륨, 마그네슘, 칼슘 등 필수 미네랄들은 체내에서 생물학적으로 이용 가능한 형태의 것으로 섭취해야 한다.

세포 내 산독증(산성 세포들)은 몸을 파괴할 수도 있는 일련의 재앙을 일으키게 된다. 그 이유는 산성 세포들이 활성 산소로 인한 손상, 독소 축적, 단백질 합성 장애, 회복력 결핍을 가져오기 때문이다. 나아가 분화된 세포와 단백질 골격에 서서히 결손이 생겨 신체 통합을 유지하는 데 장애를 일으키게 된다. 신체의 부종과 수분의 정체는 보통 이 과정에서 나타나는 증상이다.

사람 몸의 약 60%는 물이고 세포 내 체액을 비롯한 체액 대부분의 정상적인 pH는 약알칼리성이다. 그 이유는 약산성 물보다 약알칼리성 물에서 산소가 더 많이 용해될 수 있기 때문이다. 따라서 체액을 산화하면 신체의 산소 운반 능력이 떨어져 산소 결핍이 생긴다.

우리 몸은 pH의 변화에 매우 민감하다. 그래서 적절한 알칼리 지수를 유지하는 것은 건강에 매우 중요하다. 미국인의 몸은 대부분 산성화되어 있고 소수의 사람은 지나치게 알칼리화되어 있다. pH를 정상 수준으로 회복하는 것은 이른바 질병이라 일컬어지는 것들뿐만 아니라 암을 예방하고 치유하는 데도 가장 기본적인 방법 중 하나다. 식단의 75~80%는 신선한 과일 및 채소와 같은 알칼리 식품으로 이루어져야 한다. 거슨 요법과 같은 암의 자연치료 요법들은 몸이 알칼리화되도록 많은 양의 채소 주스를 섭취하도록 하고 있다. 품질 좋은 미네랄 보충제들 또한 큰 도움이 된다.

세슘 섭취는 세포의 pH를 바꿔 줌으로써 건강한 세포에 해를 끼치지 않고 암세포를 줄일 수 있는 특별한 방법이다. 지구상에는 파키스탄 동북 지역의 훈자 계곡, 브라질의 화산 지역들, 그리고 애리조나에 있는 호피 인디언 특별 보호 구역같이 암을 거의 모르고 지내는 지역들이 있다. 이런 지역의 토양과 식품에 알칼리성 미네랄인 세슘과 루비듐이 다량 함유되어 있다는 사실은 주목할 만하다.

해독 능력이 부족한 아이들을 독소에서 보호하기

────────────────어떤 사람들은 아이들을 '작은 어른들'이라 생각하지만 이는 아이들에게 해가 되는 생각이다. 그들의 몸은 아직도 자라는 중이고 아이들은 어른들보다 훨씬 더 연약하기 때문이다. 아이들 몸의 화학 반응은 어른들과는 다르므로 특별한 보호가 필요하다. 아이들은 체구가 작고 대사 경로가 아직 미성숙하므로 더 쉽게 환경 오염 물질의 피해를 입는다. 그들은 환경적인 화학 물질들을 해독하는 능력이 부족하다. 그래서 같은 양에 노출될 때 어른보다 더 큰 영향을 받는다. 아이들은 또한 체내 독소를 몸 밖으로 배출할 때 도움을 주는 화학적 결합 단백질 수치가 낮다. 게다

가 아이들은 독소로 인한 손상 회복 능력도 떨어진다. 이런 요인들 때문에 어른들과 같은 양의 독소에 노출되더라도 신경계, 호흡기계, 면역계, 생식기계, 그리고 다른 기관들의 성장에 방해를 받거나 암이 생길 수 있다.

아이들 세포는 결핍과 독성 모두에 훨씬 더 민감하게 영향을 받는다. 신생아들은 대사 작용, 해독 그리고 환경적인 화학 물질 배설 속도가 어른보다 느리다. 이들은 발암 물질이든 내분비계 교란 물질이든 실제로 모든 독성 물질이 원인이 되어 발병하는 암에 걸릴 위험이 높다. 아이들의 작은 체구와 빠른 신체 성장은 화학적 발암 물질과 방사선 노출로 인한 위험을 더욱 증폭시킨다. 엑스레이는 어른들에게도 위험하지만 아이들에게는 더 위험하다. 빠르게 분열하는 세포 수가 어른보다 훨씬 더 많기 때문에 방사선 영향을 세 배 내지 다섯 배나 더 많이 받는다. 게다가 아이들은 앞으로 살아갈 날이 더 많기 때문에 종양이 자랄 시간도 더 많다.

아이들은 가공식품과 4대 유해 식품(설탕, 밀가루, 가공된 기름, 유제품과 과량의 동물성 단백질)을 피하고 최대한 건강한 식습관을 가지도록 해야 한다. 동시에 발암 물질과 내분비계 교란 물질들에 대한 노출을 최소한으로 줄여야 한다.

아이들은 태어나기 전부터 보호해야 한다. 예비 엄마들은 최상의 음식과 고품질의 영양 보충제를 취해야 하고 독성을 피하며 적극적으로 해독에 임해야 한다. 예비 엄마들에게는 임신 전 해독을 해야 하는 도덕적 의무가 있다. 오늘날의 아이들은 자궁 안에서부터 독성 물질에 중독된다. 그들은 '이미 오염된 상태'로 태어나고 엄마의 환경적인 노출 때문에 손상을 입는다. 이것이 바로 우리 아이들이 그토록 많은 질병과 암에 걸리는 주된 이유다.

아이들은 태어나기 전에는 엄마 피의 독성에, 태어난 후에는 엄마 모유의 독성에 노출된다. 탯줄의 피를 채취해 검사해 보면 식품 포장 화학 물질, 농약 등 300여 종의 독성 화학 물질이 검출된다. 미국 환경 보호국에 따르면 뇌 손상, 학습 장애, 암의 위험성을 유발할 정도의 높은 메틸수은 수치를 가진 아이가 매년 60만 명 이상 태어난다고 한다. 수은 중독은 대개 엄마의 치과 충전물과 생선 섭취로부터 온다.

결론

—— 30초마다 한 사람씩 암 진단을 받고, 60초마다 한 사람씩 암으로 사망하고 있다. 당신이 그 사람이 될 수도 있다. 그렇지만 당신은 결코 그 사람이 되어서는 안 되지 않겠는가. 암은 예방할 수 있고 치유할 수 있다. 당신은 암이란 무엇이며 왜 발병하는지 잘 알아야 한다. 그러면 암을 통제할 수 있다. 당신의 현재 건강 상태는 지금까지 당신이 몸속에 집어넣은 영양소와 독소들, 생활 방식, 그리고 마음에 집어넣은 생각의 결과다. 이들을 통제하는 연습을 통해 당신은 암을 예방할 수 있고 이미 몸속에 퍼져 버린 암으로부터 회복될 수도 있다.

어마어마한 허위 광고에도 불구하고 현재 암 사망률은 기본적으로 1950년대와 같다. 암 연구에 1000억 달러(100조 원) 이상이 쓰인 것을 고려하면 주류 의학의 암 치료법(수술, 항암, 방사선)은 엄청난 실패다. 암 치료는 단순히 종양을 제거하는 것이 아닌데도 주류 의학은 그것을 이해하는 데 실패했다. 암 치료는 종양이 생성되는 생물학적 과정을 정지시키는 것이다. 종양만 제거하면 암 발병은 계속될 것이고 결국 새로운 종양이 다시 나타날 것이다. 그리고 이런 결과가 다반사로 일어날 것이다.

암을 예방하고자 한다면 당신의 신체 환경이 암 발병을 도울 수 없는 상태로 유지되어야 한다. 암을 치유하고자 한다면 당신의 신체 환경이 암 발병을 도울 수 없는 상태로 회복되어야 한다. 이것을 해내려면 질병의 두 가지 원인, 곧 결핍과 독성의 문제를 해결해야 한다.

암을 예방하고 암으로부터 회복하기 위해 당신은 다음 내용을 반드시 실천해야 한다.

- 4대 유해 식품(설탕, 밀가루, 가공된 기름, 유제품과 과량의 동물성 단백질)을 추방하라.
- 유기농으로 재배된, 생채식의 신선한 채소와 과일로 식단을 바꾸고 고품질의 영양 보충제 프로그램을 따르라.
- 매일 신선한 채소즙을 많이 마셔라.
- 세포들은 필요한 영양소를 매일 공급 받아야 한다는 점을 유의하라.
- 암의 원인이 되는 글루탐산염(MSG의 필수 원료), 농약, 처방 약을 포함한 독소의 섭취를 피하라.
- 사는 동안 예방 접종, 염소, 불소, 과잉 염분을 버려라.
- 알칼리성 식단과 알칼리성 미네랄 보충제를 섭취해 세포의 pH 수치를 정상화하라.
- 마트에서 파는 기름은 피하고 대신 고품질의 아마인유, 올리브유, 생선 기름, 코코넛오일을 선택하라.
- 규칙적인 운동을 하라. 리바운딩(소형 트램펄린을 사용하는 운동)이나 빨리 걷기를 매일 하는 것이 좋다.

- 규칙적인 숙면을 취하라(전자파, 수맥 등의 영향을 받지 않는 환경).
- 정제한 곡물들, 흰 감자, 흰쌀, 단 음식들, 탄산음료 등 인슐린을 증가시키는 음식을 피함으로써 인슐린 수치를 최적화하라.
- 납이나 수은 같은 중금속 수치를 측정하고(모발 조직 중금속 검사 등으로) 이를 제거하라.
- 비타민 D와 요오드 수치를 최적화하라. 비타민 D 수치가 낮은 사람들이 암에 더 잘 걸리고, 이들의 암은 더 공격적이다.
- 몸속의 염증을 제거하라. 이를 위해 산화 방지제를 보충하라.
- 정기적으로 사우나(더운물 목욕)를 하라.
- 최대한 전자기장에 노출되는 것을 피하고, 엑스레이 촬영을 삼가라.
- 병의 원인이 되는 오래된 감정의 상처들을 돌아보고 해결하라. 모두를 용서하고 사랑하라.
- '병이 이미 다 나았다'와 같이 긍정적인 생각을 하고 자신이 현재 가지고 있는 모든 것에 감사하라. 병을 보지 말고 가치 있는 삶의 목표를 향해 도전적으로 나아가라.

최선을 다해 지속적으로 이 내용들을 실천한다면 당신은 자신의 능력으로 암에 대한 면역력을 강화하는 모든 일을 하고 있다고 믿어도 좋다. 당신은 이 모든 것을 해낼 만한 능력을 이미 가지고 있고, 이것이야말로 종양 생성을 막아 내는 비결이므로 당신이 잃을 것은 하나도 없다. 당신이 암에 강한 사람이 되는 것은 당연한 일이다.

당신이 암 없는 삶을 선택한다면, 실제로 당신은 어떤 질병도 없는 삶을 살기로 선택한 것이다. 병이란 오직 한 가지만 존재하기 때문이다. 이것이야말로 당신 삶에서 가장 가치 있는 선택이 될 것이다.

이 책을 통해 암에서 벗어나 새 생명을 얻게 되기를

처음에는 무척 부담이 되었지만 마침내 번역 작업을 마치고 나니 참으로 값지고 보람 있는 일을 했다는 생각이 든다. 이 책을 번역하는 과정이 우선 우리의 삶을 되돌아보고 가르침을 받는 귀한 시간이 되었기 때문이다. 그동안 아무 생각 없이 오직 욕구에 따른 그릇된 식습관과 생활 방식이 우리 건강을 얼마나 해칠 수 있었는지 반성하면서 건강을 바로잡을 수 있는 도움을 받게 되어 감사하다. 그리고 이 책을 통해 많은 사람이 건강을 회복하고 새로운 삶을 살게 될 것을 생각하니 기쁘고 기대가 된다. 이처럼 귀한 책을 번역하게 된 것은 우리에게는 큰 행운이다.

책을 읽어 본 사람들은 알겠지만 이 책을 처음 보았을 때 현대인들의 식생활, 오염된 환경, 그리고 생활 방식이 사람들의 건강을 얼마나 심각하게 파괴하고 있는지, 수많은 사람에게 지금 이 순간에도 암을 발병하게 한다는 사실이 너무나 놀라웠다. 오늘날 한국이나 미국 같은 경제 선진국에서는 3명 중 1명이 확인된 암 환자이며, 평균적으로 50대 이상 성인 대부분이 이미 미세 암을 갖고 있다고 한다. 건강 검진을 해서 암이 진단될 때는 십중팔구 암이 전신에 다 잠재되어 있는 면역 붕괴의 상태라고 한다. 현대 의학의 진단 수준은 아직까지도 미세 암을 정확하게 진단하지 못하기 때문에 대부분의 암은 거의 말기가 가까워야 진단이 가능하다는 것이다. 따라서 암 환자들이 주류 의학의 치료를 받는다 해도 그 결과는 대체로 낙관하기가 어렵다. 이런 이유로 사람들은 암을 두려워한다. 주류 의학의 병원에서 암이 척척 다 치료가 된다면 무엇 때문에 사람들이 암을 그토록 두려워하겠는가.

우리도 이 책을 접하기 전까지는 암에 대해 아는 바가 거의 없었다. 어떻게 해서 암이 발병하며, 어떻게 하면 암을 예방하고 치료할 수 있는지 잘 몰랐기 때문에 무의식적으로 그저 암은 무서운 병이라고만 생각했다. 필시 대부분의 사람도 이전의 우리처럼 암을 무서운 병이라 생각하며 두려움을 가지고 있을 것이다. 하지만 이 책을 끝까지 읽고 공부한다면 지금 암에 대해 두려움을 가지고 있는 사람들도 이제 확실한 해결책을 갖게 되었구나 하고 안심하게 될 거라고 믿는다.

암 진단을 받으면 그 순간부터 너무나 힘든 싸움이 시작되기 때문에 사람들은 암의 가장 좋은 치료법은 예방이라고 생각한다. 그러나 막상 암을 예방할 수 있는 정확한 방법을 알고 있는 사람은 드물다. 이 책의 저자인 레이먼드 프랜시스가 확실히 효과가 있는 암 예방의 방법과 치료법을 제시한다. 이 책이 가르치는 여섯 가지 경로를 따라 생활한다면 암은 100% 예방할 수 있다고 한다. 설사 이미 암 진단을 받은 환자라 하더라도 전등의 스위치를 끄듯이 암의 스위치도 쉽게 끌수 있다는 것이다. 저자가 알려 주는 간단하고도 쉬운 암 예방법과 치료법을 실천하기만 하면 된다.

레이먼드 프랜시스의 치료법은 암을 제거하는 데 초점을 맞추지 않고 신체의 세포들이 제 기능을 회복하도록 하는 데 초점을 맞춘다. 증상이 아니라 원인을 해결하는 것이다. 질병이란 독성과 영양 결핍이라는 두 가지 원인 때문에 생기고 이 세상에는 오직 한 가지의 질병(정상적으로 기능하지 못하는 세포들)만이 존재한다고 한다. 그러므로 질병에 대한 치료법(세포들이 제 기능과 균형을 회복하는 것)도 단 한 가지라고 말한다. 앞에서 말한 두 가지 원인만 해결한다면 암이라는 세포 기능 장애도 해결되어 다시 건강해지고 새 삶을 살 수 있다.

유난히도 덥던 2017년 여름 무더위 속에서도 오역은 없는지 원서와 번역 원고를 처음부터 끝까지 꼼꼼하게 살펴보고 바로잡아 주신 전남대학교 영문학과 이경순 명예 교수님의 귀한 정성과 노고에 대해 깊은 감사를 드린다. 이 책을 통해 세상의 많은 분이 암을 예방하고, 또한 지금 암 투병 중에 있는 분들도 암에서 벗어나 건강한 삶을 살 수 있게 되기를 간절히 기원한다.

전익주, 전해령

옮긴이 ─────────

전익주 미국 캘리포니아 대학 샌디에이고(University of California San Diego) 경제학과를 졸업했다. 세계적인 의식 계발 프로그램인 Star's Edge International 사의 아바타 프로그램(Avatar Program) 마스터(안내 교사)로 활동하고 있다.

전해령 성신여자대학교 법학과와 차의과학대학교 통합의학대학원을 졸업하고 지금은 서울대학교 보건대학원에 재학 중이다.

암의 스위치를 꺼라

초판 1쇄 발행 | 2017년 12월 15일
초판 5쇄 발행 | 2022년 3월 16일

지은이 | 레이먼드 프랜시스
옮긴이 | 전익주, 전해령

발행인 | 김태진, 승영란
마케팅 | 함송이
경영지원 | 이보혜
디자인 | Design co∗KKIRI
출력 | 블루엔
인쇄 | 다라니인쇄
펴낸 곳 | 에디터
주소 | 서울특별시 마포구 만리재로 80 예담빌딩 6층
전화 | 02-753-2700, 2778
팩스 | 02-753-2779
출판등록 | 1991년 6월 18일 제313-1991-74호

값 18,000원
ISBN 978-89-6744-184-5 03510

∗잘못된 책은 구입하신 곳에서 바꾸어 드립니다.